普通高等医学院校护理学类专业第二轮教材

中医疼痛护理学

（供护理学类、健康服务与管理等专业用）

主　审　徐桂华　崔　瑾

主　编　周谊霞

副主编　马雪玲　黎小霞　刘嘉辉　许慧红

编　者　（以姓氏笔画为序）

马雪玲（北京中医药大学）

刘嘉辉（中山大学附属第一医院）

许慧红（贵阳康养职业大学）

李德婕（贵州省人民医院）

宋晓丽（河南中医药大学）

张璐姣（贵州中医药大学）

罗　娟（贵州医科大学）

周谊霞（贵州中医药大学）

莫辛欣（邵阳学院）

钱凤娥（云南中医药大学）

郭　鹤（辽宁中医药大学）

彭丽丽（湖南中医药大学）

黎小霞（广州中医药大学第三附属医院）

秘　书　罗　娟（贵州医科大学）

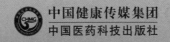

中国健康传媒集团

中国医药科技出版社

内 容 提 要

　　本教材是"普通高等医学院校护理学类专业第二轮教材"之一,依照本课程教学大纲,结合中医疼痛疗护的临床实践编写而成。本教材系统介绍了疼痛的基础中医理论知识,细致总结了中医在疼痛护理方面的实践经验。全书共十一章,开篇从中医疼痛的源流及发展、中医疼痛护理学的基础理论、中医疼痛的评估与诊断、中医常用镇痛措施四个方面引入中医疼痛护理的概念及基础知识,后续篇章包括内科、外科、骨伤科、头面五官、妇产科、男科、特殊疼痛等的中医护理措施等内容。本书同步融入课程思政元素及数字化资源教材,兼具科学性和实用性,以期推动中医药适宜护理技术在疼痛护理中的应用及中医疼痛相关专业高素质人才的培养。

　　本教材主要供高等医学院校护理学类、健康服务与管理等专业师生教学使用,也可作为相关专业人员的参考用书。

图书在版编目(CIP)数据

中医疼痛护理学/周谊霞主编. — 北京:中国医药科技出版社,2022.10

普通高等医学院校护理学类专业第二轮教材

ISBN 978 – 7 – 5214 – 3198 – 8

Ⅰ.①中⋯　Ⅱ.①周⋯　Ⅲ.①疼痛 – 中医学 – 护理学 – 医学院校 – 教材　Ⅳ.①R248

中国版本图书馆 CIP 数据核字(2022)第 081590 号

美术编辑　陈君杞

版式设计　友全图文

出版　**中国健康传媒集团** | 中国医药科技出版社

地址　北京市海淀区文慧园北路甲 22 号

邮编　100082

电话　发行:010 – 62227427　邮购:010 – 62236938

网址　www.cmstp.com

规格　889mm × 1194mm $^1/_{16}$

印张　15 $^1/_4$

字数　449 千字

版次　2022 年 10 月第 1 版

印次　2022 年 10 月第 1 次印刷

印刷　三河市万龙印装有限公司

经销　全国各地新华书店

书号　ISBN 978 – 7 – 5214 – 3198 – 8

定价　**49.00 元**

获取新书信息、投稿、为图书纠错,请扫码联系我们。

出版说明

为了贯彻《中共中央、国务院中国教育现代化2035》"加强创新型、应用型、技能型人才培养规模"的战略任务要求,落实《国务院办公厅关于加快医学教育创新发展的指导意见》,紧密对接新医科建设对医学教育改革的新要求,满足新时代医疗卫生事业对人才培养的新需求,中国医药科技出版社在教育部、国家药品监督管理局的领导下,通过走访主要院校对2016年出版的全国普通高等医学院校护理学类专业"十三五"规划教材进行了广泛征求意见,有针对性地制定了第2版教材的出版方案,旨在赋予再版教材以下特点。

1.立德树人,融入课程思政

把立德树人贯穿、落实到教材建设全过程的各方面、各环节。课程思政建设应体现在知识技能传授中厚植爱国主义情怀,加强品德修养、增长知识见识、培养奋斗精神灌输,不断提高学生思想水平、政治觉悟、道德品质、文化素养等。医学教材着重体现加强救死扶伤的道术、心中有爱的仁术、知识扎实的学术、本领过硬的技术、方法科学的艺术的教育,培养医德高尚、医术精湛的人民健康守护者。

2.精准定位,培养应用人才

体现《国务院办公厅关于加快医学教育创新发展的指导意见》"立足基本国情,以服务需求为导向,以新医科建设为抓手,着力创新体制机制,分类培养研究型、复合型和应用型人才"的医学教育目标,结合医学教育发展"大国计、大民生、大学科、大专业"的新定位,注重人才培养应从疾病诊疗提升拓展为预防、诊疗和康养,以健康促进为中心,服务生命全周期、健康全过程的转变,精准定位教材内容和体系。教材编写应体现以医疗卫生事业需求为导向,以岗位胜任力为核心,以培养医工、医理、医文学科交叉融合的高素质、强能力、精专业、重实践的本科护理人才培养目标。

3.适应发展,优化教材内容

教材内容必须符合行业发展要求:体现医疗机构对护理人才在临床实践能力、沟通交流能力、服务意识和敬业精神等方面的要求;体现临床程序贯穿于教学的全过程,培养学生的整体临床意识;体现国家相关执业资格考试的有关新精神、新动向和新要求;注重吸收行业发展的新知识、新技术、新方法,体现学科发展前沿,并适当拓展知识面,为学生后续发展奠定必要的基础;满足以学生为中心而开展的各种教学方法的需要,充分发挥学生的主观能动性。

4.遵循规律,注重"三基""五性"

教材内容应注重"三基"(基本知识、基础理论、基本技能)、"五性"(思想性、科学性、先进性、启发性、适用性);"内容成熟、术语规范、文字精炼、逻辑清晰、图文并茂、易教易学";注意"适用性",即以普通高等学校医学教育实际和学生接受能力为基准编写教材,满足多数院校的教学需要。

5.创新模式，提升学生能力

在不影响教材主体内容的基础上要保留"案例引导""学习目标""知识链接""目标检测"模块，去掉"知识拓展"模块。进一步优化各模块的内容，培养学生理论联系实践的实际操作能力、创新思维能力和综合分析能力；增强教材的可读性和实用性，培养学生学习的自觉性和主动性。

6.丰富资源，优化增值服务内容

搭建与教材配套的中国医药科技出版社在线学习平台"医药大学堂"（数字教材、教学课件、图片、视频、动画及练习题等），实现教学信息发布、师生答疑交流、学生在线测试、教学资源拓展等功能，促进学生自主学习。

本套教材凝聚了省属院校高等教育工作者的集体智慧，体现了凝心聚力、精益求精的工作作风，谨此向有关单位和个人致以衷心的感谢！

尽管所有参与者尽心竭力、字斟句酌，教材仍然有进一步提升的空间，敬请广大师生提出宝贵意见，以便不断修订完善！

普通高等医学院校护理学类专业第二轮教材

建设指导委员会

李惠萍（安徽医科大学）　　　　　　杨　渊（湖南医药学院）

肖洪玲（天津中医药大学）　　　　　宋维芳（山西医科大学汾阳学院）

张　瑛（长治医学院）　　　　　　　张凤英（承德医学院）

张春玲（贵州中医药大学）　　　　　张银华（湖南中医药大学）

陈　廷（济宁医学院）　　　　　　　武志兵（长治医学院）

罗　玲（重庆医科大学）　　　　　　金荣疆（成都中医药大学）

周谊霞（贵州中医药大学）　　　　　单伟颖（承德护理职业学院）

房民琴（三峡大学第一临床医学院）　孟宪国（山东第一医科大学）

赵　娟（承德医学院）　　　　　　　赵秀芳（四川大学华西第二医院）

赵春玲（西南医科大学）　　　　　　柳韦华（山东第一医科大学）

钟志兵（江西中医药大学）　　　　　钟清玲（南昌大学）

洪静芳（安徽医科大学）　　　　　　徐　刚（江西中医药大学）

徐旭东（济宁医学院）　　　　　　　徐富翠（西南医科大学）

郭先菊（长治医学院）　　　　　　　黄文杰（湖南医药学院）

龚明玉（承德医学院）　　　　　　　章新琼（安徽医科大学）

梁　莉（承德医学院）　　　　　　　彭德忠（成都中医药大学）

董志恒（北华大学基础医学院）　　　蒋谷芬（湖南中医药大学）

雷芬芳（邵阳学院）　　　　　　　　潘晓彦（湖南中医药大学）

魏秀红（潍坊医学院）

数字化教材编委会

主　编　周谊霞
副主编　马雪玲　黎小霞　刘嘉辉　许慧红
编　者　（以姓氏笔画为序）
　　　　马雪玲（北京中医药大学）
　　　　刘嘉辉（中山大学附属第一医院）
　　　　许慧红（贵阳康养职业大学）
　　　　李德婕（贵州省人民医院）
　　　　宋晓丽（河南中医药大学）
　　　　张璐姣（贵州中医药大学）
　　　　罗　娟（贵州医科大学）
　　　　周谊霞（贵州中医药大学）
　　　　莫辛欣（邵阳学院）
　　　　钱凤娥（云南中医药大学）
　　　　郭　鹤（辽宁中医药大学）
　　　　彭丽丽（湖南中医药大学）
　　　　黎小霞（广州中医药大学第三附属医院）
秘　书　罗　娟（贵州医科大学）

PREFACE 前 言

中医对疼痛的认识由来已久，谓之"痛证"，现代医学也将疼痛列为五大生命体征之一。中医在疼痛护理方面具有独特的见解和疗效，但中医疼痛护理目前尚无系统化专业教材，相关专业人才也相对匮乏，编写一本优秀的《中医疼痛护理学》教材势在必行。因此，贵州中医药大学联合全国多所院校及医院的专家共同编写了本书。

本书传承精华、守正创新，通过挖掘中医对疼痛疗护的优势特色来阐述中医药适宜技术及护理方法在疼痛治疗和护理中的作用。本书开篇从中医疼痛的源流及发展、中医疼痛护理学的基础理论、中医疼痛的评估与诊断、中医常用止痛措施四个方面引入中医疼痛护理的概念及基础知识，后续篇章围绕内科、外科、骨伤科、头面五官、妇产科、男科、特殊疼痛等的中医护理措施展开具体叙述。同时本书遵循"三基五性"的教材编写原则，紧跟国家教书育人的大政方针，以育人先育德的思想为指导，新增课程思政模块，以实现立德树人的培养目标。值得一提的是，教材用符合新时代特色的方式高效传播新时代的中华民族传统医学文化，将信息技术与护理学教育高度融合，充分运用数字化平台，构建集PPT、微课、在线习题、课程知识点于一体的"数字化云教材体系"。本书主要供护理、老年照护、健康服务与管理等相关专业学生使用，也可供中医临床、中西医结合方向的成人高等教育的学生和临床护理工作者使用参考。

本书有幸得到贵州省科技支撑项目《物联网＋中医药特色智慧康养体系的构建与应用（黔科合支撑［2022］一般263）》、国家重点研发计划主动健康和老龄化科技应对重点专项《医养结合服务模式与规范的应用示范（2020YFC2006000）》课题组的指导和支持，同时也得到各位同仁的帮助，南京中医药大学徐桂华教授及贵州中医药大学崔瑾教授对教材内容进行了审定，在此一并表示衷心的感谢！

本书编者来自全国多所医学院校，既有临床骨干教师，又有临床一线专家，具有一定代表性。为保证教材内容的"创新、准确"，团队反复斟酌、修改，但限于时间和水平，不足之处在所难免，敬请同行及读者批评指正！

编 者
2022 年 6 月

目 录 CONTENTS

第一章 绪 论

学习目标

知识要求：

1. 掌握 中医疼痛护理工作者的素质要求。

2. 熟悉 中医疼痛管理中护士的作用。

3. 了解 中医疼痛理论的起源与发展。

素质要求：

具备中医疼痛理论的相关知识。

第一节 中医疼痛的源流

案例引导

案例：患者，女，35 岁，因"右上腹隐痛 2 个月，进食后加重伴恶心、呕吐 1 天"就诊。患者 2 个月前出现间断性右上腹隐痛，进油腻食物后明显，当时未予治疗。1 天前进油煎食物后出现右上腹阵发性绞痛，伴恶心、呕吐，呕吐 3 次胃内容物，总量约 500ml。发病以来，精神萎靡，食欲减退，睡眠欠佳，大、小便正常，近期体重无明显减轻。为进一步诊治来社区服务卫生中心就诊。

讨论：

1. 如果你是接诊护士，如何对患者进行初步的疼痛评估？

2. 该患者进程疼痛评估时应注意哪几个方面？

疼痛是机体受到伤害性刺激时产生的一种复杂的感觉，是许多疾病的多发症。据统计，每三个就医患者中就有两个疼痛症。随着医学科学的发展，人类对疼痛的认识已逐步深入全面。

一、中医疼痛的概念

（一）疼痛是一种感觉

疼痛是机体受到伤害性刺激时产生的一种复杂的感觉，是一种主观感觉体验。《韩非子·外储说右上》说："夫痤（cuó 矬）疽（ju 居）之疼痛也，非刺骨髓，则烦心不可支也。"这种难以描述、难以表达、难以名状、痛苦的感觉，现代医学谓之痛觉。

（二）疼痛是一种症状

疼痛是一种症状，为许多种疾病所共有。在人们的观念中，疼痛和疾病是密切关联的，故现代医学认为，疼痛是疾病反映在外的一种症状。中医学认为，疼痛常因人体脏腑功能、经络功能气血功能以及津液功能失调而引起，如头痛、腰痛、胸痛、胃脘痛、胁痛等。

（三）疼痛是一种生理反应

个体对疼痛的感觉谓之痛觉，而痛觉有生理、病理之分。当给受试者刺激时所产生的疼痛，属于生理性痛觉，是正常的生理反应。这种反应有保护机体、逃避伤害性刺激的生物学意义。

（四）疼痛是一种病理反应

疼痛是某些疾病表现在外的一种症状，某些疾病会伴随着特定部位的疼痛，当疾病治愈时，疼痛也随着消失，说明疼痛是一种病理反应。

（五）疼痛是一种心理反应

痛觉是人脑对客观事物的主观反应，是人类及动物在长期进化过程中形成的一种特殊功能。疼痛受社会心理因素的影响，属于一种心理反应。远在古希腊时代，亚里士多德认为"痛已超越感觉范畴而进入心理活动领域，是与愉快相反的感情形式"，中医"七情之由作心痛""诸痛痒疮皆属于心"的论点，皆为情志致痛之例。

二、中医对疼痛的认知与探索

（一）中医疼痛学说的萌芽

《黄帝内经》奠定痛证理论基础。我国历史上第一部字典《说文解字》中提及："痛，病也"，说明疼痛是一种疾病，这个观点自古有之，中医学对于疼痛的认识也由来已久。中医将疼痛称为"痛证"，我国现存最早的中医典籍《黄帝内经》中就有专门阐述痛证的篇章，其中以《素问·举痛论》论述最为详细。根据各种痛证的病因、病机、临床特点，《举痛论》将痛证划分为 14 类：痛或卒然而止者，或痛甚不休者，或痛甚不可按者，或按之而痛止者，或按之无益者，或喘动应手者，或心与背相引而痛者，或胁肋与少腹相引而痛者，或腹痛引阴股者，或痛宿昔而成积者，或卒然痛死不知人，或痛而呕者，或腹痛而后泄者，或痛而闭不通者。这是首次对痛证进行归类的医学著作。中医认为疼痛与寒气密切相关，《举痛论》中所论述的 14 类痛证中有 13 类皆因寒气而起，如："寒气客于经脉之中，与炅气相薄，则脉满，满则痛而不可按也。寒气稽留，炅气从上，则脉充大而血气乱，故痛甚不可按也。"除了将痛证进行分类外，《黄帝内经》还根据痛证的特征将痛证描述为酸痛、胀痛、刺痛等，并且阐述了针灸、拔火罐、热疗、气功、按摩、水疗等治疗痛证的方法。

《伤寒杂病论》创痛证辨证开端。东汉医学家张仲景所著《伤寒杂病论》分为《伤寒论》和《金匮要略》两部，其对中医痛证学说的发展主要有两方面：一是根据痛证的位置、性质、时间、阶段等特征分为太阳、少阳、阳明、太阴、厥阴、少阴 6 类，该分类使中医对痛证的诊治有了更为清楚的认识，书中还详细阐述了身痛、腹痛、腰痛、四肢痛、关节痛等多种痛证；二是给出了具体治疗痛证的方剂，例如麻黄汤、桂枝汤治风寒头身痛之汗法，四逆散治肝郁腹痛之和法，甘草汤、桔梗汤治少阴咽痛之清之温法，针刺镇痛等，该书开辟了"以理立法，以法立方"的新格局，体现理法方药环环相扣的严密性。《金匮要略》关于痛证的内容也较为丰富，前 22 篇中，涉及痛证的篇章就有 21 篇，包括心痛、腹痛、关节痛、肋痛等，并详细阐述了痛证相对应的疾病。例如，心胸背痛主要见于胸痹；腹痛主要见于腹满、寒疝、妊娠腹痛、产后腹痛、奔豚气、蛔虫证、肠痈等；咽喉痛主要见于阴阳毒；身痛、关节痛主要见于湿病、历节、中风等。该书主要以甘缓补虚、解表祛邪、温阳散寒、活血化瘀 4 种镇痛方法为主。这两本医学著作皆为后世痛证的辨证论治提供了清晰的理论指导。

（二）中医疼痛学说的发展

经过两晋、唐宋、元明清，中医疼痛理论得到不断充实与发展。唐代医学家孙思邈所著的《急备千金药方》总结了唐代以前的医学成就，书中对痛证诊治也有所涉及，例如，《急备千金药方·卷十三心脏方》关于心腹痛的论述："寒气卒客于五脏六腑，则发卒心痛胸痹。感于寒，微者为咳，甚者为痛为泄，厥心痛与背相引，善瘛如物从后触其心。身伛偻者肾心痛也。厥心痛腹胀满。心痛甚者，胃心痛也。厥心痛如以针锥刺其心，心痛甚者脾心痛也。厥心痛，色苍苍如死灰状，终日不得太息者，肝心痛也。"书中提及用九痛丸治疗九种心痛（虫心痛、注心痛、风心痛、悸心痛、食心痛、饮心痛、冷心痛、热心痛、去心痛），熨蒸法、五辛汤等治疗心腹冷痛。

宋代王怀隐、陈昭遇等耗时 14 年所编的《太平圣惠方》是北宋大型官修方书，简称《圣惠方》，汇集宋代以前的医药方剂及民间验方，对理法方药的统一做出了巨大贡献，极大地丰富了中医治疗痛证的内容。《圣惠方》记载心腹痛和腰痛的治疗内容十分丰富，其中对腹痛的论述保存了《诸病源候论》里病因病机、诊查等内容，并且根据腹痛的伴随症状及患者年龄等因素选用方剂，体现了以病论方、以病论药的思想。《圣惠方》中对腹痛的诊查主要运用望诊、脉诊。该书列举了腹痛的几种脉象：紧、微、弦、沉而弱、伏、劳、浮而大等，这些脉象也反映了腹痛病证的寒热虚实。如卷一里描写到"辨七表八里脉法"，云："关脉紧，心下痛。""关脉微，胃中寒，心下痛。"其通过面色特征诊察腹痛的大致部位和寒热虚实性质，面色青黄、青黑、青是痛证的主要面色。卷四十三"治冷气心腹痛诸方"云："治积冷气攻心腹痛，四肢多冷，面色青黄……"

元代医学名家朱丹溪开创了先脉诊、次论因、再辨证、然后施治的诊疗规范，其所著的《丹溪心法》论述了头痛、心痛、脾痛、腰痛等内容。在头痛方面，朱丹溪主张头痛病因多为痰、气，遂提出了痰厥头痛和气滞头痛，详细记载于《丹溪心法·头痛》中："头痛多主于痰，痛甚者火多，有可吐者，有可下者"。又提出头风"属痰者多，有热有风有血虚"。朱丹溪还根据自己的临床经验，提出头痛不愈可加引经药，增强疗效，使药达病所，如"太阳川芎，阳明白芷，少阳柴胡，太阴细辛，厥阴吴茱萸"，至今对临床仍有指导意义。朱丹溪对于气滞、痰阻致痛有深刻的认识，书中还有关于心腹痛的描述，如"食积痰饮，或气与食相郁不散"发为心腹痛，"死血食积湿痰结滞，妨碍升降"发为腹痛。

"通则不痛，痛则不通"是中医俗语，意为如果气血畅通就不会产生疼痛，反过来，如果疼痛就说明气血不通，该俗语出自《黄帝内经》中的《举痛论》："经脉流行不止、环周不休，寒气入经而稽迟……客于脉中则气不通，故卒然而痛。"然而，最早明确提出"通则不痛，痛则不通"观点的是明代李中梓，在其所著的《医宗必读·心腹诸痛》中记载道到："近世治痛有以诸痛属实，痛无补法者；有以通则不痛，则不通者；有以痛随利减者，互相传授，以为不易之法。"明朝王纶《名医杂著·头痛》中有关头痛的论述中提出："久头痛，感风寒便发，寒月须重棉厚帕包裹者，此属瘀热，本热而标寒，……毛窍常疏，故风寒易入，外寒束其内热，闭逆而痛"。由此可见，王纶认为瘀热内伏是偏头痛的病机之一。

清代胡廷光所著《伤科汇纂》中的内证篇《正体类要》《可法良规》涉及痛证的内容也颇丰。如《正体类要》中："肌肉间作痛者，营卫之气滞也，用复元通气散。筋骨作痛者，肝肾之也，用六味地黄丸。内伤下血作痛者，脾胃之气虚也，用补中益气汤。外伤出血作痛者，脾肺之气虚也，用八珍汤。大凡下血不止脾胃之气脱也，吐泻不食，脾胃之气败也，苟预为调补脾胃，则无此患矣。"《可法良规》中："凡伤损之症，多有患处作痛。若出血过多而痛者，血虚火盛也，宜甘降虚火，甘温以养脾气。若汗出多而痛者，肝木火盛也，宜辛凉以清肝火；甘寒以生肝血。"

（三）中医疼痛学说的创新

中医疼痛创新于现代。长期以来，人类对于疼痛的认识比较片面，认为疼痛只是疾病的症状，只要将疾病治好，疼痛就会消失。21 世纪以来，疼痛已成为继体温、脉搏、呼吸、血压之后的第 5 大生命体征，2004年国际疼痛学会将每年的10月11日定为"世界镇痛日"。随着国际社会对疼痛的重视，中医对于痛证的认知和实践也在不断加深。

1998年，我国成立国家中医药管理局医政司痛证协作组；2010年6月成立中华中医药学会疼痛学分会，该学会是全国中医药痛证从业者的学术交流服务机构，同时引导疼痛行业进行技术创新和培训交流并负责痛证领域课题的研究与申报工作。相关学会的成立弘扬并发展了传统中医治痛疗法，有效推动传统医学与现代医学的有机结合。各地中医学者以中医痛证理论为指导，对痛证开展了广泛的研究，使中医从辨证论治、疗效评定等方面更加规范化。中医在痛证防治方面已取得一定成绩，有关痛证的中医药研究文献和论著日益增多。目前，中医已有专门的痛证治疗科室——中医疼痛科，该科室除利用传统的针灸、针刀、按摩、艾灸、牵引、中药煎剂等中医特色疗法外，还创新了理疗方法、新药物剂型，如气雾剂、滴丸、栓剂、含化片等，充分发挥了中医药在治疗疼痛方面的优势和特色。随着国家对中医药的重视和大力发展，中医药在治疗疼痛方面的理论及实践水平将会不断提高，完整的中医疼痛理论体系终将建立。

⊕ **知识链接**

中医疼痛科

疼痛已被现代医学列为继呼吸、脉搏、血压、体温之后的第五大生命体征。长期的局部疼痛会形成复杂的局部疼痛综合征，使普通的疼痛变得非常剧烈和难以治疗，导致机体各系统功能失调、免疫力降低而诱发各种并发症，甚至致残或危及患者的生命。目前临床上设有专门治疗痛证的科室，中医也有专科的疼痛门诊，诊疗范围为各种慢性骨关节创伤性疼痛、晚期疼痛等。其服务项目主要是针对各种骨关节慢性疼痛而设置的。主要有推拿、按摩、针灸、艾灸、牵引、小针刀等，有些还设置有远红外治疗仪等理疗仪器。疼痛专科医师可以根据患者的疼痛性质辨证使用一些内服、外用的中药煎剂对症调理。

三、中医疼痛与中医疼痛护理

中医历史文化悠久，独具特色。一碗药汤，一根银针，常常能起到立竿见影的效果；中医起源于原始社会，春秋战国时期中医理论已基本形成，后发展为系统的望、闻、问、切。中医在疼痛护理方面具有独特的见解，对疼痛学科的发展具有重要作用。与西医医护职责分明不同，早期中医集医、药、护于一体，医生既负责看病、抓药，又负责患者的护理工作。随着中医学科的不断发展与完善，中医在疼痛护理方面经验被不断挖掘，但是目前市面上尚无系统介绍中医在疼痛护理作用的书籍。

中医疼痛护理是指运用中医理论和中医临床思维，阐述临床各科常见疼痛的病因病机、诊断与鉴别诊断、辨证施护的一门护理应用学科。护士是中医疼痛管理的主要者，是开展中医疼痛临床护理工作的主体，也是中医疼痛理论连接临床实践的桥梁。

第二节 中医疼痛护理的发展

一、中医疼痛管理中护士的作用

疼痛管理需要多学科协作，护士是主要成员之一。护士一方面需要配合医生开展疼痛诊疗活动，另一方面又要承担照护疼痛患者的职责，良好的护理是有效镇痛的重要环节。欧美国家的疼痛研究指出，应改变疼痛管理专业人员的组成模式，及以麻醉师为主体转向以护士为主体，护士在疼痛管理中的作用日益显现。古代中医诊疗活动中，医、药、护密切相关，随着中医学科体系的完善，中医诊疗中医生和护士的职责逐渐清晰，医生的关键在于正确地对疼痛进行辨证论治，中医护理主要是辨证施护。要做好疼痛护理工作，中医护理人员除了需掌握西医基础护理的一般知识，还要掌握中医基础理论以及辨证论治的方法，根据八纲辨证、脏腑辨证、卫气营血辨证的具体内容，明确护理原则，并结合具体疼痛进行相应的护理。只有这样，才能在护理中显示中医辨证施护的特色，取得较好的护理效果。

（一）疼痛评估

临床工作中，要想出色完成疼痛护理工作，疼痛评估是第一步。面对疼痛患者，护士应合理运用可靠有效的疼痛评估工具，在患者的共同参与下，按照实践标准开展疼痛评估。此外，疼痛应突出中医特色，巧妙运用中医"四诊"技术获取详细资料。接诊疼痛患者后，首先通过观察患者的表情、神态、肢体语言、舌象、生命体征等初步了解患者的疼痛情况，运用切诊分析患者的脉络情况，详细询问患者疼痛开始及持续时间、疼痛性质、疼痛部位固定还是转移、疼痛加重及缓解的因素及既往使用过的镇痛措施，将观察得到的相关信息详细记录于护理记录单。当患者报告新的疼痛情况时需要再次进行疼痛评估。

（二）遵医嘱执行镇痛措施

部分中医镇痛措施是由护士完成的，要想准确无误的执行镇痛措施，扎实的中医基础知识和技术水平是必要条件。若为针灸疗法，护士应了解取穴原则、操作方法、适用范围等。护士可在职权范围内，适当地运用非药物镇痛疗法，如冷/热敷、改变体位、情志调摄、按摩等，帮助患者减少镇痛药物和侵入性镇痛操作的需求。遵医嘱运用镇痛措施后，患者疼痛控制仍不理想的情况下，应立即报告医生，调整镇痛方案。

（三）辨证施护

1. 生活起居护理　疼痛患者的病房应保持安静，温湿度适宜，护理动作轻柔。根据患者疼痛情况，帮助患者选择合适的体位，以减少疼痛。实施护理措施的过程中观察疼痛的部位、性质、程度、发作时间、发病原因，了解疼痛与情志、气候、饮食、体位等的关系，疼痛患者饮食宜清淡。体位与疼痛关系密切，有些疼痛是个体在特定姿势下出现的，所以，合适的体位是减轻疼痛最简单的方法之一，临床上必须重视。例如，类风湿关节炎的护理，要指导患者尽量采用仰卧位，鼓励患者伸展下肢，这种体位有利于机体最佳功能的发挥，也能使腰部、臀部和膝部的肌肉松弛，并要求患者有意识地放松全身的肌肉群。这样的体位加上反复的练习，可使肌张力降低，达到镇痛目的。

2. 病情观察　观察能力是临床护士需要具备的基础技能之一，护理质量的好坏，首先取决于病情观察。护理人员只有对疼痛患者进行细致入微的观察，了解疼痛出现的一般规律及其特殊变化，才能迅速对疼痛情况作出判断，为疼痛的诊断、治疗及护理提供科学有效的依据，例如观察呕吐物、二便及伴随症状，观察药物疗效、毒副反应等，并做好记录。因此，良好的病情观察是促进疼痛管理质量的有效保证，对于疼痛患者的病情观察不应停留于单一时段，应贯穿于患者入院全过程，在院期间对患者进行持续动态的观察和疼痛程度判断，为疼痛患者下一阶段的护理做好科学指导。

3. 用药护理　中医治疗疼痛的药物剂型有很多种，各有其特点和适应范围。护理人员在熟悉各种剂型的药物功效和正确给药途径基础上，应详细了解该药物组分和禁忌证，掌握服药时间、方法，并注意用药后观察。首先是服药时间，例如，妇女痛经者宜经行前数日开始服药；急症疼痛的服药时间没有特别规定，需视病情而定。其次是给药的方法，例如汤剂宜温服，内服散剂可用水搅拌成糊状服下。服药后需仔细观察病情变化，如服发汗镇痛药后，应以微汗为宜。若患者为重度疼痛者，应密切观察神志变化、唇面颜色、四肢温度，以及血压、气息、出汗、二便等情况。接诊到疼痛患者时，护士应根据疼痛缓急、轻重进行常规护理，若患者伴有发热、急腹症、出血症时应绝对卧床休息，在未明确诊断前，禁用或慎用麻醉镇痛剂。

4. 饮食护理　饮食可以养人，也可致痛。早在周代，我国就有专门的"食医"。这就说明在治病或镇痛时，需配合饮食治疗。临床上有些疼痛需节制饮食。如食滞胃脘而痛者，可禁食 6～12 小时；真心痛者，饮食宜清淡，不宜饱食，尤其是晚餐不可过饱。饮食护理不仅要求注意进食的量，而且对饮食的软硬度、冷热度亦不可忽视。如脾胃虚寒之脘腹冷痛，常因进食生冷而加重；湿热或火（热）毒下注之痔疮，以及胃火上冲之牙痛，常因食辛辣之品而诱发或加重。因此，疼痛的饮食护理中，必须注重饮食的选择。以头痛为例，属于气血亏虚或肾虚者，宜少食咸；痰浊头痛宜忌食肥甘厚味；肝阳头痛宜忌食辛辣动火之品。

5. 情志护理　即心理护理。《古今医统》说："以五志诱之，然后药之，取效易……而先定其心志，然后济之以药，是得治之要也。"可见在疼痛中，情志护理是必不可少的护理手段。首先需要与疼痛患者建立良好的护患关系，好的护患关系是情志护理的基础。护理人员应以热情友好、诚恳耐心的态度对待患者，消除患者紧张、悲观情绪，增加患者安全感、信任感，增强其克服疼痛的信心。协调患者之间的关系，争取多方支持配合。消除患者对陌生环境的紧张、不安、孤独、焦虑心理。充分运用语言、文字、表情等方式，适当的安慰、劝解、启迪、疏导、支持患者，对患者进行适当的心理调节，唤起患者防治疼痛的积极性。

6. 中医护理技术　见第四章。

（四）效果评价

遵医嘱执行镇痛措施时和执行镇痛措施后，应密切观察患者生命体征和疼痛变化，保证镇痛措施安全、有效。观察有助于对疼痛患者的护理做到心中有数，为后续情志、饮食、运动等方面的护理提供临床依据。进行病情观察时应观察患者体温、血压、脉搏、心率及大小便情况；观察疼痛部位、性质、发作时间、伴发症状及诱发因素，以便及时发现合并症和危急重症，并迅速通知医生；最后还应观察患者的情绪变化，了解患者的心理需求。

（五）健康教育

健康教育的核心是教育人们树立健康意识，养成良好行为和生活方式，促进个体和群体健康。随着护理学科的发展，护理的对象已由患病的人转变为所有人，护理的范围已从患者个人扩大到整个社会。因此，疼痛相关健康教育不应仅包括疼痛患者，还应包括疼痛患者的家属，甚至是暂未发生疼痛的健康人群。护士是临床上接触患者最多的人，在进行健康教育时，除疼痛的定义、疼痛的原因和诱因、疼痛对身心的损害等相关知识外，护士应重点向疼痛患者传递"疼痛可以被缓解"的理念，帮助广大疼痛患者树立战胜疼痛的信心，帮助她们勇敢表达疼痛、报告疼痛。实行个性化疼痛护理，根据患者的年龄、性别、经济状况、疼痛情况等，帮助患者选择合适的镇痛措施。护士必须使患者学会正确使用疼痛评估工具科学合理地评估疼痛程度、相关镇痛药物的药理知识及禁忌证（遵医嘱使用），促使其学会疼痛的自我管理。

二、中医疼痛护理工作者的素质要求

我国的中医疼痛护理正处于起步阶段，对护理工作者的素质和要求有很高的需求和期望。想要成为一名熟练运用中医理论和技术指导临床疼痛护理工作的护士，不仅要掌握专业的护理知识，还需要具备相应的素质和品质。

（一）扎实的中医理论基础

扎实的理论基础是良好临床思维的基石。作为一名护理人员，如果没有充足的理论知识储备，遇到稍复杂的患者就难以实施患者的护理，因为理论知识不足，变通能力就会减弱。中医疼痛护理以中医理论为基础，需要依托于中医理论知识，对患者信息进行整合，做出合理判断。没有中医理论知识，中医疼痛护理思维则无从谈起。所以，护理人员应具备坚实的中医理论基础。中医理论知识能让护士在开展疼痛护理工作时知其然，更能知其所以然，增强护士对中医疼痛特点的了解，有助于护士在临床中用中医理论指导临床疼痛护理实践，及时充分地掌握临床患者的疼痛变化情况。所以应把握中医理论，筑牢中医理论基础。

（二）较强的中医护理技能

作为一名护士，行胜于言。虽然当代医学技术发展，各类智能护理项目层出不穷，但是对患者疼痛情况做出合理的判断，离不开基础的护理技能。护理是一门应用型学科，熟练地掌握护理技能，可以提高护理工作的有效性。熟练地掌握中医护理技能，手法准确，有助于成为一名合格的中医疼痛护理工作者。

（三）高度的责任心

健康所系，性命相托。饱受疼痛折磨的患者将希望寄托于医护人员，希望减轻疼痛的折磨。护士的责任心可以对护理工作起到促进作用，为疼痛患者得到优质的护理服务提供保障。因此，护士应具有良好的责任意识，在平常工作中点滴养成这种意识。作为责任护士，应在患者需要的时候为他们提供相应的帮助，关心、体贴、爱护患者，温柔对待患者，细心观察患者疼痛情况的变化，并积极提供相关信息给医生。

（四）健康的身心

临床护理是一个充满挑战性的工作，需要脑力劳动与体力劳动相结合，高度的工作压力、快节奏的工作特点，都要求护士拥有一个健康的身体。护士的心理健康直接影响到护理工作质量。心理健康的护士能够适应忙碌的护理工作环境，善待自己和患者。护士在从事疼痛护理工作中，不仅需要完成日常护理治疗，还要为患者进行心理护理、健康教育等，承受的压力较大。拥有健康心理的护士不仅能出色完成工作，而且还能热情面对形形色色的患者，帮助患者从疼痛的困扰中走出来。此外，健康的心理还能促进护士不断学习，合理利用各种资源，不断充实自己。

（五）终身学习的能力

现今医疗行业正在飞速发展，疼痛相关的知识也在不断更新。临床从事疼痛护理的护士除了具备扎实的中医理论知识和中医护理技能外，还需要不断地扩展知识领域，不断地学习、了解前沿中医疼痛理论和中医疼痛实践动态，开阔自己的视野，增强自己的专业知识技能，培养敏锐的观察力和准确的判断力。了解、学习并熟悉疼痛相关领域的政策，有助于临床疼痛护理工作的开展和推进。

目标检测

答案解析

选择题

A1/A2 型题（最佳选择题）

1. 首次对痛证进行归类的医学著作是（　　）
   A. 《黄帝内经》　　　　　　B. 《举痛论》　　　　　　C. 《伤寒杂病论》
   D. 《金匮要略》　　　　　　E. 《太平圣惠方》

2. 第 5 大生命体征是（　　）
   A. 血压　　　　　　　　　　B. 呼吸　　　　　　　　　C. 脉搏
   D. 体温　　　　　　　　　　E. 疼痛

3. 中医疼痛的主要管理者是（　　）
   A. 护士　　　　　　　　　　B. 医生　　　　　　　　　C. 患者
   D. 家属　　　　　　　　　　E. 医疗机构

4. 疼痛护理的第一步是（　　）
   A. 病情观察　　　　　　　　B. 镇痛　　　　　　　　　C. 痛证评估
   D. 辨证施护　　　　　　　　E. 健康教育

5. 体位护理中类风湿关节炎应采用什么体位（　　）
   A. 仰卧位　　　　　　　　　B. 侧卧位　　　　　　　　C. 膝胸位
   D. 弯腰屈膝位　　　　　　　E. 俯卧位

6. 食滞胃脘而痛者应禁食（　　）
   A. 3～4 小时　　　　　　　 B. 5～8 小时　　　　　　 C. 6～12 小时
   D. 12～24 小时　　　　　　 E. ＞24 小时

7. 以下不属于疼痛辨证施护的是（　　）
   A. 体位护理　　　　　　　　B. 饮食护理　　　　　　　C. 服药护理
   D. 情志护理　　　　　　　　E. 环境护理

8. 健康教育的核心是（　　）
   A. 教育人们树立健康意识，养成良好行为和生活方式，促进个体和群体健康
   B. 提高科学认知
   C. 树立正确态度
   D. 掌握保健技能
   E. 改变行为

9. 对于疼痛患者的病情观察应在哪个时间段（　　）
   A. 入院前　　　　　　　　　B. 入院时　　　　　　　　C. 入院后
   D. 入院全过程　　　　　　　E. 出院后

10. 进行健康教育时，护士应重点向疼痛患者传递的是（　　）
    A. 痛证的定义　　　　　　　B. 痛证的原因　　　　　　C. 痛证的诱因

D. 痛证对身心的损害　　　E. 痛证可以被缓解

11. 良好中医疼痛护理临床思维的基石是（　　）

  A. 扎实的理论基础　　 B. 较强的中医护理技能　　 C. 高度的责任心

  D. 健康的身心　　 E. 终身学习的能力

（周谊霞　罗　娟）

书网融合……

   本章小结   微课   题库

第二章 中医疼痛护理学的基础理论

PPT

📖 **学习目标**

知识要求：

1. **掌握** 疼痛的外周和中枢解剖的基本知识；疼痛的病机。
2. **熟悉** 疼痛的中医基础理论；疼痛的病因。
3. **了解** 疼痛的分类方法及常见类型；疼痛的影响因素。

技能要求：

能运用中医的辨证方法进行疼痛病因病机分析。

素质要求：

培养实事求是的科学精神和关爱患者的职业素养。

第一节　疼痛的解剖生理学基础

⇒ **案例引导**

　　案例：王某，女，48 岁。双膝关节酸痛，肿胀，活动受限 5 天。自诉 3 天前因外出劳动淋雨后出现双膝关节酸痛，疼痛部位游走不定，关节屈伸不利，伴见恶风发热。查体：双膝关节肿胀，局部皮温较高，压痛明显，舌苔薄白，脉浮。

　　讨论：请分析该患者关节疼痛的原因及病机。

　　中医学认为，痛是人体的脏腑、气血、津液等失衡或虚损而产生的一种难以忍受的苦楚，疼是指痛中带有一些酸感，或者指余痛，以"疼痛"为主要症状的疾病中医统称为"痛证"。疼痛，是指人类大脑对机体一定部位组织损伤或可导致组织损伤的刺激作用产生的一种不愉快的主观感觉，是一种非常复杂的生理和心理活动，包括身体受到伤害刺激时产生的痛觉，以及身体对伤害刺激的疼痛反应，表现为一系列的身体运动性反应、情感反应、自主神经反应以及痛行为。无论是中医还是西医，都已认识到疼痛其实是机体受到伤害后发出的一种警告，疼痛反应是机体的一种防御性保护反应。疼痛是许多疾病的常见或主要症状，但它不是单纯的临床症状，而是参与机体病理过程的环节之一。

一、疼痛的中医理论基础

（一）阴阳学说与疼痛

　　《素问·宝命全形论》曰："人生有形，不离阴阳。"中医学认为，人体是一个有机的整体，人体的组织结构，从经络到气血，从四肢到脏腑，皆可用阴阳学说加以说明。而人体的正常生命活动，是阴阳双方保持对立统一协调关系的结果。《素问·生气通天论》曰："阴平阳秘，精神乃治，阴阳离决，精气乃绝",可见,人体阴阳的消长平衡是维持正常生命活动的基本条件,而阴阳失调则是疾病发生的基本原理之一。在临床辨证中,常用阴阳来概括分析错综复杂的各种证候,"察色按脉,先别阴阳",疼痛的辨证也可从病位深浅、病邪性质及盛衰、人体正气强弱等方面先辨阴阳,而阴阳失调致痛的病理变化,主要为阴阳的偏盛与偏衰。

1. 阴阳偏盛　阴阳偏盛是指人体阴阳双方中的某一方过于亢盛的病理状态。人体感受温热阳邪,或感受阴邪从阳化热,或五志过极化火,或气滞、血瘀、食积等郁积化热,则可引起阳偏盛,热壅气血不畅而致痛。人体感受阴寒湿邪,或痰饮、水湿内停,或过食生冷等,则可引起阴偏盛,以致机体气血不畅、寒凝脉络而致痛。

2. 阴阳偏衰　阴阳偏衰致痛,与阳气虚衰或阳虚阴盛有关,也与精血津液不足或阴虚阳亢有关。

阳偏衰时,阳气虚弱,机体失于温煦、推动,则脏腑经络功能衰减,或经脉挛急,气血不畅,因而作痛。如《内外伤辨惑论》曰:"下焦阳虚,脐腹冷痛。"阳气虚衰,则阴寒内生,复感外邪,可形成疼痛阳虚阴盛的本虚标实之证。

阴偏衰时,或因精血津液不足,络脉失养而痛,如《灵枢·五癃津液别》曰:"髓液皆减而下,下过度则虚,虚故腰背痛而胫酸。"因精血同源互济,肝肾的精血亏虚互相影响,可致机体失养而发生多种痛证;或因阴虚阳亢,虚火灼伤脉络而痛,如《医宗必读》曰:"多因水亏,所以虚火易动,火动则痛必兼烦热内热等证。"

若阴阳两衰,病情往往较为严重。《素问·举痛论》曰:"阴气竭,阳气未入,故卒然痛死不知人"。在《诸病源候论》中也有记载:"阴绝者,无心脉也,苦心下毒痛"。可见,阳阳两衰所出现的疼痛程度较剧烈。

（二）脏腑与疼痛

《素问·六微旨大论》曰:"非出入,则无以生长壮老已,非升降,则无以生长化收藏,是以升降出入,无器不有。"脏腑是气机运动的场所,气机是脏腑功能的体现。人体以五脏为中心,与六腑相配合,在生理上相互依存、相互制约、相互为用,从而保证正常的生命活动。心火降于小肠,保证小肠化物;小肠泌清别浊,清者上输心肺化赤为血,使心血充足。肺气肃于大肠,使传导化物;而大肠传导正常有助于肺气肃降。脾升胃降,升降相因,为后天之本,气血生化之源。肝气升发,则胆汁疏泄以助消化;胆气通利,可佐肝气疏泄。同时,肾有助于膀胱气化津液;肝肺左升右降,协调气机;心肾相交,水火既济。脏腑气机升降相因,出入有序,以维持机体"阴平阳秘"的平衡状态。

若气机升降失常,尤其是肺、肝及脾胃的升降失常,可影响脏腑、经络、气血等各方面的平衡协调,而发为痛证。

1. 肺　肺主一身之气,对全身之气的升降出入运动起着重要的协调作用。外邪袭肺,或痰浊阻肺可致肺气失于宣肃、壅滞胸中而见胸痛。而肺气壅滞影响心血运行,致心脉瘀阻可见心痛。肺失肃降,使肝失条达导致胸胁胀满、头晕头痛等,还可影响胃肠之气的下行导致便秘、腹部胀痛等。

2. 肝　肝主疏泄,泛指肝气具有疏通、条达、畅达全身气机的功能。肝气郁结可见胸胁、两乳或少腹胀痛。肝气上逆可见头痛、目痛等多种痛证。肝气升发太过,可乘脾而作胀作痛,或犯胃而致两胁痛,或木火刑金而致胸痛,或上及巅顶而致头痛,或胀及背心而痛及头顶,或脑中血管充血过甚而痛。

3. 脾胃　脾胃居于中焦,二者升降相因,为气机升降之枢纽。饮食积滞或情志内伤,则脾胃气机阻滞不畅,可见脘腹胀满疼痛。脾胃升降失常可阻碍肺气肃降而致胸痛,影响心血之行而致心痛。脾虚不能升举清阳,上窍失养可见头痛,中气下陷致内脏下垂而见相应部位疼痛,如胃下垂之胃脘痛、肾下垂之腰痛等。

另外,疼痛与心神也有一定关系。《素问·至真要大论》曰:"诸痛痒疮,皆属于心。"心主血脉而藏神,心神正常则痛觉敏锐,失常则痛觉迟钝,神昏则不知疼痛。

（三）气血津液与疼痛

气、血、津液是构成人体和维持人体生命活动的基本物质。血是循行于脉中富有营养的红色液态物质，津指机体内一切正常水液，津血同源，相互资生，属阴，主濡养。气具有很强的活性，在人体内运行不息，属阳，主温煦。气为血之帅，气不足，不能化生、推动、统摄津血，则周身失去濡养而发生疼痛。血为气之母，津血不足，不能生气、载气，则气血不畅而发生疼痛。另外，津液不足，失其滋养润泽作用，或者痰饮水邪内停，阻滞气血运行，都可导致疼痛发生。

（四）经络与疼痛

经络是人体运行气血，联系脏腑和体表，沟通上下内外，感应传导信息的通道。《灵枢·本脏》曰："经脉者，所以行血气而营阴阳，濡筋骨，利关节者也。"若经脉不能运行气血，则全身各组织器官得不到气血的濡润，可发为各种痛证。

同时，经络有一定的循行部位和络属的脏腑，经脉不通会引起相应部位的疼痛。如足厥阴肝经行经小腹、布胁肋，所以肝气郁结时可见两胁、少腹胀痛；手少阴心经行于上肢内侧后缘，故真心痛时除了心前区，疼痛还会放射至上肢内侧尺侧缘；胃火炽盛可见牙龈肿痛，肝火上炎可见目赤肿痛等。

二、疼痛的解剖学基础

（一）疼痛感受器和传入纤维

1. 背根节神经元　背根神经节（dorsal root ganglion，DRG）对疼痛的机制起着重要的作用，是感受躯干和四肢疼痛的第一级传入神经元。疼痛发生过程中，痛觉的表达主要在背根节神经元，该神经元具有身体感觉的传达和调节、损伤感觉的接收和传达功能。DRG 细胞的轴突有两个分支：一个延伸到周围组织，是接收感觉信息的周围神经轴突；另一个连接到中枢，可以将感觉信息从外周发送到脊髓后角，完成信息的初级传递，属于中枢轴突。

DRG 细胞根据直径可分为小细胞的 C 神经元、中等直径的 Aδ 神经元和大细胞的 Aβ 神经元。Aδ 和 C 神经元是形态上游离的末梢神经，广泛分布在皮肤、肌肉、关节、器官等。在生理状态下，这些神经元可以把疼痛的刺激变成神经冲动。

2. 疼痛感受器　多分布于角膜、牙髓、皮肤、肌肉、内脏。根据其分布部位不同可分为表层疼痛感受器、深层疼痛感受器、内脏疼痛感受器。

（1）表层疼痛感受器　常分布于皮肤及体表黏膜的游离神经末梢，如皮肤表皮、真皮及毛囊、黏膜及角膜、口腔鳞状上皮细胞层。人体的皮肤上有触、痛、温、冷四种感觉点，痛点分布是最多的，这些痛点与游离神经末梢相对应，它们都是疼痛感受器。

（2）深层疼痛感受器　主要分布于牙齿、肌肉、血管壁、肌膜、韧带、肌腱、关节囊等部位，它比表层的感受器分布密度要小。

（3）内脏疼痛感受器　常位于内脏感觉神经的游离裸露末端，分布在内脏器官组织的腔壁、囊壁、组织和血管壁中。内脏的疼痛感受器密度更低，所以人体感受疼痛时常常难于精准定位。

3. 传入纤维　神经纤维是由神经元轴突和神经膜细胞或者少突胶质细胞组成，主要功能是传导神经冲动，分为有髓神经纤维和无髓神经纤维。有髓神经纤维在轴突外面有一层髓鞘，鞘外有一层具有细胞质和细胞核的神经膜，其神经冲动的传导是跳跃性的，传导速度比较快；无髓神经纤维很细，轴突外没有髓鞘，完全裸露或由一层施万（Schwann）细胞包绕，神经冲动为连续性传导，但传导速度较慢。

把感受器的神经冲动传到中枢神经系统的，叫传入纤维。感知疼痛的外周神经传入纤维可以分为 4 类，Ⅰ 类（Aα）是肌肉传入神经，直径为 $12 \sim 20 \mu m$，速度为 $70 \sim 120 m/s$；Ⅱ 类（Aβ）主要是皮肤传入神经，直径为 $6 \sim 12 \mu m$，速度为 $30 \sim 70 m/s$；Ⅲ 类（Aδ）直径为 $2.5 \mu m$，速度为 $12 \sim 30 m/s$；Ⅳ 类（C）直径为 $0.3 \sim 3 \mu m$，速度为 $0.5 \sim 2 m/s$。Ⅲ 类（Aδ）和Ⅳ 类（C）在肌肉和皮肤中均有分布。一般认为，疼痛是通过 Aδ 纤维（细髓）和 C 纤维（无髓）传递的。Aδ 纤维是一种有髓神经纤维，传导速度快，兴奋阈值低，主要传导快痛。而 C 纤维是一种无髓神经纤维，具有较高的兴奋阈值和较慢的传导速度，主要传导慢痛。

（二）痛觉传导通路

痛觉传导可以分为三个阶段，第一阶段为外周感受器至脊髓的外周传入阶段，第二阶段为脊髓到脑干和丘脑的传导，第三阶段为丘脑到大脑皮层的传导。疼痛受体收集到的疼痛信号通过后根神经节和交换神经元传递到脊髓后角，然后通过脊髓内的多个传导束传递到高级中枢。最后在大脑皮层产生痛觉。痛觉传导的通路相对复杂，有多个神经束参与疼痛信息的传递，传导通路可分为三个部分。

（1）外侧传导系统　包括脊髓丘脑束和脊颈丘脑束。脊髓丘脑束是疼痛传导的一条主要途径，起始于脊髓灰质的Ⅰ、Ⅳ～Ⅶ层，在前连合和白质交叉后向相反一侧上升，终止于丘脑腹后外侧核，主要管理对侧躯干和肢体的疼痛、温度、粗糙触觉和压力感觉，当人体一侧受伤时，会出现对侧躯体的疼痛和体温障碍；脊颈丘脑束终止于颈髓的颈外侧核，向丘脑背侧后外侧核发出 3 级纤维，向大脑皮层的体感区发出 4 级纤维。外侧传导系统传导速度快，对躯体疼痛具有明确的时空编码功能，主要投向大脑皮质感觉区。

（2）内侧传导系统　包括脊髓网状束和脊髓固有束。脊髓网状束位于脊髓腹外侧，起源于脊髓灰质第Ⅴ、Ⅶ、Ⅷ层的传导束，它的神经元可以接收广泛的外周传入纤维，包括骨膜、内脏、关节、皮肤和肌肉，属于网状上行系统，对保持觉醒和维持意识起重要作用；脊髓固有束是脊髓灰质周围的一种短纤维，主要负责节段间的传导，是疼痛联络系统的反射机制。内侧传导系统传导较慢，定位较模糊，对触摸、压力和热的伤害性刺激做出反应，主要投向边缘系统。

（3）受体　受体是任何与激素、神经递质、药物或细胞内信号分子结合并能引起细胞功能发生变化的生物大分子。在整个神经系统，包括外周神经系统和中间神经元中，分布有三种阿片受体，即 μ - 阿片受体、δ - 阿片受体和 κ - 阿片受体，共同参与疼痛信号传导。

（三）疼痛整合中枢

疼痛的整合可分为两个阶段，脊髓后角的初级整合和丘脑与大脑皮层的高级整合。

1. 脊髓后角　是感觉信息的主要整合中心。伤害性刺激的信号通过纤维传递到脊髓后角，信号在这里经过处理后，一部分作用于前角运动细胞以诱导局部防御反射，而另一部分继续向上传递。

⊕ **知识链接**

脊髓灰质板层的划分

Rexed 根据神经的形状、大小、走向和密度，将猫的脊髓灰质分为 10 个板层。在人的脊髓中，也观察到了相应的情况。

1. Ⅰ层位于后角尖最表层，有的细胞较大，该层细胞主要接受后根的纤维，传递皮肤伤害性信息。

2. Ⅱ层相当于胶状质，内含密集的小细胞，接受后根的细纤维，参与兴奋性突触传递，是伤害性信息传入的第一站，是痛觉调制的关键部位。

3. Ⅲ和Ⅳ层含有后角固有核。

4. Ⅴ和Ⅵ层相当后角颈和后角基底部。

5. Ⅶ层是脊髓灰质的中心部分，有大量投射神经元、中间神经元和运动神经元存在。

6. Ⅷ和Ⅸ层位于脊髓腹角，是运动神经元集中的区域。

7. Ⅹ层相当中央管周围的灰质。

2. 丘脑与大脑皮层　感觉传入冲动通过传导束到达痛觉的高级中枢——丘脑与大脑皮层，在此进行加工和整合。

（1）脑干　位于延髓、脑桥和中脑的网状结构，是人类各种感觉冲动的集中区，非伤害性刺激和伤害性刺激可以相互作用。延髓及脑桥的网状结构是脊髓腹外侧和三叉神经核尾部输入信息的主要受体，其中，位于延髓网状结构的巨细胞网状核被认为是疼痛的中继核，该核的神经元为伤害性躯体刺激及 Aδ 纤维的传入信息所激发，在疼痛应激和情绪状态中起重要作用。延髓网状神经元投射到中脑网状结构或中脑导水管周围的中央灰质，导水管周围的中央灰质又投射到周围的中脑网状结构，并通过背侧纵束到达下丘脑的背侧和后部，以及丘脑的中线及板内核群，所以，中脑的网状神经元也参与了疼痛机制，有的唯独对伤害性刺激起反应。

（2）丘脑　在进入大脑皮层形成主观感觉之前，丘脑是除嗅觉之外最重要的感觉信息整合中心。丘脑由六个核团组成，包括内侧核群腹后外侧核、外侧核群腹后外侧核、腹后内侧核和髓板核群中的束旁核、中央核，都与疼痛传导有密切关系。脊丘腹束可能参与了不愉快反应以及疼痛的非分辨性方面。中央核内的神经元对身体两侧各种伤害性和无害性的刺激都能产生反应，对于顽固性疼痛，可减轻疼痛的情感性程度，但保存了躯体的分辨性感觉。腹后外侧核接受 Aδ 纤维的投射，束旁核和中央核接受脑干网状结构和 C 纤维的投射，通过突触换元后再投射到大脑皮层。

（3）下丘脑　研究表明，下丘脑核内存在一些痛觉灵敏神经元，它们对伤害性刺激表现出兴奋性和抑制性反应，并伴有情绪和内脏反应。慢性疼痛还影响其对内分泌系统的调节功能。

（4）边缘系统和基底神经节　具有接收和调节疼痛信息的功能。伤害性信号从边缘系统投射到大脑皮层，产生疼痛体验和心理反应，表明疼痛期间边缘系统参与了强烈的情绪变化。尾状核是基底节最大的核团，近年来的研究表明，尾状核具有镇痛作用，在一定范围内，随着尾核刺激强度的增加，痛阈也随之增加，当刺激停止时，镇痛作用可以持续几分钟，临床上，电刺激尾状核可以有效缓解癌症患者的持续疼痛。

（5）大脑皮层　是人类感觉整合的最高级中枢，它接收并处理各种传入的感官信息，最终形成意识。但大脑皮层不会唤起痛觉，而可能是分辨疼痛，参与疼痛辨别的部分主要位于后中央回的3、1和2区，该区域能感知对侧躯体的疼痛和温度，其投影为倒置的人体。而中央后回的最下部，中央前回与岛叶之间的区域可以感受内脏疼痛。

第二节　疼痛的病因病机

临床上疼痛的表现多种多样，病因病机也有所不同，因此治疗疼痛的方法也是多样化的。随着中医学的不断发展，疼痛也逐步形成了系统的中医理论和独特的治疗经验。

一、疼痛的病因

《古今医鉴·胁痛》曰："若因暴怒伤触，悲哀气结，饮食过度，冷热失调，跌仆伤形，或痰积流注于血，与血相搏，皆能为痛。"可见引发痛证的原因很多，大体来讲，不外乎外因、内因、不内外因三种。

1. 外感六淫　所谓六淫，是风、寒、暑、湿、燥、火六种外感病邪的统称。人类在长期的生产实践中，逐渐适应了自然界阴阳相移、寒暑更作的正常变化。但如果气候变化异常，六气发生太过或不及，或非其时而有其气，以及气候变化过于急骤，六气则成为六淫而致病。或者气候正常，但人体正气不足，机体不能适应，六气亦可成为致病因素。人体感受六淫，机体发生气血阴阳的改变，常常产生疼痛。

（1）寒邪　寒邪是引起疼痛最常见的原因，临床上许多疼痛究其病因，都是由寒邪所致。第一，寒为阴邪，易伤阳气，若直中脾胃，损伤脾阳，可见脘腹冷痛。第二，寒性凝滞，主痛，易使经脉气血凝结阻滞不通则发生疼痛。如风寒感冒，寒邪客于肌表，经络气血凝滞可见头身肢体疼痛；寒邪侵袭关节，可见关节冷痛；寒邪客于肝脉，可见少腹或阴部等肝脉所过部位疼痛。第三，寒性收引，寒邪客于经络关节，导致筋脉挛缩拘急，可见关节屈伸不利、挛急而痛。寒邪致痛的特点是痛的定处，拘急不可屈伸，遇寒痛剧，遇温则减。

（2）风邪　风为百病之长，其性开泄，常挟寒、湿、暑、燥、热而侵袭人体，也是引起疼痛的重要因素。第一，风为阳邪，易袭阳位，常伤及人体的头面而致头痛、项背疼痛。第二，风善行而数变，风邪夹杂寒湿侵入筋脉、关节，则表现为游走性关节疼痛，痛无定处。

（3）火邪　临床上火热之邪致痛也是比较常见的。第一，火性炎上，火热之邪易侵袭人体上部，表现为目赤肿痛，或牙龈、耳内肿痛。第二，火热易伤津耗气，消灼煎熬津液而出现口舌生疮、咽喉肿痛。第三，火邪易致阳性疮痈，苦火邪入于血中，聚结于局部，燔灼腐败血肉而出现红、肿、热、痛。火邪致痛的特点是疼痛伴灼热、红、肿，舌质红、苔黄，脉数。

（4）湿邪　湿邪致病在夏秋之交的长夏多见，每遇阴雨天加重。第一，湿为阴邪，易伤阳气，常易困脾而致脾阳不振，可出现腹泻腹痛。第二，湿性重浊，侵袭肌表可表现为四肢酸楚沉重；阻滞经络关节，可见关节疼痛不利。湿邪致痛多发生于身体下部，苔白腻，脉濡滑。

（5）暑邪　暑邪为火热之气所化，是独见于夏令气候中的一种致病因素，夏天伤暑常常首先引起头痛，出现混蒙不清的感觉。同时，暑多夹湿，常兼湿邪合而致病。

（6）燥邪　燥邪伤人也可引起疼痛，肺为娇脏，其性喜润恶燥，因此燥易伤肺，若外感燥邪，或燥伤肺络，可见咽痛、头痛、胸痛等症状。

此外，一种具有强烈传染性的外邪——疫疠之邪，也是引起疼痛的重要因素，几乎所有的疫病，疼痛都是主证之一，如痄腮患者有严重的腮颊肿痛；疫疠、霍乱伴有剧烈的脘腹疼痛；大头瘟，其致痛欲死。

2. 内伤七情　七情，指喜、怒、忧、思、悲、恐、惊七种情志活动，是人的精神意识对外界事物的反应。作为病因，是指这些活动突然的、或过于强烈的、持久的精神刺激，引起脏腑气血功能失调而致病。《素问·举痛论》："怒则气上，喜则气缓，悲则气消，恐则气下，……惊则气乱，……思则气结。"正常的情绪变化能促进气机的正常运行和脏腑生理功能，异常的情绪变化则可导致气机紊乱和脏腑功能失调。七情或直接伤及内脏或影响脏腑气机而致痛，最易伤及心、肝、脾三脏。

（1）气滞　为情志等因素导致脏腑气机失调而引起的疼痛。特点是以胀痛为主，且流窜不定，常因情志不遂而加重。疼痛常出现在胸、胁、脘、腹部。如大笑不休可出现咳嗽咽痛、胸痛和上腹痛；盛怒之后常出现头痛头晕、胸胁胀痛；肝气郁结久而致脾运化失司，或思虑太过致脾气郁结，则表现为脘腹胀痛；多愁善感或郁郁寡欢者久而久之耗散肺阴可出现胸闷胸痛。

（2）血瘀　常与气郁日久，血行不畅有关。血瘀致痛的特点是痛如针刺刀割，痛处固定不移，甚者可触及包块，舌质紫暗，脉沉涩或细涩。如瘀阻于心则见胸闷心痛，阻于肺则见胸痛气促，阻于肝则见胁痛，阻于胞宫则见痛经，阻于肢体肌肤则见局部肿痛，阻于脑则见头痛昏仆等。

（3）虚痛　虚性疼痛常与情志不遂，脾胃纳运失常或气血功能失调，脏腑、经络失于温养有关。虚痛的特点是痛势绵绵不绝，喜温喜按，舌淡，脉细弱无力。如肾阳虚可见腰膝酸软、肢体冷痛等。

3. 不内外因　常见的有饮食因素、劳倦过度和外伤虫咬。

（1）饮食失宜　包括饮食不节，饮食不洁，饮食偏嗜。如饮食过量，暴饮暴食，造成食滞中焦，则可出现胃脘疼痛，或摄食过少导致气血不足，脏腑组织不荣而痛；饮食不洁，进食腐败、有毒的食物可致腹痛，甚至吐泻并作；过食生冷，寒伤中阳，耗伤脾胃阳气，则可出现脘腹冷痛、泄泻等病症。

（2）劳逸过度　主要指劳力、劳神、房劳过度，或者过度安逸，过劳则气血精微消耗，容易导致虚性疼痛的发生。《素问·举痛论》曰"劳则气耗"，如房劳过度是内伤性腰痛的主要原因；《素问·宣明五气》曰"久立伤骨，久行伤筋"，过劳还可以导致筋骨伤痛。另外，过于安逸，气机缓滞，可导致经脉、脏腑气血不畅而引起疼痛。

（3）外伤虫咬　跌打损伤、烧伤、创伤、虫兽咬伤等，损伤直接作用于人体的肌肤或筋骨，几乎都以疼痛为首要表现。

二、疼痛的病机

《素问·举痛论》云："经脉流行不止，环周不休，寒气入经而稽迟，泣而不行……客于脉中则气不通，故卒然而痛。"可见，发生在人体任何部位的疼痛，其病理都在经脉之中，具体体现在气血方面。中医学对于疼痛病机的总结，是从虚与实的角度来阐述的，将疼痛发生的主要原因归纳为"不通则痛"和"不荣则痛"两个方面，这也是中医治疗疼痛的主要理论指导。

（一）不通则痛

中医学认为，疼痛发生的主要病机是"不通"，包括各种原因引起的脏腑功能失调或障碍、气血运行不畅或经脉阻滞等。早在《黄帝内经》中已有关于"不通则痛"的相关论述，金元时期的著名医家李中梓在《医宗必读·心腹诸痛》中提出"不通则痛"的观点，首次明确了"不通则痛"的病理学说。

1. 经脉之气不通　人体经脉之气，周流全身，循行不止，上下内外，无所不及。但外感六淫之邪、气滞血瘀、寒湿互结、痰阻中焦等诸多因素都可使经脉壅闭、气血不通，阴阳之气互搏而攻冲经脉，致气血逆乱，从而表现为疼痛。

（1）外邪阻滞　外感六淫之邪不论是单独侵袭人体致病，还是联合致病，最终都可能导致经脉气血的闭阻。如风邪袭表，风性轻扬，故常泛留在皮毛、肌肉、腠理之间，导致经脉之气闭阻不通，表现为头痛、颈项强痛、肌肉酸痛。《诸病源候论》云："风在于皮肤，淫淫跃跃，若划若刺，一身尽痛。"又如寒邪致痛，寒凝肌表则经脉不利，表现为肢体筋肉疼痛。《素问·举痛论》云："寒气客于经脉之中，与炅气相搏则脉满，满则痛而不可按也，寒气稽留，炅气从上，则脉充大而血气乱，故痛甚而不可按也。"若风、寒、湿三邪兼夹侵袭人体，闭留于经脉、关节，则表现为肌肉、四肢关节的疼痛，且疼痛游走不定。

（2）升降失常　中医学将人体内气的运动称为"气机"，气机的活动是有升有降、升降有序的。引起疼痛的升降失常，其原因常与人的情志活动有关。脏腑精气是情志活动的物质基础，所以脏腑气血通畅，则情志活动正常且积极。若七情太过，则会导致气机升降失常，经脉之气运行受阻，不通而痛。如悲伤肺，肺主肃降，过悲则肺气难降，进而影响整个机体的气机升降，气机不降而滞，出现胸满闷胀，周身窜痛；又如怒伤肝，暴怒之下，肝失疏泄，则气机郁滞，气为血之帅，气滞又可使血流不行，脉道不通，所以临床上气滞与血瘀常常是相继出现的，气滞同时兼有血瘀，常常表现为局部疼痛，脉象弦涩等。当然，通过影响气机升降而致痛的原因还有很多，比如跌仆损伤，血溢脉外，或瘀阻脉中，皮肉筋骨之脉道不通而痛。《临证指南医案》指出："积伤入络，气血皆瘀，则流行失司，所谓痛则不通也。"

（3）气血不通　气血不通常与脾失健运、肝气郁结有关。如饮食不节，过食肥甘厚味、辛辣炙煿，或饥饱无常，损伤了脾胃功能，致湿热内生，或寒湿化生湿热，日久炼液为痰，痰浊阻滞经脉，则气血运行障碍，可表现为各种疼痛；或忧思过度，脾气虚损而引起水液代谢障碍，聚湿生痰，痰阻经脉而痛。又如情志不畅导致肝气郁结，气滞不通会出现胸胁、少腹、乳房等部位的胀痛。另外，饮食不洁，可招致湿、热、毒蕴积，阻滞于经脉，气血不通而发生疼痛。

（4）经脉挛缩　经脉是气血将营养物质输送到全身各组织脏器的运行通路，和调于五脏，洒陈于六腑。经脉在人体分布均匀，脉气通畅，若外邪侵犯，刺激经脉挛缩拘急，导致牵引致痛。如寒邪侵袭血脉，血凝气滞，经脉不通则痛；同时血气滞涩，营养物质输送的通路不畅，导致经脉自身失于濡养，反过来又会引起或加剧脉络拘急而牵引致痛。《素问·举痛论》云："寒气客于脉外则脉寒，脉寒则缩蜷，缩蜷则脉绌急，绌急则外引小络，故卒然而痛。"

2. 脏腑之气不通　《素问·五脏别论》云："六腑者，传化物而不藏，故实而不能满也。"脏腑之气即由五脏六腑所化生的气，而且具有各自的特异性，如脾气升清，肝气疏泄。而六腑以通为用，其气机以降为顺，如果外邪、痰浊、瘀血、燥屎、虫结、体内滞留之气等阻于腑道，则气机阻滞或上逆而出现疼痛。如《症因脉治》指出："血分素热又喜辛辣之物，以伤其阴血，则停积于中，而成死血之痛。"又云："湿主生生之令，饮食不谨，湿热内生，则虫积而痛矣。"如外感寒邪侵袭，直中脏腑，腑气凝结不通则脘腹痛甚；饮食不洁，损伤脾胃，脾失健运而化生湿热、痰浊，或饮食不洁导致虫邪等阻滞气机，也可见各种腹痛；若肝气犯胃，胃纳通降失司，中焦气滞，则可见胃脘胀痛；若阳明邪热搏结、燥屎秘结，阻碍腑气通畅，大肠传导失职，则可见便秘、腹痛，甚至可出现头痛。

（二）不荣则痛

"不荣"是"不通"的恶果，因为"不通"，导致机体缺乏或失去营养濡润而"不荣"，气血不足，气机不畅进而发展为更严重的"不通"，两者形成恶性循环而致病。《素问·脏气法时论》曰："肾病者，虚则胸中痛"。《灵枢·五邪篇》曰："阳气不足，阴气有余，故寒中肠鸣腹痛"。从而指出了肾虚、血脉亏虚或阳虚是致痛的病因，明代著名医家张介宾明确提出了"不荣则痛"的病理学说。中医学认为，"不荣"可分为三种情况，即气血不足、阴精亏虚、阳气虚衰。

1. 气血不足　第一，元气亏虚。常见于饮食不节、过度劳倦，或大病久病之后，耗伤元气，使经脉脏腑荣养缺失而发为各种痛证。元气虚于上，脑腑失于荣养则出现头晕头痛等症；元气虚于下，脏腑升举无力则出现腹痛、肛门坠胀、腰膝酸冷软痛等症。第二，血气亏虚。如各种原因引起的血虚，上不能荣养清窍则可见头晕头痛，或不能荣养滋润四肢则可见肢体酸痛。如《质疑录》曰："肝血不足，则为筋挛……为目眩，为头痛，为胁肋痛，为少腹痛，为疝痛诸证，凡此皆肝血不荣也。"

气与血二者相互依存、相互作用，因此气病可致血病，而血病必及气病，最终导致气血不足，经脉脏腑、四肢百骸不荣而痛。

2. 阴精亏虚　主要表现为阴血津液缺乏、虚火旺盛，机体外感燥邪，或七情太过郁而化火，或热病后虚火内生，或大汗、呕吐、泄泻、多尿，或高热等，皆可导到阴精亏虚。阴精损耗，阴液不足，不能濡润，则经脉、脏腑失荣而出现疼痛。如胃阴不足，胃失濡养，和降失常而见胃部隐痛或灼痛。或由于素体虚弱、房劳、多产等导致肝肾之阴不足，骨髓经脉不充，失于荣养，则可出现腰膝酸软、足跟痛等。《灵枢·阴阳二十五人》曰："血气皆少则喜转筋，踵下痛。"

3. 阳气虚衰　常见于先天禀赋不足、素体阳虚，或年老体衰、久病体虚，或暴病伤阳，或汗泄伤阳，外邪直中，饮食所伤等，导致经脉、脏腑失于温煦、荣养而出现疼痛。如心阳不足，心脉失于荣养则心胸痹痛；肾阳不足，肾腑失于温煦则出现腰膝酸软冷痛。如《医宗金鉴》曰："筋骨间作痛者，肝肾之气伤也。"

由于人体的气、血、阴、阳是相互影响、相互转化的，血虚日久可致阴虚，气虚日久渐成阳虚；气虚不能生血，阳虚则难以化生阴液，所以临床上气、血、阴、阳虚损所致痛证常相兼互见，不能截然分开。另外，中医理论中用来解释由血虚、气虚、肝虚、肾虚等原因所导致的疼痛，还有"不营则痛""不充则痛""失养则痛"之说，但不营、不充、失养都可理解为人体脏腑、经络失于荣养的状态，亦属于不荣则痛的病机理论范畴。

三、疼痛的影响因素

不同个体对疼痛的敏感性和耐受力存在很大的差异，相同性质或强度的刺激可产生不同的疼痛反应，事实上，疼痛会受到年龄、注意力、情绪、个体差异、医源性因素等诸多因素的影响。

1. 年龄 个体对疼痛的敏感程度与年龄密切相关。如婴幼儿因神经系统尚未发育成熟，对疼痛敏感性较低，随着年龄增长，对疼痛敏感度逐渐增加，而老年人因痛阈值提高，对疼痛的敏感性较低。

2. 注意力 个体对疼痛的注意程度会影响对疼痛的感觉。当注意力高度集中在其他事件时，痛觉可以减轻甚至消失，因此，松弛疗法、听音乐、看电视及阅读等，可以转移对疼痛的注意力而缓解疼痛。

3. 情绪 可以改变个体对疼痛的反应，如愉快、兴奋、自信等积极情绪可以减缓疼痛，而沮丧、恐惧、焦虑、失望等消极情绪可使疼痛加剧。

4. 个体差异 个体的性格可影响疼痛程度和表达方式，如自控力及自尊心较强的人常能忍受疼痛，善于情感表达的人主诉疼痛的机会较多；个体所处的环境背景不同，对疼痛的认知和评价会有所差异，如个体单独处在一个环境中，常能忍受疼痛，如果周围有较多的人特别是有人陪伴时，对疼痛的耐受性则明显下降；个人对疼痛的经验、对疼痛原因的理解和态度，可直接影响其行为表现。

5. 医源性因素 临床上，很多治疗及护理操作可以引起或加剧患者疼痛，如手术、注射、针灸、刮痧等，如果护士对疼痛的知识掌握不够或评估方法不当，会影响对疼痛的判断与处理。

另外，宗教信仰、社会支持、行为作用、精神状态、心理状态和经济因素等也可影响个体对疼痛的认知评价和对疼痛的反应。因此，良好的社会支持、主动控制疼痛的行为、健康的心理状态等可以有效缓解或控制疼痛。

第三节　疼痛的分类 ⓔ微课

疼痛的分类方法较多，常见的有按发作情况、病因、病性、病位等来分类，准确、清晰地对疼痛的特性、发作部位、程度进行多角度、多层面地描述和分析，对于指导临床具有重要意义。

一、按疼痛发作情况分

1. 持续性疼痛 表现为数小时或更长时间持续不间断的疼痛。如外伤引起的神经痛。

2. 进行性加重疼痛 指在一段时间内疼痛程度由轻渐重，疼痛感慢慢加剧。如进行性加重的痛经。

3. 间歇性疼痛 指在同一部位反复发作的疼痛，通过适当休息可以缓解，但过一段时间可再次出现疼痛。疼痛的间歇期长，可达数日或数月。如慢性腰腿痛等。

4. 发作性疼痛 指突然发作的短暂性疼痛，持续时间短，疼痛消失也快，数分钟或数小时后可再次发生疼痛。如三叉神经痛。

二、按疼痛病因分

1. 外感疼痛 多为实证，临床表现为疼痛较剧烈，绵绵不休。因所受之邪不同，又可以分为风邪致痛、寒凝致痛、湿著致痛、火热致痛、燥伤致痛、疫疠致痛等。

2. 内伤疼痛 有虚有实，其中，七情过激致痛、饮食不节致痛常为实证，疼痛较剧，而劳逸失度致痛多为虚证，疼痛较缓。

3. 外伤疼痛　常同时伴有局部肿胀，常由跌仆闪挫、持重努伤、枪弹器刃、虫兽咬啮、冻伤等引起。

4. 痰饮疼痛　脏腑百骸皆可为停痰阻滞，故痰饮致痛病位广泛，见证多端。阻于心肺则见胸痛，上泛头面则见头痛，饮停胸胁则咳唾引痛。

5. 瘀血疼痛　可发生于身体任何部位，瘀血既成，阻于心则见真心痛，阻于肺则见胸痛，阻于胃肠则见胃痛、腹痛，阻于肝则见胁痛，阻于胞宫则见小腹痛，阻于肢体则见局部肿痛。

三、按疼痛性质分

从临床表现来看，疼痛的性质多种多样，但能反应病证的一些共性特点，所以，临床也常从疼痛的性质来进行分类和描述。

1. 胀痛　疼痛同时兼有胀感，是气滞所致疼痛的主要特点。如气滞胸腹可导致胸、胁、脘、腹等部位的胀痛；肝火上炎或肝阳上亢可导致头晕头痛、目赤肿痛。

2. 刺痛　疼痛如针刺，是瘀血致痛的主要特点。如瘀血阻络、血行不畅可导致胸、胁、脘、腹等部位的刺痛。

3. 冷痛　疼痛同时兼有冷感，得温则减。常见于腰背、脘腹、四肢关节等部位。寒邪阻滞经络所致者为实证；阳气亏虚、脏腑经脉失于温煦所致者为虚证。

4. 灼痛　疼痛局部呈灼热感，得凉则减。火邪窜络所致者为实证；阴虚火旺所致者为虚证。

5. 重痛　疼痛同时兼有肢体沉重而痛的感觉，多因湿邪困遏气机导致。重痛常见于头部、四肢、腰部，甚至可遍及全身。

6. 酸痛　疼痛同时兼有酸软感。多因湿邪侵袭肌肉关节，气血运行不畅所致，也可因肾虚髓海失养引起。

7. 绞痛　疼痛剧烈，如刀割或拧绞样，多因有形实邪闭阻或寒邪阻滞所致。常见的有绞痛有心脉痹阻所引起的"真心痛"，结石阻滞胆管所引起的上腹痛，寒邪犯胃所引起的胃脘痛等。

8. 空痛　疼痛同时兼有空虚感。多因气血亏虚，阴精不足，脏腑经脉失于濡养所致。常见于头部或小腹部等处。

9. 隐痛　隐隐作痛，但绵绵不休，一般可以忍受。多因阳气精血亏虚，脏腑经脉失养所致。常见于头、胸、脘、腹等部位。

10. 走窜痛　疼痛部位游走不定，或走窜攻冲作痛。如胸胁脘腹部气滞可致疼痛而走窜不定；风寒湿邪侵袭而以风偏胜时，可致四肢关节疼痛而游走不定，多见于痹病。

11. 固定痛　疼痛部位固定不移。如瘀血所致疼痛，常在胸胁脘腹等处固定不动；因寒湿、湿热阻滞，或热毒血瘀所致的四肢关节疼痛，痛处固定不变。

12. 掣痛　疼痛的同时兼有抽掣感，牵引致痛，往往由一处牵连及它处。多因筋脉失养，或筋脉阻滞不通所致。

四、按疼痛部位分

中医对疼痛的病位分类，有两种定位方法，一种是按肢体部位来分，如头痛、胃痛、腹痛、胸痹（胸痛）、尪痹（关节痛）等；另一种是按经络来分。

1. 肺经痛证　多表现为咽喉、鼻、上肢内侧前缘、锁骨上窝部、肩背部及手臂的疼痛。

2. 大肠经痛证　多表现为腹痛，齿、鼻、喉、目痛，面颊、唇肿痛，肩臂、上肢外侧前缘疼痛，项背强痛等。

3. 胃经痛证　多表现为胃痛，腹痛，头面、咽喉、目、齿痛，下肢、足、膝疼痛。

4. 脾经痛证　多表现为舌本痛、心下急痛、浑身酸痛。

5. 心经痛证　多表现为咽喉疼痛、目痛、胁痛、胁下与腰相引而痛、上肢及手掌痛。

6. 小肠经痛证　多表现为小腹、头面、咽喉、肩颈、肘外侧痛，腰脊下引睾丸而痛，少腹胀痛而及腰。

7. 膀胱经痛证　多表现为小便痛，头面、项背、腰骶痛、小腿疼痛。

8. 肾经痛证　多表现为咽喉干痛、心痛、胸中痛、目痛、腰痛、下肢及足跟痛。

9. 心包经痛证　多表现为锁骨上窝部疼痛、肩痛、脚痛、腋下或胁肋痛。

10. 三焦经痛证　多表现为头面、咽喉肿痛，肩臂痛。

11. 胆经痛证　多表现为胸胁痛，胸中痛，头面、下肢疼痛。

12. 肝经痛证　多表现为头目疼痛、胁肋疼痛、腰痛、少腹胀痛、外生殖器疼痛、疝痛、下肢痛。

13. 任脉痛证　多表现为腹痛、阴部肿痛、胃脘疼痛、头面咽喉肿痛。

14. 督脉痛证　多表现为头痛，项背、腰脊强痛。

疼痛分类除以上常用分类方法外，还可以结合病因、系统、病程来分类。了解疼痛的分类，对于临床制定治疗和护理措施具有重要意义。

【附】现代医学对疼痛机制的认识

到目前为止，还没有全面的理论来解释疼痛的机制。随着研究方法和技术的进步，神经生物学家已从神经－内分泌、神经病理学、神经生理学、受体分子生物学和心理行为等多个方面对疼痛问题展开了研究，现阶段将疼痛发生的机制主要概括为中枢机制和外周机制。

（一）疼痛的中枢机制

在神经系统中，不仅有疼痛信号的传递系统，还有疼痛信号的调节系统。

1. 脊髓阶段的调控　目前普遍接受的是由 Melzack 和 Wall 在 1965 年提出的闸门控制学说。该学说的主要观点是，疼痛的调控区域主要位于脊髓，脊髓的阶段性调节是疼痛的主要调节方式，而抑制性中间神经元细胞起着类似于闸门的关键性作用。根据这一理论可以看出，节段调制的神经网络从初级传导向 Aδ 纤维和 C 纤维、脊髓后角上行的脑传递细胞（T 细胞）、胶质区抑制中间神经元细胞（后角胶质层中间神经元）传导。Aδ 纤维和 C 纤维的传导能激活 T 细胞活性，但对脊髓后角胶质层中间神经元细胞有相反的作用。当 Aδ 纤维传导过程中被激活时，脊髓后角的胶质中间神经元细胞被激活，释放抑制性递质，抑制 T 细胞的传导，形成闸门闭合效应；然而，C 纤维传导抑制了后角胶质层的中间神经元，使它们失去对 T 细胞的抑制，形成了闸门开放效应。

2. 中枢的下行调控　中枢的下行痛觉调控主要是指脑干对脊髓后角神经元的下行抑制系统。

（1）中脑导水管周围灰质　是内源性疼痛调节系统的关键结构，接受来自下丘脑、楔形核、额叶皮质、脑岛、蓝斑和脑桥网状核的传入信息，以及直接来自脊髓的伤害性感受神经元的传入信息。凡是由高级中枢激活产生的镇痛，大多要通过中脑导水管周围灰质的介导才能实现，这是其对痛觉进行调制的关键。

（2）延脑头端腹内侧结构　脊髓的伤害性信号激活中脑导水管周围灰质区的抑制性调制神经元，其传出主要终止在延脑头端腹内侧区，少量可直接到达脊髓后角。中脑导水管周围灰质区脊髓后角神经元有两条下调途径：一个是中脑导水管周围灰质－外侧网状核－脊髓后角；另一个是中脑导水管的灰质区－延髓头部的腹内侧区域－脊髓后角。导水管周围灰质的腹外侧区是镇痛区，对痛觉有高度选择性抑制作用。延髓头部腹内侧区神经元被激活后可以抑制脊髓的伤害性传递，并产生抑制性调节。

（3）蓝斑核　伤害性刺激能显著增加蓝斑和蓝斑基底核神经元的放电频率，并产生明显的镇痛作用。

（4）内源性阿片肽　内源性阿片肽是下行性疼痛调节系统中最重要的激活因子和调节因子，人体的镇痛潜能主要受阿片肽释放及其参与下行疼痛调节的影响。

（二）疼痛的外周机制

1. DRG 伤害感受器神经元的离子通道　外周伤害感受器的伤害感受信号沿着传入纤维传递到背根神经节，通过神经细胞膜上一系列离子通道和特异性受体的参与，在背根神经节内完成伤害性信号的调制和传递。参与疼痛机制的离子通道主要有 Na^+ 通道、Ca^{2+} 通道、K^+ 通道、Ca^{2+} 激活的非选择性阳离子通道、Ca^{2+} 激活的 Cl^- 通道等。

2. 外周组织的致痛和调制疼痛的化学信使　伤害性刺激可以引起外周组织释放并产生参与激活和调节伤害性传导和整合的多种化学物质和细胞因子。这些化学物质和细胞因子主要包括：组织损伤产物，如 5 - 羟色胺（5 - HT）、乙酰胆碱、缓激肽（BK）、三磷酸腺苷、前列腺素、组胺、H^+ 和 K^+ 等；感觉神经末梢释放的 P 物质（SP）、谷氨酸、生长抑素（SOM）、胆囊收缩素（CCK）、甘丙肽、降钙素基因相关肽（CGRP）和一氧化氮（NO）；交感神经释放的去甲肾上腺素、神经肽 Y（NPY）和花生四烯酸替代物；免疫细胞产物，如阿片肽、白细胞介素、激肽等神经营养因子；血管因子，如激肽、一氧化氮、胺等。

3. DRG 神经元释放与疼痛相关的化学物质及其受体　DRG 神经元含有多种化学物质，如单胺类、氨基酸和神经肽，其中速激肽和兴奋性氨基酸与疼痛信息的传递密切相关，而阿片肽及其受体、抑制性氨基酸和单胺类参与初级传入疼痛信息的调节。

另外，还有一些其他形式的疼痛机制，例如，外周局部致痛物质导致 K^+ 的释放以及缓激肽、前列腺素的合成，从而刺激伤害性受体末端，或增加细胞外的组胺和 5 - HT 水平，并激活相邻的伤害性受体，从而在伤害性刺激停止后引起持续疼痛和痛觉过敏；外周神经损伤或炎症时，外周交感神经通过交感 - 感觉耦联参与疼痛的调制；损伤局部异位放电而引起自发痛或痛觉过敏等。

目标检测

答案解析

一、选择题

（一）A1/A2 型题（最佳选择题）

1. 下列关于疼痛的描述，错误的是（　）
    A. 是一种非常复杂的生理和心理活动　　　　B. 是一种单纯的临床症状
    C. 是一种防御性保护反应　　　　D. 是机体受到伤害后发出的一种警告
    E. 参与机体病理过程

2. 疼痛的高级中枢在（　）
    A. 小脑　　　B. 中脑　　　C. 脑干　　　D. 丘脑　　　E. 脑桥

3. 中医对于疼痛病机主要是从哪两个方面阐述（　）
    A. 阴与阳　　　B. 虚与实　　　C. 寒与热　　　D. 表与里　　　E. 脏与腑

4. 肝经痛的临床表现一般不包括（　）
    A. 头痛　　　B. 胁肋痛　　　C. 腰痛　　　D. 项痛　　　E. 下肢疼痛

5. 瘀血阻滞引起的疼痛常表现为（　　）

　　A. 刺痛　　　　　B. 灼痛　　　　　C. 酸痛　　　　　D. 绞痛　　　　　E. 冷痛

6. 因夏季炎热而咽喉灼热红肿，舌红苔黄，其致病因素最可能是（　　）

　　A. 风邪　　　　　B. 燥邪　　　　　C. 暑邪　　　　　D. 火邪　　　　　E. 湿邪

（二）X 型题（多项选择题）

7. 肺的气机升降失常，可能出现（　　）

　　A. 胸痛　　　　　B. 头痛　　　　　C. 腹胀　　　　　D. 心痛　　　　　E. 四肢痛

8. 疼痛感受器分布最密集的部位是（　　）

　　A. 角膜　　　　　B. 皮肤　　　　　C. 牙髓　　　　　D. 肌肉　　　　　E. 内脏

二、简答题

1. 简述阴阳失调与疼痛的关系。

2. 简述情志内伤致病的主要原因。

（彭丽丽）

书网融合……

本章小结　　　　　　　　微课　　　　　　　　题库

第三章　中医疼痛的评估与诊断

e 微课

PPT

📖 **学习目标**

知识要求：

1. 掌握　视觉模拟评分法；0—10 数字评价量表。

2. 熟悉　中医四诊在疼痛中的应用。

3. 了解　45 体表分区评分法；McGill 疼痛问卷。

技能要求：

1. 能熟练运用视觉模拟评分法、0—10 数字评价量表等常见疼痛评估工具为患者进行疼痛评估。

2. 掌握中医四诊的基本操作。

素质要求：

1. 具备科学评估患者疼痛的能力。

2. 具有中医四诊的意识。

第一节　疼痛的评估与测量

⇨ **案例引导**

案例： 患者，男，53 岁。既往史：2019 年 11 月 4 日就诊于某人民医院行胸部 CT 示右肺门增大并右肺中叶阻塞性炎症，考虑右肺占位，2019 年 12 月 19 日来我院行支气管镜检查，细胞学查到癌细胞，考虑腺癌，ECT 检查示左侧髂骨、右侧股骨中段代谢浓集灶，考虑转移。既往有腰椎间盘突出病史 10 年。现病史：2020 年 3 月 16 日因肺腺癌 5 周期化疗后 15 天收入院。神志清，精神饮食可，左侧髂腰部疼痛加重，大便干结，小便正常。入院后完善各项检查，拟行局部放疗10 次镇痛治疗。MRI 检查示：1. 结合肺癌病史，左侧髂骨及骶骨右侧转移；2. 右侧臀大肌及左侧臀中肌内异常信号区，建议结合临床。

讨论：

1. 该患者的主证是什么？

2. 为该患者进行疼痛评估时选择什么量表比较合适？

3. 该患者可能的护理诊断有哪些？

一、疼痛的评估

临床镇痛的根本目的是消除患者的疼痛，提升患者生活质量，促进患者身心健康。疼痛评估是有效镇痛的第一步，作为护士，进行疼痛评估时要有计划、有目的、有系统地收集疼痛患者的相关资料，掌握基本的疼痛评估与记录方法，及时、准确地掌握患者疼痛发生时的特征，根据收集到的资料对疼痛患者做出初步的护理评估推断，从而为后续的护理活动提供基本依据，提高患者疼痛护理水平。对疼痛进行评估时，应做到全面、动态评估。

疼痛的评估很关键，不正确的评估将导致相关护理诊断和护理计划的错误。疼痛是患者的主观感受，评估患者的疼痛及其程度有赖于患者的主诉，因此，患者的主诉是疼痛评估的金标准。进行疼痛评估时，最重要的环节是患者的参与，护士作为观察者和倾听者，首先应相信患者的主诉，其次应鼓励患者表达疼痛时感受，并且认真、细致地询问患者疼痛的状况。

（一）评估患者一般资料

接诊疼痛患者时，首先要对患者进行一般资料评估。一般资料包括年龄、性别、民族、文化程度、婚姻状况、职业等。评估患者的一般资料有助于疼痛的诊断，例如，肋软骨炎多发于 20 岁左右的青少年女性、骨质疏松导致的疼痛多见于老年女性、强直性脊柱炎导致的疼痛多见于青年男性。此外，不同职业的患者疼痛部位可能不一样，例如长期接触电脑的人常受颈椎病的困扰，工地上干活的工人因经常搬运重物，常患有腰肌劳损、腰椎间盘突出等疾病。因此对患者一般资料的评估不可忽视。

（二）评估疼痛的诱发或缓解因素

疼痛常有某些特定的诱发或缓解因素，例如，血管神经性疼痛常在精神高度紧张的时候发作，痛经常发生在月经前或月经开始前几天，急性胰腺炎时屈膝侧卧位有利于缓解疼痛等，因此，在进行护理评估时应仔细询问患者疼痛开始的时间，加重时有无手术、感染、外伤、过度疲劳，疼痛缓解时有无特殊的体位改变、服用药物等情况，这有助于掌握患者的疼痛诱发或缓解因素。

（三）评估疼痛的特征

疼痛的特征包括疼痛的发生部位、性质、持续时间、伴随症状等。某些疾病发生时有特殊的疼痛特征，例如，阑尾炎初步发作时上腹部或脐周疼痛，随着病情的发展，炎症蔓延到壁层腹膜，引起转移性右下腹疼痛；心肌梗死时，除感到心前区疼痛外，还会引发后背疼痛，称为牵涉痛。躯体性疼痛部位一般较明显，疼痛定位相对准确；内脏性疼痛位置不明确，一般以绞痛、钝痛、胀痛为主；神经性疼痛多无明显诱因，以电击样痛、烧灼样痛为主。评估过程中注意区别急性疼痛、慢性疼痛。急性疼痛的发生一般有明确的时间点，持续时间相对较短；慢性疼痛是指持续 3 个月以上的疼痛。此外，还应了解疼痛发生时有无伴随症状，各种疼痛性疾病通常有伴随症状，例如类风湿关节炎常伴关节肿胀、晨僵。剧烈疼痛一般都伴随烦躁不安，心率和呼吸加快。

（四）评估疼痛的严重程度

准确测量和评估患者的疼痛强度、范围及其变化，对后续护理措施的选择、病情的观察和护理效果的评定十分重要。疼痛不仅与生理和病理变化有关，还受心理因素的影响，对疼痛的评估应连续、动态。

（五）评估患者的精神状态和社会心理因素

随着医学模式向生物－心理－社会模式转变，除了对患者进行疾病相关的护理外，应关心患者的精神状态和心理健康。在了解患者疼痛相关信息时，应进行患者精神状态和心理评估，这会有助于发现需要特殊精神心理支持的患者，以便做出相应的支持护理。真正的健康是指生理和心理都处于相对良好的状态，例如，癌痛患者常存在恐惧、愤怒、抑郁、焦虑和孤独等心理障碍，如果护士没有及时发现这些心理障碍，并针对性地实施护理措施，即使其躯体性疼痛有所缓解，也达不到真正意义上的健康。

（六）其他

评估患者的家族史、感染史、手术史及药物治疗史。

二、疼痛的测量工具

测量患者疼痛的程度、范围及其变化，对患者的护理诊断、护理措施的选择及护理效果评定具有重要意义。疼痛在受到病理生理因素影响的同时，也会受到心理因素的影响，因此，对疼痛的测量应全面。

（一）疼痛程度评估工具

1. 视觉模拟量表（visual analogue scale，VAS）　通常是在一张白纸上画一条10cm的粗直线，最左端表示无痛，最右端数字表示剧痛（图3-1）。进行疼痛评估时，被测试者在直线的相应部位做标记，根据标记处确定患者的疼痛程度。

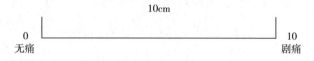

图3-1　视觉模拟量表

VAS测量方法的优势是对于护士而言简单易操作，对于患者而言易理解和接受；缺点是该测量方法需要患者具备一定的抽象思维能力，患者个体差异性较大，在儿童、老年人、智力缺陷、视力障碍等患者群体中不适用。目前，根据传统的VAS改良出的VAS尺在临床应用也较为广泛。VAS尺正面为可移动标尺，被测者可以根据自己的疼痛程度移动标尺，护士可以通过测量尺的移动距离从而评估出患者疼痛程度。

2. 0—10数字评价量表（numeric rating scale，NRS）　是在VAS的基础上演变而来的一种直观的测量方法。NRS用0~10这11个数字表示疼痛的程度，"0"表示无痛，"10"表示剧痛（图3-2），数字越大，疼痛感越强烈。测量时由患者根据自己的疼痛程度打分。NRS是目前临床上应用较为广泛的疼痛测量方法。该测量方法便于医务人员掌握，容易被患者理解，便于记录，但此量表使用时个体随意性较大，尤其是在疼痛管理专业背景不强的环境中应用会出现困难。

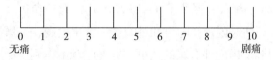

图3-2　0—10数字疼痛量表

3. 语言评价量表（verbal rating scale，VRS）　是通过患者的口述描绘对疼痛程度进行评分的方法。VRS将疼痛分5级，"0"表示无疼痛、"1"表示轻微疼痛（可以忍受，生活和睡眠均正常）、"2"表示中度疼痛（轻微干扰睡眠，需要镇痛剂）、"3"表示重度疼痛（干扰睡眠，需要镇痛剂）、"4"表示剧烈疼痛（干扰睡眠严重，伴有其他症状）、"5"表示无法忍受的疼痛（严重干扰睡眠，伴有其他症状或被动体位）（图3-3）。该测量方法易被患者理解，但精确度欠缺。

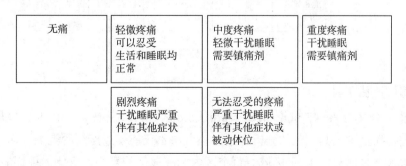

图3-3　语言评价量表

4. Wong – Baker 面部表情量表　该量表 1990 年开始被运用于临床疼痛程度的评估。该量表由 6 种面部表情组成,用微笑、悲伤至哭泣等表情来表达疼痛程度。在进行疼痛评估时,护士要求患者选择一张最能表达其疼痛的脸谱(图 3 - 4)。这种评估方法简单、直观、形象,易于掌握,不需要任何附加设备,特别适用于急性疼痛者、老人、小儿、文化程度较低者、表达能力丧失者及认知功能障碍者。

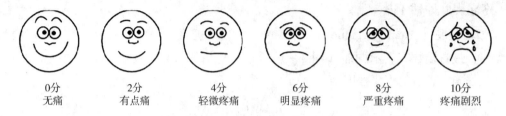

| 0分 | 2分 | 4分 | 6分 | 8分 | 10分 |
| 无痛 | 有点痛 | 轻微疼痛 | 明显疼痛 | 严重疼痛 | 疼痛剧烈 |

图 3 - 4　Wong – Baker 面部表情量表

5. Prince – Henry 评分法　主要适用于胸腹部大手术后或气管切开插管不能说话的患者,需要在术前训练患者用手势来表达疼痛程度。可分为 0 ~ 4 分,5 个等级此方法简便可行,临床实用性强。评分方法如下。

0 分:咳嗽时无疼痛。

1 分:咳嗽时才有疼痛发生。

2 分:安静时无疼痛,但深呼吸时有疼痛发生。

3 分:静息状态时即有疼痛,但较轻微,可忍受。

4 分:静息状态时即有剧烈疼痛,并难以忍受。

6. 长海痛尺　临床工作中,患者在使用数字评分法评估疼痛时发现,难以根据自己的疼痛状况,在痛尺上找到相应的分值,医护人员也时常遇到同样问题。为此,国内专家赵继军借鉴詹森(Jensen)1986 年做痛尺时选择的研究方法对已有痛尺进行改良。将 NRS 的 0、2、4、6、8、10 的疼痛评分对应 VRS 的 0、1、2、3、4、5 的疼痛描述进行配对使用,这样的改良更为科学、可行,从而形成了长海痛尺。长海痛尺符合詹森(Jensen)选择痛尺的标准;保留了 0 - 10 NRS 疼痛评分和 0 - 5 VRS 两个常用痛尺的功能和优点,既解决了单用 0 - 10 痛尺评估时困难和随意性过大这一突出问题,又解决了单用 0 - 5 痛尺评估时精度不够的问题。目前,该痛尺得到了国内外专家的认可,并在临床上得到广泛应用(图 3 - 5)。

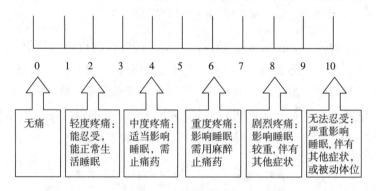

图 3 - 5　长海痛尺

(二)疼痛部位评估工具

45 区体表面积评分法(the 45 body area srating scale,BARS - 45)　该方法最早是由学者 Ronald 提出,是用来测定疼痛范围及其变化的分析方法。该方法不仅能描述疼痛的范围,而且能表示疼痛的强度。具体方法是将人体表面分成 45 个区域,每个区内标有该区的号码,身体的前面有 22 个区,后面有

23 个区，进行评估时，指导患者将自己疼痛的部位在相应的区域图上标出，如果患者用笔涂盖了一个区，则该区记分为 1 分，其余为 0 分。其评分标准为：①每个区无论大小均定为 1 分，即使只涂盖了一个区的一小部分也是 1 分，总评分反映疼痛区域的数目。②用不同颜色的笔表示不同的疼痛强度，无色表示无痛、黄色表示轻度痛、红色表示中度疼痛、黑色表示重度疼痛。③最后计算患者疼痛占体表面积的百分比。进行评估前先给受试者讲解该评分方法。该评分方法有以下不足：一是老年人常难以正确分区疼痛，二是易受患者情感和疾病等因素的影响，三是该方法不适用于头痛患者。

（三）多维度疼痛评估工具

疼痛是一种复杂的主观感受，受到患者感觉、行为、认知、情感等多个方面因素的影响。单维疼痛评估工具虽然操作简单、评估省时，但是不能综合体现疼痛的多方面特征。在临床上，还有许多的多维度疼痛评估工具，该类量表包含疼痛体验的多个组成部分，例如活动、情绪、睡眠质量等，可以帮助医护人员更好地对疼痛进行综合评估。相较于单维度量表，多维度疼痛评估量表在评估时花费的时间较多。

1. McGill 疼痛问卷（McGill pain questionnaire，MPQ）　是由学者 Melzack 和 Torgerson 于 1971 年设计完成，该量表的主要作用是评估患者对疼痛的感觉、情感以及评价维度。该量表包含各种描述疼痛的形容词，以强度递增的方式排列。该量表共 20 组，分四类，其中 1 ~ 10 组为感觉类（sensory）、11 ~ 15 组为情感类（affective）、16 组为评价类（evaluation）、17 ~ 20 组非特异性类（miscellaneous）。医护人员进行疼痛评估时，患者可在每一组词中选出最贴近自己疼痛感受的词，若没有合适的词可以不选。MPQ 量表内容丰富，因此该量表适用于科研及调查详细的疼痛相关信息。由于该问卷包含的词类比较抽象、复杂，对患者理解力有一定的要求，且评估时间较长，因此临床应用具有一定局限性。

2. 简明 McGill 疼痛问卷（short - from of MPQ，SF - MPQ）　是学者梅扎克尔（Melzack）在 MPQ 的基础上加以简化形成的疼痛评估量表，该量表内容简洁、耗时少（表 3 - 1）。SF - MPQ 量表由 15 个代表词组成，其中 11 个为感觉类，4 个为情感类。每个词语都有 0 ~ 3 级疼痛强度排序，其中，"0" 表示无痛，"1" 表示轻度痛，"2" 表示中度痛，"3" 表重度痛。SF - MPQ 敏感度好、信效度高，在临床应用更多，适用于短时间内对复杂疼痛的评估。

表 3 - 1　简明 McGill 疼痛问卷

疼痛性质	疼痛强度			
	无	轻	中	重
A 感觉项				
跳痛	0	1	2	3
刺痛	0	1	2	3
刀割痛	0	1	2	3
锐痛	0	1	2	3
痉挛牵涉痛	0	1	2	3
绞痛	0	1	2	3
热灼痛	0	1	2	3
持续固定痛	0	1	2	3
胀痛	0	1	2	3
触痛	0	1	2	3
撕裂痛	0	1	2	3
B 情感项				
软弱无力	0	1	2	3

续表

疼痛性质	疼痛强度			
厌烦	0	1	2	3
害怕	0	1	2	3
受罪、惩罚感	0	1	2	3

感觉项总分＿＿＿＿＿ 情感项总分＿＿＿＿＿

3. 简明疼痛评估量表（brief pain inventory，BPI） 是由美国威斯康星医学院癌症照护症状评估合作中心的疼痛研究小组研发，主要适用于癌症疼痛的评估。BPI 对感觉、情感、评价三个内容进行量化，可以评估疼痛的原因、部位、性质、疼痛对生活的影响等，评估所需时间短，适用于各类疼痛患者的评估。

（四）儿童疼痛评估工具

儿童由于不能用语言准确表达疼痛及强度造成疼痛评估困难，因此适合儿童的疼痛程度评估方法可以帮助临床医护人员及时有效地掌握患者情况，采取镇痛措施，减轻患儿痛苦。

1. 新生儿疼痛量表（neonatal infant pain scale，NIPS） 评分由面部表情、哭闹、呼吸形态、上肢动作、下肢动作、觉醒状态 6 个项目组成，评估总分用上述 6 项评分相加，0～2 表示极少或没有疼痛，3～4 表示中度疼痛，5～7 表示中－重度疼痛。适用于婴儿、幼儿或任何不会讲话的孩子，对于严重的生长发育迟缓或严重的智力障碍，NIPS 在使用的时候要与家长密切合作，以便更好地评估孩子的疼痛行为。

2. 儿童疼痛行为量表 FLACC 量表（Face，Legs，Activity，Cry，Consolability Beavooral Tool，FLACC）由面部表情、腿、体位、哭、安慰 5 个项目组成（表 3 -2）。0 表示放松、舒服，1～3 表示轻微不适，4～6 表示中度疼痛，7～10 表示严重疼痛，不适或者两者兼有。评分时护士站在儿童床边 10分钟，观察外露的身体和下肢，根据观察的患儿情况与量表中的内容对照，将所有项目的评分相加即为患儿最后评估总分。当患儿 FLACC 疼痛评分 <3 分时，护理人员可对患儿进行非药物镇痛护理；FLACC疼痛评分 >3 分时及时进行镇痛治疗。

表 3 -2 FLACC 量表

项目（得分）	0	1	2
面部表情（Face）	无特定表情或笑容	偶尔面部扭曲或皱眉	持续颤抖下巴，紧缩下颚，紧皱眉头
脚部活动（Legs）	正常体位或放松状态	不适，无法休息，肌肉或神经紧张，肢体间断弯曲/伸展	踢或拉直腿，高张力，扩大肢体弯曲/伸展，发抖
体位（Activity）	安静平躺，正常体位，可顺利移动	急促不安，来回移动，紧张，移动犹豫	卷曲或痉挛，来回摆动，头部左右摇动，揉搓身体某部位
哭闹（Cry）	不哭不闹	呻吟或啜泣，偶尔哭泣，叹息	不断哭泣，尖叫或抽呻吟
可安慰度（Consolability）	平静的，满足的，放松，不要求安慰	可通过偶尔身体接触消除疑虑，分散注意	安慰有困难

（五）认知障碍患者疼痛评估工具

1. 语言交流障碍老年人疼痛评估表 （the pain assessment checklist for seniors with limited ability to communicate，PACSLAC），该评估工具是 2001 年由加拿大学者开发。该量表包括 4 个分量表、60 个条目：面部表情（13 条）、活动/身体运动（20 条）、社会/个性/情绪（12 条）、生理情况/饮食、睡眠的改变/语言行为（15 条）。每一条目的评分均为 2 分制（出现为 1 分，不出现为 0 分），总分 60 分，但没有对分值的高低进行解释。虽然此量表包含 60 条，但是应用起来较简单，花费时间并不多。该工具是综合性的，包含了 AGS 提出的全部 6 种疼痛行为。PACSLAC 总分值可以区分疼痛、平静、非疼痛相关性压力事件，校标效度较好，是一种临床应用简单有效的评估和监测痴呆患者疼痛变化的工具。

2. 严重痴呆患者疼痛评估表 （pain assessment in advanced dementia scale, PAINAD），2003 年由美国学者 Warden 等研究开发，用于严重痴呆患者疼痛的评估。量表共分 5 个维度，包括呼吸状况、负面语言、面部表情、肢体语言、可安慰程度，并对每种行为都有明确的定义，每个维度评分 0 ~ 2 分，总分值 0 ~ 10 分。该量表包括 AGS 提出的 6 种疼痛行为的 3 种即面部表情、声音、身体语言。由于该量表总分 0 ~ 10 分，与常用疼痛评估工具（如 VAS、VRS 等）比较，其评分简单、详细，所用时间大约 5 分钟。PAINAD 是一种应用于不能言语的老年人的简单观察性疼痛评估工具。

3. Doloplus－2 疼痛评估量表 Wary 等研发的法语版疼痛评估工具，用于评估语言交流障碍的老年人的疼痛。该量表包括 3 个子表、10 个条目。包括：躯体反应（5 个条目）、精神运动反应（2 个条目）、心理社会反应（3 个条目）。每一条目将行为分为 4 个等级描述，代表疼痛强度的增加，分值 0 ~ 3 分，满分 30 分。得分超过 5 分认为有疼痛征象，但是低于 5 分并不能排除有疼痛的可能性。这个工具是综合性的，包括 AGS 提出的 6 种疼痛行为中的 5 种。分值评定清晰，几分钟即可完成评估过程，使用简单。评定者间信度和重测信度良好。现在此工具已被翻译成英语，并应用于法国和瑞士的多种人群和机构，包括长期照顾机构、老年病房、临终关怀所等。

⊕ 知识链接

疼痛的鉴别诊断

疼痛是常见的自觉症状之一，中医又名"痛证"。临床根据患者主诉提供的疼痛部位和性质，可判断出疾病或在脏、在腑、在经、在络、在气、在血；又属风、属寒、属湿、属热、属虚、属实。疼痛的辨证要点：抓主证，务在止痛；辨缓急，标本兼顾；识病性，立法中的；察病位，脏络异治；审病程，法虽证转；制剂型，贵在速效。

第二节 中医四诊在疼痛诊断中的应用

中医四诊即望、闻、问、切，是中国古代名医扁鹊在总结前人经验的基础上提出的。四诊是中医辨证论治及收集临床资料的重要方法，至今仍普遍使用于临床。望诊是四诊之首，是指通过视觉观察患者的神、色、形、态的变化。闻诊是运用听觉和嗅觉，听患者说话的声音、呼吸、咳嗽、呕吐、呃逆、嗳气等声音，鼻闻患者的体味、口臭、痰涕、大小便的气味。问诊是通过询问患者及其家属起病和转变的相关情况。切诊就是通过脉诊（切脉）和触诊，掌握脉象，触按患者的体表病变部分，探查患者的体温、硬软、拒按或喜按等。搜集临床资料要求客观、准确、全面、系统，因此要做到"四诊并用""四诊并重"。《丹溪心法》云："欲知其内者，当以观乎外；诊于外者，斯以知其内。盖有诸内者形诸外"。痛证亦不例外，合理运用四诊观察痛证在体表所显现的征象和体征，就可断知疼痛的病史、病因、病机，从而为治疗疼痛提供客观依据。

一般情况下，四诊操作应在安静、整洁、空气流通的诊室中进行，室内的温度、湿度、气压等要保持在舒适的范围内，尽量使医生各种感觉的敏感度少受影响；诊室应备有四诊操作所需的物品和设备，如脉枕、手电筒、压舌板等；操作需患者暴露身体时，要注意保护其隐私；四诊操作最好选择在白天进行，晚间就诊的患者必要时可在白天再进行复诊。在进行四诊时，要注意患者的身心状态，让患者在心情平静、呼吸均匀、全身放松、主动配合的状态下接受检查；遇到患者不能配合进行某些操作，如神志昏迷、神乱、语言障碍、听力障碍、不愿意配合等情况，操作者可根据实际情况灵活运用，尽可能地获取患者的信息。患者一般采取坐位或仰卧位，医护人员应根据诊察需要，指导患者改变体位或做出相应动作以配合检查。根据望诊、切诊需要，让患者充分暴露受检部位，并注意双侧对比等；切诊时，应让患者解除压迫被诊手臂的物件，如手表、挎包、扣紧的袖口等。在进行判断时应注意年龄、性别、体质、种族、季节、昼夜、地理环境以及饮酒、饮食、药物、情绪、运动、日晒等体内外因素对面色、舌象、脉象等的影响。

望诊察痛，是运用视觉观察患者的神情、面色及舌象，以确定疼痛的部位和程度；闻诊察痛，则凭听觉和嗅觉，闻感患者疼痛发出的声音、气味，以辨别疼痛的特性和部位；问诊察痛，主要是通过询问患者或陪诊者，以了解痛证发生、发展的过程、现在症状及其有关情况；切诊察痛，则是通过切脉、触按身体一定的部位，来探查疼痛的部位、程度和特性等。

一、望诊的应用

望诊查痛，主要是医生运用自己的视觉，观察疼痛患者的全身和局部情况，获取与疼痛相关的资料，包括疼痛发生时的神情、皮肤、舌象等。

（一）望神情

望神情，主要是观察患者的表情。一般地说，疼痛患者大多表现为眉头紧皱，肌肉紧张，咬着牙齿，攥着拳头，取屈膝位缓解疼痛或者用手护着疼痛的部位，十分不安。剧烈疼痛时患者面色青灰，大汗淋漓，会大叫或者呻吟。若疼痛的患者神志清楚，语言流利，面色红润，表情自然，反应灵敏，动作灵活，体态自如，呼吸平稳，肌肉放松，为有神，表示脏腑精气充盛；反之，若患者精神不振，健忘，嗜睡，声低懒言，倦怠乏力，动作迟缓，甚则神昏或言失，目暗睛迷，瞳神呆滞，面色晦暗，表情淡漠，反应迟钝，动作失灵，强迫体位，呼吸异常，为神气不足或失神，表示脏腑精气亏损。

✷ 课程思政

最美乡村医生——马丽

马丽来自四川大凉山，是一名乡村妇产科医生，来到山区已经有15年。马丽和丈夫一年只能见到四五次面，长期的异地工作使马丽和家人很少在一起团圆。这位女医生放弃城市医院舒适的工作条件，自愿到偏僻的乡镇从医，一个医疗站从站长到医生再到护士全部由她一个人承担，在非常艰苦的条件下，她一干就是16年，先后助产四百多名新生儿，无一失误，而她自己在一次行医路上摔进山沟导致子宫破裂，连同怀孕四个月的胎儿一起被摘除，永远失去了做母亲的机会。虽然工作的环境十分艰苦收入也不高，但为了乡村百姓的看病方便，她始终无怨无悔的坚守在乡村卫生站这块阵地上，将个人巨大的痛苦藏于心中，始终把微笑展现给病人百姓。她用汗水、用青春、用热血、用乡村医生朴实无华的实际行动，践行医者仁心的大美道德风范，忠实地履行着对乡亲们立下的铮铮誓言，诠释社会主义核心价值观。

（二）望皮肤

望皮肤指观察面部及其他部位皮肤的颜色与光泽。中医认为，微黄透红、明润光泽是黄种人的正常面色，是健康的面色。面色明润是指变色光明润泽，是精气充盈的表现，面色青黑可见于各种痛证。

1. 面部五色鲜艳 患者面部色红、色青或色黄，但颜色鲜艳，光泽度高，甚至油光满面，多见于急性痛证；提示体内实邪较重，或湿邪，或热邪，或寒邪，治疗时注意清热解毒，或理气利湿，或温经驱寒。

2. 面色晦暗 患者面色晦暗，缺乏光泽，遮盖原来面部颜色，此面部特点多见于子宫内膜异位症、子宫肌瘤或生殖器官恶性肿瘤的患者。此面部特点的患者阴邪较重，这种阴邪包括血瘀，或湿瘀互结。面色暗浊，浮、散者病程尚短，病情尚轻，善治；若面色暗浊，沉、搏者病程尚长，病情较重，难治。青主肝，主寒；黄主脾，主湿；黑主肾，主瘀。

3. 面部暗斑 患者面部有点状或片状的暗斑，色浅或色深，此面部特点多见于子宫肌瘤、子宫腺肌症、卵巢巧克力囊肿、盆腔炎性疾病后遗症、生殖器官恶性肿瘤的患者。体内不同部位的气滞血瘀及病变，就会在面部相对部位以斑块表现出来。如面部色斑比较分散，多与气滞有关，治疗时应疏肝行气；面部色斑浓密，聚集或片状存在，多与血行不畅有关。

（三）望舌象

望舌时，患者的体位和伸舌姿势为：患者可取坐位或仰卧位，但必须使舌体面对着光线，以便观察。要求患者自然伸舌，舌体放松，舌面平展，舌尖略向下，充分暴露舌体，不可过度用力伸舌。伸舌时间不应过长，以免舌体过分卷曲紧张，或伸舌时间过长，引起舌色及舌面干湿度等改变。望舌下络脉时，让患者张口，将舌体向上腭方向翘起，舌尖轻抵上腭，勿用力太过，勿用上牙挤压舌尖，使舌体自然放松，舌下络脉充分显露。

1. 望舌的顺序 一般先看舌尖，再看舌中、舌侧，最后看舌根部；先观察舌质的神、色、形、态，再看舌苔的有无以及苔质和苔色。望舌时注意，既要迅速敏捷，又要全面准确，尽量缩短患者伸舌的时间。

2. 望舌的内容 首先是舌质，包括舌神、舌色、舌形、舌态、舌下脉络5各方面。舌神主要观察舌体颜色是否红活明润，舌体运动是否灵活自如，舌苔是否有根等，以辨有神无神。舌色主要观察舌体颜色的浅深以辨别舌色的淡红、淡白、红、绛、青、紫等变化，同时注意，舌色的变化在舌的不同部位是否存在差异等。舌形主要观察舌的老与嫩、胖与瘦或肿胀，舌上有无点刺及点刺的颜色、出现部位，舌上有无裂纹，舌边有无齿痕等。舌态主要观察舌体运动的柔软、强硬状态，有无不自主震颤或吐舌、舔舐动作，有无伸缩障碍、歪斜、运动不灵等，以辨别萎软舌、强硬舌、歪斜舌、颤动舌、吐弄舌、短缩舌等。舌下络脉主要观察舌系带两侧的大络脉有无长短、粗细、颜色、怒张、弯曲等改变，观察舌系带周围细小脉络的颜色、形态以及有无紫暗的珠状结节和紫色脉络。其次是舌苔，包括舌质、苔色。苔质主要观察舌苔的有无及多少等，观察透过舌苔能否隐隐见到舌体及舌苔表面津液的多少，以辨剂舌苔的厚、薄与润、滑、燥等；观察舌苔致密程度、颗粒大小，必要时借助揩舌、刮舌等方法，以区分腐苔与腻苔；观察舌苔是否有剥脱及剥脱的位置、范围及特征等，以区分前剥舌、中剥舌、根剥舌、花剥舌、镜面舌等。观察舌苔颜色的浅深变化，以辨别白苔、黄苔、灰苔、黑苔等；观察时应注意舌面上不同部位舌苔的颜色变化及舌面上多种颜色的相兼出现。此外，注意区分饮食或药物造成的染苔，如有怀疑，可结合问诊帮助判断。

例如，三叉神经痛患者舌体薄、舌红、前半部分无苔且有裂纹，是阴血亏虚之象，中后部苔腻说明湿浊内蕴，属阴虚夹湿证。胃痛伴幽门螺杆菌感染者舌红、苔黄腻。胃胀痛患者的舌质淡白，舌体肥大而舌苔薄白，多为虚寒型，常见症状为胃脘冷痛，喜热，喜按，形寒肢冷，口流清水，呃逆呕吐，食欲不振，食后腹胀，腹泻不止；舌质红或舌体瘦，舌面干燥无苔多为阴虚型，常见症状为胃脘灼痛，食少，口燥咽干，大便干结；舌质边稍红，苔薄白，多为肝郁气滞型，常见症状为胃脘胀满，痛连两胁，胸闷嗳气，善叹息，常因情绪变化而痛增；舌质暗或舌有瘀斑，多为瘀血型，常见症状为胃脘疼痛，多反复发作，经久不愈，胃脘刺痛或刀割样痛，痛处固定拒按，呕血或黑便。

二、闻诊的应用

（一）听声音察痛

五声指呼、笑、歌、哭、呻，五音指宫、商、角、徵、羽，分别与肝、心、脾、肺、肾相对应。正常情况下，声音反映人们情态的变化。在病理情况下，则分别反映五脏的病变，尤其在情志方面的病变，往往出现五声的异常表现及音调的变化，以此推断五脏的病变。一是发声：头项强痛，身体疼痛，见鼻塞声重者，为感受风寒湿之邪。呻吟不止，或哀号啼叫，多是身有难忍痛楚；语声寂然，喜惊呼者，为骨节间痛；小儿阵哭拒食，辗转不安，或眉皱腹曲，或直声往来而无泪者，多为腹痛。二是语言：语言难出，皱眉缩颈者，为咽痛；腹痛便闭而谵语者，为燥屎内结；狂言乱语，少腹硬满疼痛者，为下焦蓄血。三是呼吸：气喘惟呼出为快，声高息涌，胸部疼痛，为肺有实热，或痰热内停；喘而无力，胸部隐痛，为心肺气虚；呼吸气短，口渴，四肢历节痛，为饮停胸中；短气胸痛，为肺气不足。四是咳嗽：咳声沉闷或重浊，头身疼痛者，为外感风寒湿；咳声清脆，胸痛者，为燥热伤肺；咳声不扬，痰稠色黄，不易咯出，咽喉干痛者，属于肺热；咳声如犬吠，咽喉肿痛者，为白喉。五是呕吐：呕吐，胸胁水痛，为肝气犯胃；呕吐并见下利，腹中绞痛者，为霍乱；呕吐并见便闭，绕脐疼痛者，为燥屎内结；呕吐脓汁，胃脘痛者，属胃痛。六是呃逆：呃声高亢，胃脘疼痛，为外邪客胃；呃声低微，胃脘隐痛，为中气不足。七是嗳气：嗳腐吞酸，脘腹满痛，为食积内停；嗳声响亮，频频发作，胸肋胀痛，属肝气犯胃。八是叹息：常与胸肋胀痛并见，多为肝气郁结。九是肠鸣：脘部有振水声，推之漉漉作响，胃脘疼痛者，为痰饮停聚；腹中雷鸣切痛，为寒邪直中。

（二）嗅气味察痛

一是口气：口臭者，可见于龋齿牙痛、食积胃痛；口气臭秽牙痛者，为胃热；口气酸馊，脘腹疼痛者，为宿食内停；口气腐臭，心胸疼痛者，见于肺痈、胃痈。二是鼻气：鼻出臭气，流浊涕不止，上颌及眼眶疼痛者，为鼻渊。三是痰涎：吐痰腥臭，胸部疼痛者，为肺痈。四是二便：小便清利，脘腹冷痛者，为内有寒邪；小便黄赤浊臭，便时小腹疼痛，或尿道疼痛，为湿热下注膀胱；大便臭如败卵，或屁出酸臭，脘腹胀满疼痛者，为饮食停积。

三、问诊的应用

根据疼痛患者的具体情况，例如初诊或复诊、急性疾病或慢性疾病等，对诊察过程中发现的问题及疾病相关问题进行系统而全面的询问。对于初诊的疼痛患者，首先询问主诉，其次围绕主诉对其现病史及既往史进行详细询问，必要时再对其家族史、个人史等进行询问；对于急性疼痛的患者，首先通过对患者或陪诊者的扼要询问，抓住主证，并进行重点检查，以迅速救治患者或缓解患者的病痛。待病情缓解或稳定后再对其他与病情相关的内容进行详细询问；对于反复就诊、已建立病案的患者，首先浏览其以往的就诊记录，了解其既往史及最近的病情情况，再询问本次就诊的问题或最近的病情变化及治疗效果等。

（一）问疼痛发病情况

围绕患者的主诉，询问此次疼痛的具体时间、地点、起病缓急，可能的原因或诱因（如饮食、劳逸、情志、环境、气候等）。例如，以怒为主的情志波动诱发或加重的疼痛，头痛多为一侧，肋痛则攻窜不定，腹痛多在少腹；进食诱发疼痛者，多见于咽喉，常为风热、湿热所致的肿痛。疼痛因食冷、热、酸、辣等刺激性食物诱发或加重者，常见于胃痛和牙痛；疼痛遇风寒诱发或加重者，常见于风寒型头痛。严重者每遇刮风天气，即发头部剧痛，《内经》称之为"首风"。疼痛遇寒冷诱发或加重者，见于四肢痛之属于痛痹者和寒湿困阻之腰痛、寒邪直中之腹痛、寒客胃痛、寒痰阻络之面痛等证。

询问患者从疼痛到就诊时的发展情况，了解疼痛的演变及其发展趋势。一般按照疼痛时间的先后顺序进行询问，包括疼痛前的先兆症状，疼痛后某一阶段出现的症状，疼痛的性质、程度及其变化特点；疼痛何时加重或减轻，何时出现新的疼痛；疼痛变化有无规律（如昼夜变化，早、中、晚的变化，进食前后的变化等）及疼痛缓解（如服药、休息）、加剧的因素等。例如，疼痛发生在饮食前后者，多为脾胃病变。食前（饥饿时）疼痛，多是虚证；食后疼痛，多是实证；妇女在月经前后疼痛者，有实有虚，临床以腹、腰、乳等部位疼痛多见。凡经前疼痛者，多是实证。如经前腹痛，则为肝郁气滞，或寒湿凝滞，或湿热郁结所致；经前乳房胀痛，则为肝郁气滞所致。凡经期疼痛者，既有实证，也有虚证。如经期腹痛，为瘀血阻滞、寒湿或湿热下注、肝郁气滞所致；疼痛在大小便前后发生者，有虚实之别，临床常见于小腹、尿道和肛门部位。小便时小腹灼热疼痛者，为湿热下注膀胱所致；小便时尿道疼痛，则为心火亢盛，或混热下注，或气滞血瘀所致。小便后小腹胀痛者，多为肝郁气滞；小便后尿道疼痛，多为虚证，如《伤寒论》禹余粮丸证之"小便已阴疼"，即为发汗太过，阴阳两虚所致。大便时肛门或腹部疼痛剧烈，则为湿热燥火蕴结所致，常见于肛裂。

（二）问诊治经过

询问患者疼痛发作后到此次就诊前所接受过的诊断与治疗情况，按时间顺序进行询问。如在何处做过何种检查，结果如何，得出何种诊断，依据和结论是什么，接受过那些治疗，以及用药情况（包括药名、用量、用药途径和时间等），治疗或用药后的效果及反应如何。

（三）问疼痛部位

应详细询问患者疼痛的部位，如头、颈项、胸、胁、胃脘、腹、腰、背、四肢、周身等。

1. 头痛 询问患者头痛的具体部位是整个头部，还是头的某一部位（如前额连及眉棱骨、后枕连项背、头两侧、巅顶等）。头痛临床上极为常见，可在各种急、慢性疾病中出现，诸如外感、内伤、痰饮、瘀血皆可引起头痛，故对本证应仔细询问，认真辨证。外邪侵袭六经，皆可引起头痛，然而痛位不一，应进一步询问痛位以辨病位：头后部痛、下连项背者，为病在太阳经；前额部痛、连眉棱骨者，为病在阳明经；两侧疼痛、连及耳部者，为病在少阳经；全头重痛、腹游自汗者，为病在太阴经；头痛连齿、指甲微青者，为病在少阳经；巅顶疼痛、牵引头角者，为病在少阳经。

2. 颈项痛 询问患者项痛的确切部位，以及是否掣及肩背，是否伴随头项活动障碍等。若项痛连头，多为外感风寒，太阳经气郁滞；若颈痛或引肩胛，为手太阳经脉病变；若颈项痛引肩背、腰部，为邪伤肾脏，《内经》称为"阴痹"；扭伤性颈项痛，多表现为单侧，痛向肩背放射，并有负重感；落枕颈项痛，表现为左右一侧或双侧，转动时痛剧，其痛可向肩背放射。

3. 胸痛 询问患者胸痛的确切部位，是整个胸部还是某一局部，如胸骨后、左胸、右胸、乳房等；是否牵引或放射到其他部位，如肩背、两胁、内臂等；与呼吸及胸廓的活动是否有关，与情绪的变化是否有关，是否伴随胁痛、背痛、胃脘痛等。胸痛憋闷，或连及肩臂者，为胸痹。胸阳不振，痰浊内阻，或气虚血瘀，心脉不畅，均可致此。左侧胸部疼痛剧烈，宛如锥刺，连及左侧肩背或左臂内侧，每突然发作，面色青灰，手足青至节者，为真心痛。乃心脉急骤闭阻所致，每多危急，正如《灵枢·厥病》所说："真心痛手足青至节，心痛甚，旦发夕死。"胸部硬满疼痛，下连腹部，旁及两胁，手不可近者，为大结胸，乃水热互结所致。胸痛身热，咳吐脓血痰，味腥臭者，为肺痈。胸痛潮热盗汗，咳痰带血者，为肺痨。胸痛咳喘，不能平卧，痰白量多者，为痰湿犯肺。胸痛连及胁肋，每因情志刺激诱发，此为肝气郁结，胸中气机不利所致。胸部刺痛，部位不移者，为瘀血阻滞。

4. 胃脘痛 询问胃脘疼痛是否牵涉其他部位（如腹部、胁部、背部等），疼痛发作的时间（是饭前还是饭后，是日间还是夜间）等。胃脘冷痛暴剧，乃寒邪直中胃腑；胃脘胀满疼痛，多是饮食停滞；胃脘胀痛，牵连胁部，属肝气犯胃；胃脘灼痛，痛势急迫，属肝胃郁热；胃脘刺痛，部位固定者，乃瘀血阻于胃络；胃脘隐痛，或为胃阴不足，或为脾胃虚寒，使络脉失养之故。

5. 其他 胁痛：询问胁痛的具体部位，是双侧还是单侧，是否牵涉其他部位（如背部、胸部等），有无咳嗽、深呼吸时疼痛加剧的情况等。腹痛：询问腹痛的具体部位（如全腹、大腹、脐腹、小腹、少腹等），是否牵涉其他部位（如胃脘、腰背等）及是否发生转移，是否与排便、排尿有关，妇女应注意询问是否与月经周期有关等。四肢痛：询问肢体疼痛的具体部位，如上肢、下肢，双侧、单侧，手、足等；疼痛是在肌肉、筋脉还是关节等。腰痛：询问腰痛的具体部位，如单侧、双侧、脊柱，上部或下部等；是否牵涉其他部位，如腹部、下肢等；妇女应注意询问与月经周期是否有关等。背痛：询问患者背痛的具体部位，如上、中、下、两侧、居中等；是否牵涉其他部位，如腰、胸、胁等。

（四）问疼痛的特性

疼痛的特性往往反映疾病的特征，因此询问疾病的特性是问诊察痛中的重要内容。例如，胀痛多因肝郁气滞、肝阳上亢、感受风热及痰食内停所致，可见于多种痛证中。胀痛见于头部，则为肝阳上亢、肝火上炎、或感受风热；胀痛见于胃脘，则为肝气犯胃，或饮食停滞；胀痛见于腹部，多为肝脾不和，或饮食停滞；若见于小腹，则为湿热下注。刺痛多是瘀血阻滞、湿热郁积，火热熏灼及寒热外感等。刺痛见于目部，多为心肝火毒；刺痛见于茎中，为心经火热下移于小肠；刺痛见于小腹，则为湿热下注，砂石阻滞；刺痛见于咽喉，为外感风热，风寒，或湿热上攻，或郁火结于咽喉。绞痛多为砂石阻滞、瘀血阻络及蛔虫窜扰所致。绞痛见于腰部或小腹部，多是砂石阻滞，见于石淋；绞痛见于胸部，多为心血瘀阻之真心痛；绞痛见于茎中，为瘀血阻滞；绞痛见于腹中，多是蛔虫内扰，常见于蛔虫性肠梗阻。牵引痛指一处疼痛向他处牵引。牵引疼痛多与经脉相连，或与部位邻近有关。若头痛牵连项背，为风寒中于足太阳经；牙痛牵引头脑，或连及唇舌颊腮者，为胃火上攻；肩痛连及臂、背者，多见于痹证；面痛连及头角者，每因肝火上犯；胸痛连及两胁者，多为结胸证；胁痛牵连胃脘者，为肝郁气滞。

四、切诊的应用

切诊既诊脉。诊脉时患者的体位为：可取端坐位或仰卧位，前臂自然向前平伸，与心脏近于同一水平，呈直腕、仰掌、手指微微弯曲姿势，并将手腕部放置于脉枕或其他软质物上，使寸口部充分伸展，以保持局部气血流畅，便于切脉。如果患者被迫处于半仰卧位，则可将其手以放松状态放置于医生手上，医生站立于病床的侧边，以手代枕，将患者的手腕托于手掌上。诊脉部位的选择：切脉通常切按寸口部位。当寸口正常位置未感觉到脉动时，应注意是否为斜飞脉或反关脉，并按照其脉行位置进行切按。根据需要还可以采用三部九候诊法或人迎寸口诊法，具体诊脉的方法可参考寸口诊法。

寸口诊法操作步骤：首先是调息，医生调匀呼吸，宁静心神，全神贯注，可以自己的呼吸计算患者脉搏的次数。其次是指法，指法第一步是布指，即用左手或右手的食指、中指与无名指诊脉。先将食指、中指与无名指的指端平齐，自然弯曲呈弓形，然后以中指确定关脉部位（高骨定关），食指按于关前的寸脉，无名指按于关后的尺脉，指目紧贴于脉动部位，与被诊者体表约呈45°角。依据患者身高、臂长的差别调整布指的疏密。患者身高臂长者，布指宜疏，反之宜密。第二步是一指定三关，对于小儿，运用左手或右手的拇指或食指总候三部，以掌后高骨定位，诊脉时用一指分别向两侧滑动或挪动的方式体察三部脉象。第三步是运指，分别运用不同指力，采用轻取、中取、重取的方式，并依照先轻后重的顺序和视具体情况运用总按、单按、一指定三关等指法体察脉象。诊脉时间要求上，每手诊脉时间不少于1分钟，两手以3分钟为宜，以体察可能发生的脉象变化。

进行脉象诊察时要注意识别八个基本要素。一是脉位，通过指力的轻重变化，诊察脉动显现最为明显的部位，辨别脉位的浅深，以区分浮脉、沉脉、伏脉等。二是脉率，以医者的呼吸或借助钟表，计算一息或 1 分钟内脉动的次数，辨别脉搏频率的快慢，以区分迟脉、缓脉、数脉、疾脉等。三是脉力，根据脉搏应指的力度，诊察脉搏的强弱，以区分虚脉、实脉等。四是脉长，依据脉动应指的轴向范围，诊察脉动的长短，并注意寸、关、尺三部是否均有脉动，以区分长脉、短脉等。五是脉宽，依据脉搏应指的径向范围，诊察脉道的粗细，以区分洪脉、细脉等。六是脉律，根据脉搏应指的节律是否一致、有无歇止及歇止有无规律；脉搏应指的力度、大小是否一致等，诊察脉搏的均匀度，以区分促脉、结脉、代脉等。七是脉紧张度，根据脉管应指的软或硬、紧急或弛缓及柔韧度等，诊察脉象的紧张度，以区分紧脉、弦脉、濡脉等。八是脉流利度，根据脉搏应指的圆滑或艰涩等，诊察脉搏的流利度，以区分滑脉、涩脉等。

（一）痛证的脉象特点

脉象是人体脏腑阴阳气血状态的外在反应，疼痛出现时，脉象会有相应的改变。例如，沉脉主疼痛，《脉确》曰："浮为痛积外相攻，沉为痛积内相迫。"又《脉诀乳海》云："寸部而见沉脉，为阴寒之气干于肺，而作引痛。"沉脉主里，所主疼痛多为邪郁于里，或正气不足所致。伏脉主疼痛，且多见痛极之证，可见各种暴痛或剧烈疼痛。如《脉象统类》曰："痛甚者脉必伏。"《脉贯》云："痛极壅闭者，脉多伏匿。"《脉义简摩》亦提到："而凡痛极气闭，荣卫壅滞不通者，脉必伏匿"，"伏脉，为痛极，为霍乱，为疝瘕"。伏脉重手推筋着骨所得，甚则伏而不见，为邪气深伏，或气机逆乱而厥，或气机不通，脉气不得宣通的脉象表现。伏脉为闭塞之候，不通则痛，闭塞所致疼痛则为痛极，故伏脉主痛证多为痛极之证。紧脉主寒痛，《古今医统》云："紧脉主邪气盛，为诸痛。"紧主寒，寒邪收引，使得脉道拘急，不通而痛。紧为收敛之象，犹如天地之秋冬，故主寒邪；阳气困凝，故主诸痛。

（二）不同部位疼痛的脉象特点

头痛的脉象常寸部独异，脉位上多变现为浮。头痛在脉象上表现为脉浮时多为外感引起，风、寒、湿、热等淫邪上扰清窍皆可引起，风为百病之长，外邪上犯时多依附于风，故外感头痛皆有风邪为患，因风邪夹寒、夹热、夹湿等的不同，其病证又有各异，但症状多发病急、病程短、病势较剧，且痛无休止，常伴有恶寒、发热等表证。脉型多为高紧张度，在脉形的表现上，头痛时多出现弦脉、紧脉。弦为肝脉，肝主调畅气机，喜柔和而恶刚硬，肝疏泄失司，气机郁滞，或痰饮内阻，或经络不通，因此而引起的头痛均可见弦脉。脉象多数少迟，若脉短涩则说明头痛预后不良，因脉涩主血少血瘀，短主气不及，脉形短涩说明头痛因于气虚血瘀，故预后不良。

胸痛脉象多表现为寸部独异。寸沉、寸弦、寸涩均主胸痛，沉脉反映病在里，若邪滞于里，气血被遏，脉气内敛，不通则痛，心阳虚弱，水气凌心导致的心痛亦可表现为沉脉。寒邪壅盛、饮停胸胁、阳气虚衰均可导致胸痛，因此表现为沉脉；弦脉主病，实证为多，常由疏泄失常，气机阻滞，气血不和所致。胸中有寒邪凝滞，血脉拘急而致疼痛，脉象为弦，弱虚证、虚寒之证，常兼合他脉；胸为心之所居，心主血脉，如血瘀或血少，均可导致心痛，此时可现涩脉。阴维为病苦心痛，阴维脉为奇经八脉之一，其循行经胁部与足厥阴经相合然后上行，故其病可导致心痛，阴维脉之气血异常时在脉象上的体现为从尺外斜上至寸而沉，脉象上体现为阴维脉亦可主胸痛的发生。脉象亦可多为相兼脉，胸痛一证，常常几种证候相互兼见，因此胸痛时常见相兼脉出现，如寒凝兼血瘀胸痛、气滞兼血瘀胸痛、痰热犯肺相兼等。气血相互依存，血的运行靠气的推动，气的运转又需血的滋润，故气滞血瘀常相兼出现，脉象亦表现为相兼脉。

胃脘痛脉象多独异于关部，胃脘痛的病位在胃，胃脘部位于身体中部，故胃脘痛的脉象多表现为关部独异。脉象多实少虚，多由外感淫邪、饮食不节、嗜食生冷，或忧思恼怒等因所致气机不畅，从而导致胃脘部的病变。然胃之受纳，腐熟及消化功能，又要依赖于脾气的运化，肝气的疏泄，与肾阳的温煦，故胃脘痛也与脾、肝、肾的病变有关。引起胃脘痛的病因病机多样，多由实邪引起，因此脉象也多实少虚。关脉沉主胃脘痛，胃寒初期多属实，若病情迁延，必耗伤中阳，中阳虚更易受寒发病，此时表现为胃痛缠绵，虚寒胃痛脉象为沉。脉象短涩为食滞胃脘痛，内伤胃脘痛多由食滞胃脘引起，胃之特性以降为顺，以通为用，宿食停滞，胃脘部不通则痛，脉象可短涩。脉弦为情志内伤导致的胃脘痛，情志不遂，肝木不疏，刑克脾土，脾胃升降失司，可表现为胃脘痛，脉象多弦。脉象见滑多见于痰饮阻滞所致的胃脘痛。此外，胃脘痛时亦可见伏脉、迟脉、动脉等。

目标检测

答案解析

选择题

A1/A2 型题（最佳选择题）

1. 疼痛评估的金标准是（　　）

    A. 医生的查体　　　　　　　　　　B. 护士的观察

    C. 家属的叙述　　　　　　　　　　D. 患者的主诉

2. 视觉模拟量表对于护士的优势是（　　）

    A. 简单易操作　　　　　　　　　　B. 易理解和接受

    C. 具备一定的抽象思维能力　　　　D. 患者个体差异性较大

3. 主要适用于胸腹部大手术后或气管切开插管不能说话患者的疼痛评分量表是（　　）

    A. 视觉模拟量表　　　　　　　　　B. 0—10 数字评价量表

    C. 语言评估价表　　　　　　　　　D. Prince – Henry 评分法

4. 以下不属于多维度疼痛评估量表的是（　　）

    A. McGill 疼痛问卷　　　　　　　　B. 长海痛尺

    C. 简明 McGill 疼痛问卷　　　　　　D. 简明疼痛评估量表

5. 四诊之首是（　　）

    A. 望诊　　　　　　　　　　　　　B. 问诊

    C. 闻诊　　　　　　　　　　　　　D. 切诊

6. 下列哪项不属于望诊的内容（　　）

    A. 望神情　　　　　　　　　　　　B. 望皮肤

    C. 望舌象　　　　　　　　　　　　D. 望肢体

7. 三叉神经痛患者的舌象是（　　）

    A. 舌体薄，舌红　　　　　　　　　B. 舌质淡白，舌体肥大而舌苔薄白

    C. 舌质红或舌体瘦　　　　　　　　D. 舌红，苔黄腻

8. 口气臭秽牙痛者可见于（　　）

    A. 脘腹疼痛者　　　　　　　　　　B. 胃热者

    C. 龋齿牙痛、食积胃痛者　　　　　D. 肺痛、胃痛者

9. 头后部痛，下连项背者，病在（　　）

    A. 太阳经　　　　　　　　　　　　B. 阳明经

    C. 太阴经　　　　　　　　　　　　D. 少阳经

10. 寸沉、寸弦、寸涩主（　　）

    A. 胸痛　　　　　　　　　　　　B. 头痛

    C. 胃脘痛　　　　　　　　　　　D. 胁痛

（周谊霞　罗　娟）

书网融合……

    本章小结　　　　　　　　微课　　　　　　　　题库

第四章 中医常用镇痛措施

PPT

📖 学习目标

知识要求：

1. 掌握 中医疼痛的辨治原则；常用中医止痛技术。

2. 熟悉 常用的中医镇痛方剂。

3. 了解 疼痛辨治要点的内涵与意义。

技能要求：

1. 熟练掌握各项中医镇痛技术。

2. 能根据患者情况，进行正确的辨治并选择合适的中医镇痛技术。

素质要求：

1. 具有尊重和保护患者权力的素质。

2. 能对疼痛患者进行人文关怀及相关健康教育。

第一节 中医疼痛的辨治要点 🅔微课

⇒ 案例引导

案例：患者，男，56岁，主诉头及颈部疼痛反复发作一年，再发加重一天来诊。患者去年开始无明显诱因出现头部后面及颈部疼痛，发作以夜间及劳累时为重，呈刺胀痛，每次自购感冒药服后缓解。无四肢麻木及疼痛不适，近几天因为工作劳累再发来诊，起病精神及饮食二便无异常。

讨论：

1. 请分析患者疾病的中医辨证。

2. 根据患者的辨证结果，思考适合患者方剂及中医镇痛技术。

中医疼痛所涉及的领域较为广泛，发病机制复杂。其病情有轻重缓急之别，病性有寒热虚实之异，病位有脏络深浅之分，病程有长短久暂之辨。故临床需对患者疼痛情况进行全面的思量，仔细观察辨别，增强治疗的针对性，从而提高疗效。

一、抓主证，务在镇痛

所谓主证，指能够揭示疾病本质，可以作为辨证主要依据的证候，它可以随着病机的转化而转变。临床辨证确定了主证，即是确定了疾病首先需要解决的问题。但是疼痛常与其他症状共存，所以辨证时需要抓住主证，可以从患者的主诉、表现等方面追根溯源。例如，腹痛往往与发热、腹胀、便秘或呕吐、泄泻并存，若腹痛症状最先出现且难以难受，而其他症状逐渐出现，则腹痛证的诊断自可当机立断；但若先出现发热、吐泻等症，后出现腹痛，且疼痛不严重，则难以下腹痛证的定论，此时患者的病情难以区分主次，需采用四诊合参的方式，从疾病的因果关系入手以确定主证。其次，抓主证必须详细询问患者的相关病史及治疗经过，因为病程阶段不同，其主证、次证可以相互转化。如悬饮初期，其主要证候为胸闷、咳嗽、气短、呼吸不畅等，采用宣肺逐水法治疗后，饮邪得以祛除，伴随胸闷、气短诸症消失，但随后出现的胸痛加剧、干咳、咳则胸痛加剧等症，表明目前胸痛上升为主证。由此说明，确定主证的要旨在于衡量病情的轻重缓急，分析疾病的先后因果，审辨证候的真假虚实。

就一般情况而言，痛证大多具有起病急促、发展迅速或病情较重的特点。强烈而持久的疼痛，不但会使患者身心遭受难以承受的折磨，而且可以导致患者出现厥脱。所以痛证的护理，主要在于运用简单有效的方法，迅速缓解患者的疼痛。如肩凝证可用热熨法，急性腰痛可用手针疗法，腰胯痛可用水针疗法等。

总之，"务在镇痛"实际上是"急则治标"的缓兵之计，其目的是尽快缓解患者疼痛，使病势发展得以遏制，为后续的治疗争取更多的时间。但是，并不是所有的痛证都必须立刻镇痛，这样容易掩盖真实的病情，从而难以辨证论治、对症下药，导致耽误病机。所以，对部分痛证而言，需从疼痛的部位、性质、程度、缓解或加重因素等方面寻找原因以确定病证。例如临床上常见的急性腹痛，在确诊之前，不可冒然治疗镇痛，以免掩盖真正的病情，对患者造成不良后果。

二、辨缓急，标本兼顾

《素问·标本病传论》说："病有标本……，知标本者，万举万当。"辨痛证，也必须权衡标本缓急，做到有的放矢，不误病机。临床应以"急则治其标，缓则治其本"为原则，对卒痛、剧痛当从标从急治。然而，当疼痛缓解后，应从其疼痛的位置、特性、持续时间等方面出发，并结合并发症状，参照舌脉，分析疾病的性质，寻求病因，进而溯本论治，这对提高治疗效果和疾病的预后具有重要意义。如"真心痛"发作之时，不仅表现为胸痛，常牵涉肩部、背部，患者疼痛难忍，重则有厥脱之症状，故治疗时宜选用嚼化疗法联合针刺迅速镇痛。等疼痛缓解后，当根据其舌脉之象，调气补血，平衡阴阳。若患者表现为心悸气短，畏寒无汗，四肢发冷，痛无定时，舌色暗淡，脉沉涩者，为心阳亏虚，治当温补心阳，复振阳气，则既有利于调畅血脉，又可防止疼痛复发。同时还应嘱患者起居有常，饮食有节，调摄精神，综合调理，有利于疾病的早日康复。

部分痛证临床症状较为复杂，标本俱急，不宜单独治标或单独治本者，则应采用"标本同治"之法，减少"虚虚实实"的错误。如素体气血亏虚，又因感受风寒之邪所致的痹证，其疼痛既有因气血亏虚所导致的"本虚"，又有风寒阻络所导致的"标实"，治疗时若单用疏风散寒则气血更虚，或仅用补益气血则邪气又不能祛，此两者都有失偏颇，故治之必须扶正祛邪，标本兼顾。

三、识病性，立法中的

痛证的病性，有虚实寒热的差别，宜详察细辨，分而治之。《质疑录》关于"凡痛而胀闭者多实，不胀不闭者多虚；痛而喜寒者多实热，喜热者多虚寒；饱而甚者多实，饥则甚者多虚；脉实气粗者多实。脉虚少气者多虚；新病壮年者多实，愈攻愈剧者多虚"之论，实则为辨痛证之病性的重要理论，具体阐述如下。

（一）寒痛

其痛多剧烈，得温则减。冷痛是临床常见表现之一，若寒凝经脉，使经脉拘急，也可以出现掣痛、急痛、牵引痛等，为寒邪凝滞，经脉闭阻。治法宜辛温散寒，同时据其经络所属，分别配伍引经镇痛药。

若痛势绵绵，喜温喜按，时作时止，伴畏寒肢冷，小便清长，舌苔薄白，脉沉弦或沉迟无力者，多属阳气亏虚，脉络失养，无以温煦所致。治宜温补阳气，散寒镇痛，并视其主脏，使治疗主次分明。

（二）热痛

热痛或剧或缓，得冷则减。临床以灼痛多见。若是热与湿合或与痰结，其痛多剧，常表现为割痛。此外，阴虚火旺，熏于鼻、咽，可见干痛；热盛肉腐，疮疡成脓，可见跳痛等。多为热邪壅滞，气血阻塞，或阴虚火旺，灼伤经脉所致。治法宜清热泻火，通里攻下；或滋阴清热，缓急镇痛。

（三）虚痛

虚痛大多喜温喜按，休息后痛减。其中，阴血不足，多见隐痛；阳气衰竭，多见绵痛；肾精亏损，多见空痛；中气下陷，多见坠痛。多因精、气、血、津液、阴、阳等不足，使络脉失养所致。《质疑录》有言："治表虚而痛者，阳不足也，非温经不可；里虚而痛者，阴不足也，非养荣不可；上虚而痛者，心脾受伤也，非补中不可；下虚而痛者，脱泄亡阴也，非速敦脾肾，温补命门不可。凡属诸病之虚者，不可以不补也。"故治法应为补虚镇痛，并依其本质之异，而分别采用相应的补虚之法。

（四）实痛

实痛大多起病急促，病程短暂，病情重，变化快，其疼痛多为胀痛、刺痛、结痛、掣痛、绞痛等，痛势剧烈而拒按，多为气滞、血瘀、寒凝、虫积、食滞等实邪阻滞脏腑，遏壅经络，不通则痛。治疗需据病邪性质及所阻部位之不同，而采用不同的"通""利"之剂，如痰邪者当化之，食滞者宜理之。

此外，临床上常见也有本虚标实、寒热夹杂的痛证。如疼痛本由气血阴阳的不足、脏腑功能衰弱所致，久而久之，可造成气滞、血瘀、痰阻、寒凝等多种病理变化，致使疼痛加重。而实痛经久不愈，伤气耗血，可发展为虚实夹杂之证。此类痛证，属"不荣则痛"与"不通则痛"并存，治疗时应当权衡主次，通补并用，标本兼顾。

四、察病位，脏络异治

病位可反映疾病之轻重和病势之进退。因此，详察病位，是辨证论治过程中重要的一环。

痛证的病位甚为广泛，涉及五脏六腑，经络气血，上下表里。《医醇剩义·卷四》有言曰："人之一身，自顶至踵，俱有痛病。"人体以脏腑为中心，并通过经络与五官、九窍四肢百骸相互沟通，故痛证的病位可用脏腑、经络以概之。痛在脏腑者，外感、内伤皆可引起，以内伤为常见，多病位深而病情重，其病多发于脏腑所处部位，如肝病及胁、肺病及胸、胃病之脘痛等。痛在经络者，多由外感所致，以实痛常见，多病位浅而病情较轻。其可由经络本身或者脏腑功能失调所致。疼痛的部位多表现在经络的循行路线上，如头痛一证，病在太阳经，多表现为头枕部为甚，下连项背；若病在阳明经，多见于前额部痛，连及眉棱骨；病在少阳经，则头两侧痛，可连及耳部；病在太阴经，多表现为全头重痛；病在少阴经，头痛连齿；病在厥阴经者，巅顶疼痛，连及额角。

对病在脏腑的痛证，应视其具体所属脏腑及病性之异，选择适宜的调补之法，从而疏理气机，促进脏腑功能协调，气机通畅，则痛证得愈。还应考虑到脏腑之间的关系，溯本求源，找出病位。如胃脘痛，除胃腑本身的原因可导致疼痛外，因脾肾阳衰或肝气犯胃，胃失温养或肝胃不和而致者亦复不少，治当分清主次，或脾肾兼顾，或疏肝理气。

对于病在经络的痛证，治疗上首先应根据病邪性质之差异而采取相应疗法，以祛除实邪，通经活络。其次，还要根据脏腑与经络的关系，调整脏腑功能。如可用暖肝散寒法治疗阴囊睾丸冷痛紧缩者；采用补肝益肾法治疗足跟空痛者等，脏络同治，更利于疗效。此外，病程长而病情顽固者，可配伍虫蚁类等性烈之药来疏通经络，以提高疗效。再者，治疗经络痛证，还应据其经络所属，而选用引经药，使药力直达病位所在。

五、审病程，法随证转

疾病症状并非一曾不变，它会随着治疗、病程、病情的发展而变化。病程长短以阶段性来区分，它不仅能反映病位之浅深，病情之轻重，病势之进退，而且还可以揭示病机转化和疾病预后。故治疗方案也应随着病程长短和证候变化，进行相应的调整，方能不误病机，提高疗效。如外感痛证初期，邪气未盛，正气未衰，病情轻浅，治宜解表散邪，扬而祛之；若病程延长，邪气渐盛，正气日伤，治疗当以祛邪为主，亦应顾护正气，扶正祛邪。内伤痛证的初期，虽多属实，需用峻剂而治者，宜暂用，以免伤及正气；进入中期，邪未祛而正气渐伤，治当祛邪扶正兼顾，攻邪勿忘扶正；病至后期，邪未衰而正气益虚，治疗应注意调补气血，调养脏腑，使正气复而邪易祛。如胃痛因食生冷，导致寒积胃脘时，治宜温胃散寒，理气止痛；若日久不愈，损伤脾阳，又当以温阳益气，散寒镇痛为法。又如肝经火热上犯所致目痛，初则当以清肝泻火为主，日久损伤肝肾之阴者，又当用补益肝肾之法善后。由是观之，病程的长短是判断病机转化的一个重要方面。临床应根据病情的动态变化，辨证论治，方能提高疗效。

第二节　常用中医止痛方剂

痛证在临床较为常见，就疼痛的部位来分类，就有30多种痛。治疗痛证的方剂有很多，此外有些痛证发病急，病情重，临床需要使用一些速效药物。因此，本节重点介绍常用中医止痛汤剂及常用止痛方剂的速效剂型。

一、常用中医止痛汤剂

中医认为疼痛是因各种原因引起身体某些部位的经络、气血运行不畅而产生的，其核心是气血运行障碍，并具体概括为"不通则痛"。脏腑经络长期失于濡养，亦可导致疼痛，是为"不荣则痛"。故汤剂将从这两方面举例。

（一）适用于"不通则痛"的止痛汤剂

适用于"不通则痛"的止痛汤剂部分举例如下（表4-1）。

表4-1　适用于"不通则痛"的止痛汤剂

汤剂	组成	功用	主治	运用
仙方活命饮	白芷六分　贝母　防风　赤芍药　当归尾　甘草　皂角刺　穿山甲　天花粉　乳香　没药各一钱　金银花　陈皮各三钱	清热解毒消肿溃坚活血止痛	阳证痈疡肿毒初起	本方临床运用以局部红肿热痛，甚则伴有身热凛寒，脉数有力为辨证要点。红肿痛甚，热毒重者，加蒲公英、连翘、紫花地丁、野菊花等以增清热解毒之力
芍药汤	芍药一两　当归半两　黄连半两　槟榔　木香　甘草各二钱　大黄三钱　黄芩半两　官桂二钱半	清热燥湿调气和血	湿热痢疾	本方临床应用以痢下赤白，腹痛里急，苔腻微黄为辨证要点。痢疾初起有表证者忌用
银翘散	连翘一两　银花一两　苦桔梗　薄荷　牛蒡子各六钱　竹叶四钱　生甘草五钱　芥穗四钱　淡豆豉五钱	辛凉透表清热解毒	温病初起，邪郁肺卫证	本方是治疗风温初起之风热表证的常用方。临床应用以发热，微恶寒，咽痛，口渴，脉浮数为辨证要点
柴胡疏肝饮	陈皮　柴胡各二钱　川芎　香附　枳壳　芍药各一钱半　甘草五分	疏肝理气活血止痛	肝气郁滞证	本方为疏肝行气止痛的常用方。临床运用以胁肋胀痛，脉弦为辨证要点。胁肋痛甚者，酌加郁金、青皮、当归、乌药等以增强其行气活血之力

续表

汤剂	组成	功用	主治	运用
龙胆泻肝汤	龙胆草　木通　柴胡　生甘草各二钱　黄芩　栀子　生地黄　车前子各三钱　泽泻四钱　当归一钱	清泻肝胆实火　清利肝经湿热	肝胆实火上炎证和肝经湿热下注证	本方临床应用以口苦溺赤，舌红苔黄，脉弦数有力为辨证要点，亦常用于治疗顽固性偏头痛
逍遥散	甘草半两　当归　茯苓　白者　芍药　白术　柴胡各一两	疏肝解郁　养血健脾	肝郁血虚脾弱证	本方临床以胁肋胀痛，脉弦为辨证要点。胁肋痛甚者，酌加郁金、青皮、当归、乌药等以增强其行气活血之力。然此方芳香辛燥，易耗气伤阴，不宜久服
血府逐瘀汤	桃仁四钱　红花　当归　生地黄　牛膝各三钱　川芎一钱半　桔梗一钱半　柴胡一钱　赤芍　枳壳　甘草各二钱	活血化瘀　行气镇痛	胸中血瘀证	本方临床应用以胸痛，头痛，痛有定处，舌暗红或有瘀斑，脉涩或弦紧为辨证要点。由于方中活血祛瘀药较多，故孕妇忌用。血瘀经闭、痛经者，可去桔梗，加香附、益母草、泽兰等以活血调经镇痛

⊕ **知识链接**

血府逐瘀汤的配伍特点

　　本方配伍特点有三：一是活血与行气相配，既行血分瘀滞，又解气分郁结；二是祛瘀与养血同施，使活血而无耗血伤阴之虑，瘀去而又生新；三为升降兼顾，既能升达清阳，又佐降泄下行，使气机条达，气血和调。

（二）适用于"不荣则痛"的止痛汤剂

　　适用于"不荣则痛"的止痛汤剂部分举例如下（表4-2）。

表4-2　适用于"不荣则痛"的止痛汤剂

汤剂	组成	功用	主治	运用
知柏地黄丸	熟地黄八钱　山萸肉　干山药各四钱　泽泻　牡丹皮　白茯苓各三钱　知母　黄柏各二钱	滋阴降火	阴虚火旺证	本方是治疗肾阴虚证的基础方。临床应用当以腰膝酸疼，头晕目眩，口燥咽干，舌红少苔，脉沉细数为辨证要点
黄芪建中汤	桂枝三两　甘草二两　大枣十二枚　芍药六两　生姜三两　胶饴一升　黄芪一两半	温中补气　和里缓急	阴阳气血俱虚证	本方是温中补虚，缓急止痛之剂。临床应用以脘腹挛痛，喜温喜按，舌淡苔白，脉细弦为辨证要点。若气滞者，可加木香行气止痛
吴茱萸汤	吴茱萸一升　人参三两　生姜六两　大枣十二枚	温中补虚　降逆止呕	肝胃虚寒，浊阴上逆证	本方临床以食后欲呕，或巅顶疼痛，干呕吐涎沫，舌苔白滑，脉沉弦为辨证要点。头痛较甚者，可加川芎以加强止痛之功
补中益气汤	黄芪一钱　甘草五分　人参　当归　白术各三分　橘皮二或三分　升麻二或三分　柴胡二或三分	补中益气　升阳举陷	脾虚气陷证和气虚发热证	本方临床以体倦乏力，少气懒言，面色萎黄，脉虚软无力为辨证要点。兼头痛者，轻者加蔓荆子，重者加川芎，以助升阳止痛之力；兼腹痛者，加白芍以缓急止痛
一贯煎	北沙参　麦冬　当归各三钱　生地黄六钱　枸杞子三钱　川楝子一钱半	滋阴疏肝	阴虚肝郁证	本方临床以胁脘疼痛，吞酸吐苦，舌红少津，脉虚弦为辨证要点。气滞不舒，胁痛较甚者，加合欢花、玫瑰花以助舒肝调气；肝强乘脾，脘腹痛甚者，加芍药、甘草以缓急止痛

续表

汤剂	组成	功用	主治	运用
独活寄生汤	独活三两　桑寄生　杜仲　牛膝　细辛　秦艽　茯苓　肉桂心　防风　川芎　人参　甘草　当归　芍药　干地黄各二两	祛风湿　止痹痛　益肝肾　补气血	痹证日久，肝肾两虚，气血不足证	本方临床以腰膝冷痛，肢节屈伸不利，心悸气短，脉细弱为辨证要点。腰腿肢节疼痛较剧者，可酌加制川乌、制草乌、白花蛇以搜风通络，活血止痛

二、常用止痛方剂的速效剂型

传统的中药剂型有丸剂、散剂、汤剂等，这些剂型虽有一定优点，但亦存在药物体积过大、吸收不全、药效较缓、费工费时，使用不便等缺点，使得部分患者不愿意接受相应治疗。就痛证而言，它往往起病较急，程度剧烈，病情较重，给患者带来严重的身心折磨，病情发展及患者本人都要求尽快得到有效的止痛措施。因此，改良镇痛中药剂型，重在使药物起效更快、效率更高、效果更好，同时便于应用、剂型多样以便于多途径给药，进而提高疗效。随着我国医疗药物事业的发展，一些新的速效药物的剂型不断出现，如注射剂、气雾剂、滴丸剂、贴膏剂、橡皮膏剂、膜剂、鼻吸剂、鼻塞剂等。下面就速效剂型的作用特点及其在痛证上的应用进行重点介绍，具体内容如下（表4-3）。

表4-3　常用止痛方剂的速效剂型

剂型	概念	作用原理	举例
注射剂	注射剂是指将药液注入体内的一种灭菌或无菌制剂	①因药液直接进入组织及血管，所以吸收快、作用迅速、可靠，剂量准确；②不经过胃肠道，药物不受消化液及食物的影响，适用于不适合口服的药物给药；③适用于不能吞咽及昏迷患者	①柴胡注射液：用于治疗感冒头痛、胁痛、经行腹痛；②伊痛舒注射液、穿山龙注射液：用于痹症、关节疼痛、屈伸不利；③银黄注射液：用于外感风湿、咽痛、喉痹；④复方丹参注射液及丹参注射液：用于胸痹心痛
吸入气雾剂	吸入气雾剂是指将液体药剂与抛射剂装封于耐压容器中，借抛射剂的压力，定量地将药物以雾状喷出的一种制剂	药物通过口腔或呼吸道吸入起全身治疗作用，由于药物能直接到达作用部位或吸收部位，所以作用迅速	①宽胸气雾剂、心痛气雾剂：用于胸痹心痛；②口腔炎喷雾剂：用于口腔溃疡、黏膜红肿、疼痛
滴丸剂	滴丸剂是指将药物溶解、乳化、混悬于适宜的熔融基质中，滴入不相混溶的冷却液中，并使其冷却、凝固成的丸剂	药物在基质中形成固态分散体系，药物以分子状态分布其中，口服后，基质溶解，药物则以分子状态释放而被迅速吸收，所以作用快，并能提高难溶药物的生物利用度，提高疗效	如苏冰滴丸可用于胸阳郁闭之胸痹心痛
贴膏剂	贴膏剂是指将药物与基质混合，涂布在衬料上，外面再以薄膜覆盖的外用半固体制剂	药物通过皮肤吸收，起全身治疗作用，其特点是作用持久	如心绞痛宁膏，贴于胸前区，每1~2天更换一次，用于治疗胸痹心痛
橡皮硬膏剂	橡皮硬膏剂是指以橡胶、树脂、油脂等混合制成基质，再将药物与其混合，涂布在衬料上制成的一种外用制剂	药物也是通过皮肤吸收，起全身治疗作用，作用快而持久	如麝香心绞痛膏，它贴于心胸痛处与心俞穴，每日更换一次，可用于治疗胸痹心痛
膜剂	膜剂是指将药物溶解或分散在多聚物膜片中而制成的膜状剂型	可供内服（口服、口含、舌下）、外用（皮肤、黏膜）、腔道（阴道）应用。特点是体积小、质轻，携带方便，可以发挥速效作用，但只适合于小剂量药物	如口腔溃疡药膜用于口腔黏膜溃疡疼痛
鼻吸剂	鼻吸剂是指将挥发性药物密封于容器中，通过鼻腔吸入，进入到肺部吸收，发挥全身治疗作用	通过鼻腔吸入，进入到肺部吸收，发挥作用较快	如心舒静鼻吸剂用于治疗胸痹心痛、外伤型胸痛及胁痛

续表

剂型	概念	作用原理	举例
鼻塞剂	鼻塞剂是指药物制成鼻塞剂，同时塞入患侧鼻孔，可起到止痛作用	药物在局部作用，发挥疗效	如牙痛乐鼻塞剂可用于龋齿性牙痛及头痛

第三节 常用中医止痛技术

一、针法

针法，是在中医经络学说理论指导下，采用不同金属制成不同型号的针具，施以不同的手法，刺激人体的腧穴，以激发经络之气，调整阴阳，从而使机体恢复平衡，达到治疗疾病目的的方法。针法的镇痛效果较好，临床常见的头痛、胁痛、胃痛、腹痛、腰痛、三叉神经痛、坐骨神经痛、痛经等诸多痛证，皆可用针刺治疗。本节将介绍四种针法。

（一）毫针刺法

1. 针刺前的准备

（1）针刺前评估

1）了解患者主诉及相关症状、病史、发病部位及所刺腧穴皮肤情况。

2）了解患者的体质、年龄、文化层次、精神状态、心理状态及对疾病的认识。

3）了解患者对针刺法的认知程度、腧穴敏感程度和配合程度。

（2）**针具选择** 应考虑到患者的性别、年龄、体质、胖瘦、针刺的部位和不同的疾病等因素，选择适宜的针具。毫针长度的选择，临床上常以将针刺入应达深度后在皮肤外仍有 5～10mm 的针身外露为宜。

（3）**体位选择** 针刺时患者体位的恰当选择，对腧穴的正确定位、针刺的施术操作及治疗效果有很大助益。体位的选择主要考虑两方面，一是于术者而言，便于正确取穴、进针；二是于患者而言，能感到舒适自然，并能持久保持。凡体虚年老、精神紧张和初诊患者，应首先考虑卧位，在治疗过程中患者不可移动体位。

（4）**消毒** 针刺前消毒包括针具、术者手指和施术部位的消毒。

2. 针刺的方法

（1）**进针法** 即将毫针刺入皮肤的操作方法。临床上一般多用右手持针，主要以拇、示、中三指挟持针柄。

（2）**针刺的方向、角度、深度** 临床上同一腧穴，针刺的角度、方向和深度不同，会导致所产生针感之强弱、传感方向和疗效有很大的区别。针刺角度、方向和深度要考虑到施术腧穴的位置、患者体质、病情需要和针刺手法等方面。

3. 行针基本手法 又称运针，是指将针刺入腧穴后，为得气、调节针感以及使针感向某一方向扩散、传导而施行的各种针刺操作方法，行针的基本手法主要有提插法和捻转法。

（1）**提插法** 是将针刺入腧穴的一定深度后，使针在穴位内进行上提、下插的操作方法。提即为针从深层向上退至浅层，插为针由浅层向下刺入深层。提插层次、幅度、频率和操作时间的长短等，应根据患者的体质、病情和腧穴的部位以及术者所要达到的目的而灵活掌握。使用提插法时的指力需均匀一致，幅度不宜过大，一般以 0.3～0.5 寸为宜；频率不宜过高，每分钟 60 次左右；针身垂直，针刺得角度与方向不能改变。

（2）捻转法　将针刺入一定深度后，用拇指与示、中指挟持针柄作一前一后、左右交替旋转捻动的动作。捻转角度的大小、频率的高低和时间的长短，应根据患者的体质、病情、腧穴的特点及术者所要达到的目的而灵活运用。

> ⊕ **知识链接**
>
> ### 得　气
>
> 得气，是指针刺入腧穴后，通过捻转提插等手法，使针刺部位产生特殊的感觉，亦称为"针感"。针下是否得气，可以从两个方面分析判断，即患者对针刺的感觉和术者刺手下的感觉。当针刺腧穴得气时，术者会感到针下有徐和（或）沉紧的感觉。同时，患者也会在针下出现相应的酸、麻、胀、重等感觉，也有的出现热、凉、痒、痛、抽搐、蚁行感等，或这种感觉可沿着一定部位、向一定方向扩散传导。若无经气感应而不得气时，术者则感到针下空虚无物，患者亦无酸、麻、胀、重等感觉。

4. 操作程序

（1）评估　核对医嘱，核对患者姓名、床号，评估患者病情、施术皮肤状况、对酸胀感的耐受度、心理状况、环境等。

（2）准备　用物准备（治疗盘、一次性毫针、2%碘酊、75%乙醇、无菌棉签、弯盘、治疗本、手消毒液，必要时备无菌棉球、垫枕、围屏、毛毯），携用物至患者床旁；患者取舒适体位，暴露施术部位，注意保暖。

（3）定位　按取穴方法取穴，询问患者感觉，确定穴位。

（4）皮肤消毒　操作者手消毒，患者局部皮肤消毒。

（5）选检毫针　根据腧穴深浅、患者的病情、体质选择毫针，检查毫针。

（6）进针　根据针刺部位，选择进针方法并正确进针。

（7）行针　提插捻转，调节针感，产生酸、麻、胀、重感觉，并向远端扩散即得气，留针。

（8）观察　有无晕针、弯针、滞针、断针等不适感。

（9）起针　一手按住针孔周围皮肤，一手持针缓慢退出皮下后快速拔出，用棉签轻压针孔，防出血，核对针数。

（10）整理　协助患者穿好衣着，安排舒适体位，整理床单位，整理用物，做好健康教育。

（11）评价　选穴是否准确，操作方法是否正确、熟练，是否沟通到位、是否做到人文关怀。患者是否有得气感，症状是否缓解。是否发生针刺意外。

（12）记录　穴位、方法、留针时间、疗效并签名。

5. 针刺注意事项

（1）不宜针刺的情况列表如下（表4-4）。

表4-4　不宜针刺的情况

分类	不宜针刺的情况
特殊状态	患者在过饥、过劳、精神过度紧张时，不宜进行针刺
特殊人群	妇女怀孕3个月以内者，小腹部的腧穴不宜针刺
	妇女怀孕3个月以上者，其腹部、腰骶部腧穴不宜针刺
	小儿囟门未关闭时，头顶部的腧穴不宜针刺

续表

分类	不宜针刺的情况
特殊时期	妊娠妇女禁刺三阴交、合谷、昆仑、至阴等一些通经活血的腧穴 妇女行经期，若非为了调经，亦不应针刺
特殊疾病	有出血倾向或凝血功能障碍者，不宜针刺 皮肤有破损、感染、脓肿、溃疡的部位，不宜针刺 肝脾大、肺气肿患者，不宜直刺、深刺
特殊部位	对胸、胁、腰、背脏腑所居之处的腧穴，不宜直刺、深刺

（2）对于气血虚弱者，进行针刺时，手法不宜过强，并应尽量选用卧位。

（3）针刺眼区和项部的风府、哑门等穴和脊椎部的腧穴时，不宜做大幅度地提插、捻转和长时间的留针，以免伤及重要组织器官。

（4）对于尿潴留的患者，在针刺小腹部腧穴时，避免误伤膀胱等器官，出现意外的事故。

（二）皮肤针法

皮肤针法是运用皮肤针叩刺人体一定部位或穴位，激发经络功能，调整脏腑气血，以达到防治疾病目的的方法。皮肤针又称梅花针、七星针，是用 5 ~ 7 枚短针集成一束，或如莲蓬形固定在富有弹性的针柄上而制成。

1. 适应证　皮肤针对痛证的适应范围很广，临床可运用于头痛、腰痛、肋间神经痛、痛经等各种痛证。

2. 操作程序

（1）评估　患者病情、施术皮肤状况、对疼痛的耐受度、心理状况、环境等。

（2）准备

1）用物准备　消毒的皮肤针、皮肤消毒液、消毒干棉球、弯盘。检查针尖、针柄。

2）患者准备　取舒适体位，松衣着、暴露施术部位，清洁局部皮肤。

（3）定位　依据经络理论，认为经络是联系体表与内脏的通路。叩刺内脏疾病反映于体表的阳性部位治疗脏腑病证，也可叩刺局部病灶治疗浅表病证。根据病情选择叩刺部位或穴位。

1）循经叩刺　指循着经脉走行进行叩刺的一种方法，常用于项背腰骶部的督脉和足太阳膀胱经；其次是四肢肘膝以下经络，因其分布着各经原穴、络穴、郄穴等，可治疗相应脏腑经络的疾病。

2）穴位叩刺　指在穴位上进行叩击的一种方法，依据穴位的主治作用，选择适当的穴位予以叩刺治疗，临床常用穴位是各种特定穴、阿是穴等。

3）局部叩刺　指在患部进行叩刺的一种方法，如扭伤后局部的瘀肿、疼痛等，可在局部进行叩刺。

（4）皮肤消毒　用 75% 乙醇消毒叩刺针具（或使用一次性叩刺针具）和叩刺部位。

（5）叩刺　以右手拇指、中指、无名指握住针柄，示指伸直压在针柄中下段处，针尖对准施术部位，使用腕力，将针尖垂直叩刺在皮肤上，并迅速弹起，反复叩击。局部如有出血，用消毒干棉球擦拭，无菌纱布包扎。

（6）观察　患者面色、表情，探知疼痛情况，观察皮肤变化情况，询问有无不适。

（7）整理　协助患者着装，安排舒适体位，整理床单位，整理用物，洗手。做好健康教育。

（8）评价　叩刺部位及叩刺方法是否正确，叩刺过程中及叩刺后，患者有无不适。局部皮肤变化是否正常。

（9）记录　施术部位、叩刺方法、次数、皮肤变化情况，并签名。

3. 注意事项

（1）针具要勤于检查，注意针尖有无钩曲，针面是否平齐。

（2）叩刺时动作要轻柔且快速，垂直无偏斜，以免造成患者疼痛。

（3）叩击局部和穴位，若手法重而出血者，应清洁消毒，注意防止感染。医务工作人员勿直接接触患者血液。

（4）局部如有溃疡或损伤者不宜使用本法，急性传染病患者和有凝血功能障碍者也不宜使用本法。

（三）皮内针法

皮内针法又称埋针法，是用特制的小型针具固定于腧穴部位的皮内，给腧穴以较长时间的刺激以治疗疾病的一种方法。

1. 适应证　皮内针法临床适用于需要久留针的疼痛性疾病，如神经性头痛、腰痛、痹证、痛经、三叉神经痛等。

2. 操作方法

（1）麦粒型皮内针　一手固定所刺部位的皮肤，另一手用镊子夹住针尾，对准腧穴，平刺于皮内，针柄留在皮外，顺着针身进入方向用胶布粘贴固定。

（2）图钉型皮内针　用镊子夹住针尾，对准腧穴，直刺皮内，再用胶布覆盖在针柄上。

皮内针可根据病情决定其留针时间的长短，一般为 3~5 天，最长可达 1 周。若天气炎热，留针时间不宜过长，以 1~2 天为宜，以防感染。

3. 注意事项

（1）关节附近因活动时会疼痛，不可埋针。胸腹部不宜埋针的原因是因呼吸时会导致针活动，易对患者造成伤害。

（2）埋针后，如患者感觉疼痛或不适时，应及时取出针，重新选择穴位埋针。

（3）埋针处不得沾水，防止造成感染。故热天汗出较多时，不宜长时间埋针。

（4）埋针后，应向患者解释说明可能出现的情况，并告知其相应的症状表现。如若埋针处出现局部感染，一般表现为红、热、痒、痛等症状，应立即来诊，将针取出，并对症处理。

（5）溃疡、炎症、不明原因的肿块，体表大血管部位、孕妇下腹、腰骶部和金属过敏者禁止埋针。

（四）电针法

电针是在针刺腧穴"得气"后，在针上通以接近人体生物电的微量电流，利用针和电两种刺激的结合，以防治疾病的一种操作方法。

1. 适应证　临床常用于各种痛证、痹证，肌肉、韧带、关节的损伤性疾病等。

2. 操作程序

（1）评估　评估电流刺激的耐受度，余可参考本节毫针刺法。

（2）准备　电针仪，其余同毫针刺法。

（3）定位　同毫针刺法。

（4）皮肤消毒　同毫针刺法。

（5）选检毫针　同毫针刺法。

（6）进针　同毫针刺法。

（7）行针　同毫针刺法。

（8）接电线、调电流　针刺得气后，将输出电位器调至"0"位，将两根导线任意接在两个针柄上，然后打开电源开关，选好波形和频率，慢慢调高至患者能耐受的程度。通电时间一般在 10~30 分钟，当达到预定时间后，先将输出电位器退回"0"位，然后关闭电源开关，取下导线。

（9）观察　患者局部肌肉是否做节律性收缩及忍受程度，导线有无脱落，有无不适感、晕针现象等。

（10）起针　治疗完毕，将电位器拨至"0"位，关闭电源，拆除输出导线，起针。

（11）整理　同毫针刺法。

（12）评价　选穴是否准确，操作方法是否正确、熟练，沟通是否到位，患者是否有得气感，电流刺激量是否合适，症状是否缓解，是否发生针刺意外。

（13）记录　穴位、方法、留针时间、电流刺激量、疗效，并签名。

3. 注意事项

（1）电针仪在使用前须检查性能是否完好，各开关应处于关闭状态。

（2）开机后输出强度应从零位开始，逐渐增强，不可突然增强，以防止引起肌肉强烈收缩，造成弯针或折针意外。

（3）防止触电。电针仪最大输出电压在 40V 以上者，最大输出电流不得超过 1mA。

（4）与针连接的一对输出电极，应放置在身体同侧。在靠近延髓、脊髓等胸、背部的穴位上使用针时，不可将两个电极跨接在身体两侧，且电流宜小，避免电流回路经过心脏和中枢神经系统出现危险。

（5）对心脏病患者，应避免电流回路通过心脏，安装起搏器者禁用电针。

（6）体质弱者、孕妇慎用电针。

针法的操作流程见图 4 - 1、图 4 - 2。

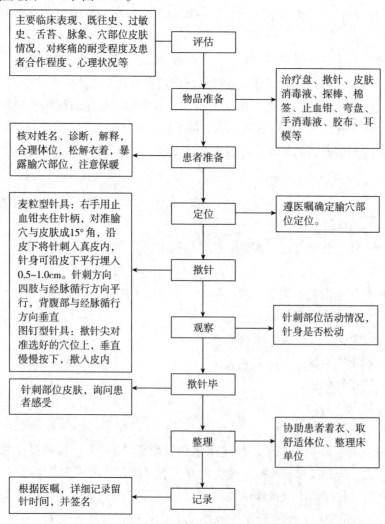

图 4 - 1　皮内针（揿针）的操作流程

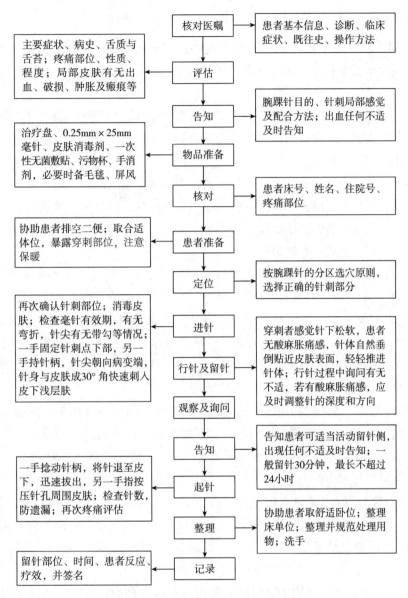

图 4 - 2　皮内针（腕踝针）的操作流程

主要症状、病史、舌质与舌苔；疼痛部位、性质、程度；局部皮肤有无出血、破损、肿胀及瘢痕等

患者基本信息、诊断、临床症状、既往史、操作方法

核对医嘱

评估

告知

腕踝针目的、针刺局部感觉及配合方法；出血任何不适及时告知

治疗盘、0.25mm×25mm 毫针、皮肤消毒剂、一次性无菌敷贴、污物杯、手消剂，必要时备毛毯、屏风

物品准备

核对

患者床号、姓名、住院号、疼痛部位

协助患者排空二便；取合适体位，暴露穿刺部位，注意保暖

患者准备

定位

按腕踝针的分区选穴原则，选择正确的针刺部分

再次确认针刺部位；消毒皮肤；检查毫针有效期，有无弯折，针尖有无带勾等情况；一手固定针刺点下部，另一手持针柄，针尖朝向病变端，针身与皮肤成30°角快速刺入皮下浅层肤

进针

行针及留针

穿刺者感觉针下松软，患者无酸麻胀痛感，针体自然垂倒贴近皮肤表面，轻轻推进针体；行针过程中询问有无不适，若有酸麻胀痛感，应及时调整针的深度和方向

观察及询问

告知

告知患者可适当活动留针侧，出现任何不适及时告知；一般留针30分钟，最长不超过24小时

一手捻动针柄，将针退至皮下，迅速拔出，另一手指按压针孔周围皮肤；检查针数，防遗漏；再次疼痛评估

起针

整理

协助患者取舒适卧位；整理床单位；整理并规范处理用物；洗手

留针部位、时间、患者反应、疗效，并签名

记录

二、灸法

灸法是指以艾绒或其他物质为主要灸材，通过烧灼、温熨或熏烤人体体表一定部位，借用灸火的热力以及药物的作用，达到防治疾病和保健目的的一种操作方法。

（一）适应证

灸法适用于寒邪所致的各种疼痛，如胃脘痛、腹痛、腰腿痛等；某一经络或部位气滞血瘀、经络阻滞引起的麻木、疼痛、肿胀等症；气虚血亏而致的各种虚性疼痛。根据疼痛的部位及经脉循行选择相应的穴位进行施灸。

（二）禁忌证

1. 阴虚发热、实热证者禁灸。

2. 心前区、大血管和关节部位，孕妇的小腹部、腰骶部，不宜施灸。

3. 一般空腹、过饱、过饥、醉酒、大渴、极度疲劳、对灸法恐惧者，应慎灸。

（三）常用灸法操作

1. 艾炷灸 是用手工或器具把艾绒搓捏成规格大小不同的圆锥形艾炷，置于施灸部位，点燃灼烧而治病的方法。艾炷大小可根据患者病情及施灸部位而定，小者如麦粒大，中者如半截枣核大，大者如半截橄榄大。每燃烧一个艾炷，称为一壮。

（1）直接灸 又称为"着肤灸"和"明灸"。即选择大小合适的艾炷，直接放在所选部位的皮肤上施灸的方法。根据灸后皮肤是否留有瘢痕，又分为瘢痕灸和无瘢痕灸两种。因瘢痕灸给患者带来的痛苦较大，目前临床已很少使用，在此仅介绍无瘢痕灸。

无瘢痕灸又称为非化脓灸，即灸后不留有瘢痕的治疗方法。临床常用于治疗风寒痹痛以及虚寒性的腹痛、泄泻和痛经等。治疗时在所选部位的皮肤上涂少量凡士林，再放置艾炷点燃，当艾炷燃剩 2/5 左右，患者感觉疼痛时，用镊子将燃剩的艾炷夹去，置于污物盘内，换炷再灸。一般连续灸 3~7 壮，以患者局部皮肤充血、红晕，但以不起泡为度。

（2）间接灸 又称隔物灸，即在艾炷与施灸部位的皮肤之间，隔垫上某种物品而施灸的一种方法。常用间接灸的方法如下。

1）隔姜灸 是以生姜为间隔物而施灸的一种方法。临床常用于治疗虚寒性病证，如腹痛、泄泻、呕吐及痛经等。将生姜切成直径为 2~3cm、厚 0.2~0.3cm 的薄片，中间以针刺上数孔。在所选部位的皮肤上涂少许凡士林，放上姜片，再将艾炷置于姜片上，点燃施灸。待艾炷燃尽后，除去灰烬，换炷再灸。一般灸 5~10 壮，以局部皮肤红晕，但不起泡为度。

2）隔蒜灸 是以大蒜片为间隔物而施灸的一种治疗方法。临床主要用于治疗肺结核及疮疡初期等病证。将大蒜头切成 0.2~0.3cm 的薄片，中间以针穿刺数孔。在所选部位的皮肤上涂少许凡士林，放上大蒜片，再将艾炷置于蒜片上，点燃施灸。待艾炷燃尽后，除去灰烬，换炷再灸。一般灸 5~7 壮，以局部皮肤红晕，但以不起泡为度。

3）隔盐灸 是以盐为间隔物而施灸的一种治疗方法。常用于急性寒性腹痛、吐泻、痢疾以及中风脱证等证。隔盐灸一般多选用神阙穴。先用精盐将肚脐填平，在盐上放一中间刺数孔的姜片，以防食盐受热爆起而引起烫伤，再将艾炷置于姜片之上，点燃施灸。燃尽后，除去灰烬，易炷再灸，壮数不拘，直至病情缓解。

4）隔附子饼灸 是以附子片或附子饼为间隔物而施灸的一种治疗方法。将附子研成细末，用黄酒调和，制成直径为 3cm、厚约 0.8cm 的附子饼，中间用粗针刺数孔，上置艾炷，放于施灸部位上，点燃施灸。燃尽后，除去灰烬，易炷再灸，一般灸 5~7 壮。

2. 艾条灸 是指用桑皮纸将纯净的艾绒（或加入中药）卷成圆柱形艾条，将其一端点燃，对准腧穴或患处施灸的一种方法。按照施灸时操作手法的不同，可分为悬起灸和实按灸。

（1）悬起灸 按其操作方法又可分为温和灸、雀啄灸、回旋灸。用物包括治疗盘、艾条、打火机、镊子、清洁弯盘。

1）温和灸 备齐用物，根据病情选取穴位，协助患者取合理舒适体位，暴露治疗部位，点燃艾条一端，一手持艾条与施灸部位皮肤保持 2~3cm 的距离进行持续熏灸，以患者局部皮肤有温热感而无灼痛感为宜。一般每个部位灸 10~15 分钟，直至局部皮肤红晕为度。临床常用于治疗慢性虚寒性疾病，如腹痛、痛经等。

2）雀啄灸 备齐用物，根据病情选取穴位，协助患者取合理舒适体位，暴露治疗部位，点燃艾条一端，一手持艾条与施灸部位皮肤保持 2~5cm 距离，像鸟雀啄食般一上一下不停移动，进行反复熏灸，一般每个部位灸 5 分钟左右。此法温热感较强烈，常用于治疗急性病证。

3）回旋灸 备齐用物，根据病情选取穴位，协助患者取合理舒适体位，暴露治疗部位，点燃艾条一端，在距离施灸部位皮肤约 3cm 处，左右来回或旋转移动，进行反复熏灸，一般每个部位可灸 20 ~ 30 分钟。临床常用于治疗急性病证。

以上三种方法，可单独使用，亦可混合使用。

（2）实按灸　施灸时，先在施灸腧穴或患处垫上布或纸数层。然后将艾条的一端点燃后按到施术部位上，使热力透达深部。若艾火熄灭，再点再按。适用于风寒湿痹和虚寒证。

3. 温针灸　是将毫针刺法与灸法相结合的一种治疗方法，使艾绒燃烧的热力，通过毫针针身传入患者体内而增加针刺的疗效。临床常用于治疗风湿、风寒痹痛等证。

（1）用物准备　治疗盘内备无菌毫针、无菌棉签、皮肤消毒液、短艾条或艾炷、打火机、清洁弯盘、镊子、纸片等。

（2）操作方法　根据病情选取穴位，协助患者取舒适合理体位，暴露治疗部位，按毫针刺法进行针刺，得气后将事先准备好的艾条（将艾条剪成 3 ~ 5cm）插在针柄上，或将艾炷捏在针柄上点燃，直至燃尽。根据具体情况，易炷再灸。一般可连续灸 2 ~ 5 壮。施灸完毕，除去艾灰，起出毫针，用无菌棉签轻按针孔片刻。注意在治疗期间，可将大小合适较厚的纸片剪至中心，夹在毫针周围，以接住脱落的艾灰，避免烫伤患者。

4. 温灸器灸　是借用施灸的特制器具，实施灸法。操作时，将点燃艾条段或艾绒置于器具中，灸至患者有温热舒适无灼痛的感觉，皮肤稍有红晕为度，使用方便，可独自一人操作。

5. 天灸　又称药物灸、发泡灸，即将一些具有刺激性的药物涂敷于穴位或患处，使局部皮肤充血发红，甚至起泡，以激发经络、调整气血而防治疾病的一种灸疗法。所用药物多是单味中药，也有用复方。常用的有蒜泥灸和白芥子灸等。

（1）蒜泥灸　将大蒜捣烂如泥，取 3 ~ 5g 贴敷于穴位上，敷灸 1 ~ 3 小时，以局部皮肤发痒、发红、起泡为度。如治疗咯血可敷涌泉穴，治疗扁桃体炎可敷合谷穴等。

（2）白芥子灸　将适量白芥子研成细末，用水调和成糊状，贴敷于腧穴或患处，敷以油纸，胶布固定。一般可用于治疗关节痹痛，或配合其他药物治疗哮喘等证。

天灸疗法有较好的疗效，但所用中药部分为有毒之品，会为皮肤造成较为强烈的刺激，故孕妇、年老体弱、皮肤过敏等患者应慎用或禁用。另外，贴药处避免挤压，贴药后局部皮肤有轻度灼热感，属正常现象，一般 1 ~ 3 小时后可将药物自行除去，切忌贴药时间过长。贴药后局部起水泡可涂烫伤软膏、万花油。贴药当日禁食生冷、寒凉、辛辣之物，并用温水洗澡，忌用冷水，忌冷敷。

（四）施灸的先后顺序

施灸顺序一般是先上后下，先阳后阴，壮数先少后多，艾炷是先小后大。先灸上部、背腰部，后灸下部、胸腹部，先灸头身部，后灸四肢。临床上如遇特殊情况也应灵活变用，应因人因病而宜。

（五）注意事项

1. 施灸前应向患者做好解释工作，并协助患者摆好体位，避免患者因疲劳而移动体位，造成烫伤。

2. 施灸过程中密切观察患者对施灸的反应。若发生晕灸，应立即停止艾灸，使患者头低位平卧，注意保暖；重者可掐按人中穴、内关穴、足三里穴即可恢复；严重时按晕厥处理。

3. 施灸的患者如是皮肤感觉迟钝或小儿等，施术者可将拇、食二指或食、中二指，放于施灸皮肤的两侧，通过施术者的手指来感知患者局部的受热程度，以便及时调节施灸距离，防止烫伤皮肤。

4. 及时除去灰烬，防止烫伤皮肤。污物盘内可盛少许水，将燃剩的艾灰放入，以防复燃。

5. 施灸后如局部皮肤出现潮红或有灼热感，属正常现象，无需处理。如灸后局部起泡，小者可自行吸收，较大的水泡可用无菌注射器抽出液体，用无菌纱布覆盖，防止感染。

灸法的操作流程见图 4 - 3 至图 4 - 5。

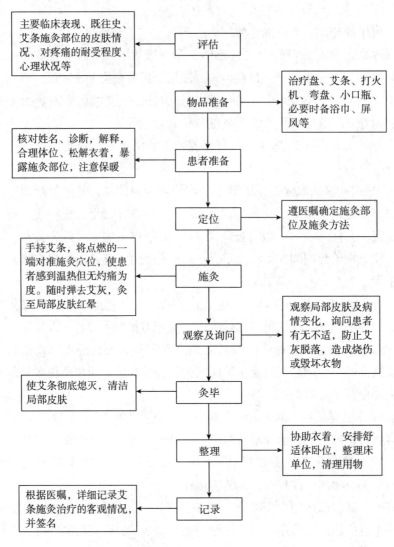

图 4 - 3 　艾条灸的操作流程

三、推拿

推拿法是操作者用手或肢体的其他部分刺激患者需治疗的部位和辅助其活动肢体,以达到为其防病治病目的的一种中医外治法。由于刺激方式、强度、时间的不同,形成了不同的手法,如推法、按法、揉法等,这些基本手法是推拿手法的主要组成部分。推拿手法的基本要求是持久、有力、均匀、柔和、深透。

(一)适应证

成人推拿手法适用于骨伤科病证,如颈椎病、急性腰扭伤、慢性腰肌劳损、肩周炎、腰椎间盘突出症、慢性软组织劳损、急性软组织损伤等;同时,对妇科病证如痛经、五官科病证如牙痛等亦有疗效。

(二)成人常用推拿手法

1. 擦法 　以尺侧手背为接触面,前臂摆动带动腕关节屈伸,手背在体表施术部位滚动,称为擦法。

(1)操作方法 　术者拇指自然伸直,手握空拳,小指、无名指的掌指关节自然屈曲约 90°,其余手指掌指关节屈曲角度依次减小,使手背沿掌横弓排列成弧面,以手掌背部近小指侧部分贴附于治疗部位

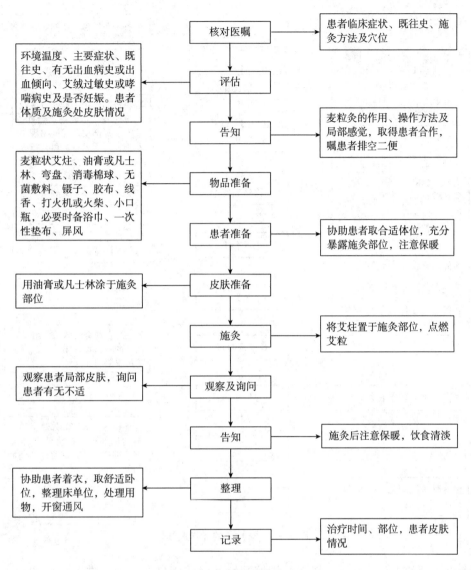

图 4 - 4　麦粒灸的操作流程

上，前臂主动摆动，带动腕关节较大幅度的屈伸和前臂旋转的协同运动，使手背尺侧在治疗部位上持续不断地来回滚动，摆动频率约为 120 次/分。

（2）动作要领

1）沉肩，垂肘，肘关节自然屈曲 140°，距胸壁约一拳，松腕，手握空拳，小指至示指掌指关节屈曲角度依次减小，手背呈弧形，吸定于患者需治疗的部位。

2）腕关节屈伸幅度约 120°，即外摆时屈腕约 80°，回摆时伸腕约 40°，使小鱼际掌背侧至第 3 掌指关节（占掌背的 1/2）作用于治疗部位。外摆的同时前臂外旋，回摆时前臂内旋。

3）刺激轻重交替，前滚同回滚时着力重轻之比为 3：1，即"滚三回一"。

4）㨰法在体表移动时应在吸定的基础上，保持手法的固有频率，移动速度不宜过快。

（3）注意事项

1）㨰法操作应尽量做到腕关节最大幅度地屈伸，避免出现前臂旋转为主、腕关节屈伸幅度不足的错误方式。

2）㨰法宜吸定，不宜拖动、跳动或旋转摆动，避免出现手背与体表的撞击感。

3）避免在脊椎棘突或其他各部位关节的骨突处施术，以免给患者带来不适感。

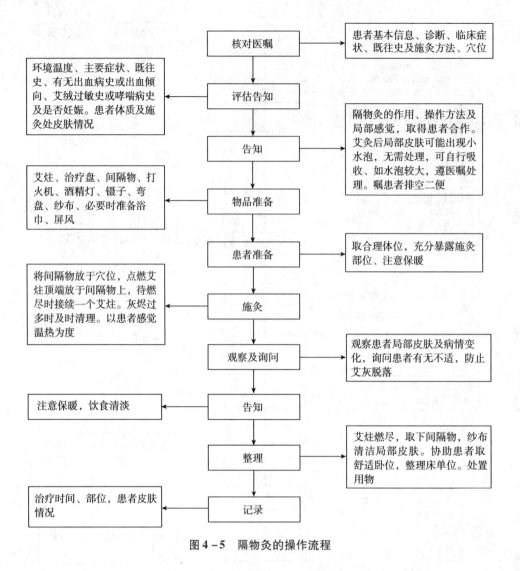

图 4-5　隔物灸的操作流程

2. 揉法　以手掌的大小鱼际、掌根部或指端螺纹面吸定于患者体表，带动该处的皮下组织做轻柔缓和的环旋揉动，称为揉法。根据操作时接触面的不同又可分将揉法为掌根揉法、大鱼际揉法和指揉法。

（1）操作方法

1）掌根揉法　术者以掌根部分着力，手指自然弯曲，腕关节略背伸，肘关节微屈作为支点，前臂做主动摆动，带动掌根在治疗部位揉动，频率为 120~160 次/分。

2）大鱼际揉法　术者以手掌大鱼际部着力，腕关节微屈 120°~140°，以肘关节为支点，前臂做主动摆动，带动大鱼际在治疗部位揉动摆动，频率为 120~160 次/分。

3）拇指揉法　拇指螺纹面着力，其余手指扶持于合适部位，腕关节微屈或伸直，前臂做小幅度摆动，带动拇指在施术部位上做环转运动，频率为 120~160 次/分。

4）中指揉法　以中指螺纹面着力，中指指间关节伸直，掌指关节微屈，以肘关节为支点，前臂做小幅度主动运动，带动中指螺纹面在施术部位做环转运动，频率为 120~160 次/分。

（2）动作要领

1）要做到沉肩、垂肘、腕关节放松，以前臂小幅度的主动摆动，通过腕关节传递，带动接触部位回转运动。

2）操作时要带动皮下组织一起运动，动作灵活协调而有节律。

3）所施压力要适中，以受术者感到舒适为度。

（3）注意事项

1）操作时，术者的接触部位不可和患者的体表之间有相对摩擦运动。

2）功力要通过放松的腕关节传递，注意在做指揉法的时候，腕关节应在放松的基础上，保持一定的紧张度，不可使腕关节过分僵硬。

3. 擦法 术者以手掌的大鱼际、掌根或小鱼际着力于施术部位，做直线往返摩擦运动，使摩擦产生的热量透过体表渗透至深层，称为擦法。主要有三种擦法。

（1）操作方法

1）掌擦法 术者腕关节平直，以肩关节为支点，以手掌的掌面紧贴于患者的皮肤，上臂做主动运动，使手掌的掌面在其体表做直线往返的摩擦运动，频率为 $100 \sim 120$ 次/分。多用于胸胁及腹部的推拿。

2）大鱼际擦法 术者腕关节平直，以肩关节为支点，以大鱼际着力贴于患者体表，上臂做主动运动，使大鱼际在患者的体表做直线往返的摩擦运动。多用于胸腹、腰背和四肢部的推拿。

3）小鱼际擦法 术者腕关节平直，以肩关节为支点，以小鱼际着力贴于体表，立掌，上臂做主动运动，使小鱼际在患者体表做直线往返的摩擦运动。多用于肩背、腰臀及下肢部的推拿。

（2）动作要领

1）无论是上下或左右摩擦，都要直线往返，不可歪斜，而且往返距离要拉长且连续，不能间歇停顿。

2）术者的手掌应与受术者体表接触平实，向下的压力要保持均匀，以摩擦时不使其皮肤起皱为度，动作频率也应均匀。

（3）注意事项

1）操作时，可在施术的部位涂些润滑剂，既可保护受术者的皮肤，又有利于热量渗透到其体内。

2）需直接在受术者的体表操作，应注意室内保暖。

3）操作后，一般不宜在该施术部位再使用其他手法，避免损伤受术者的皮肤。

❀ 课程思政

推广中医止痛技术，树立中医文化自信

中医学对疼痛的研究与实践历史源远流长，《黄帝内经》奠定了痛证的理论基础，《伤寒杂病论》确立了痛证的辨证论治方法，后世逐渐在实践中完善了中医疼痛理论。无论是止痛方剂，亦或是中医止痛技术，都在继承中得到发展，由此可见中医止痛之生命力。然而，目前在临床上，尤其是面临急危重症患者的疼痛时，采取的止痛措施更多的是西药治疗。WHO 专门依据癌症患者的疼痛程度制订了三阶梯疗法，在临床得到广泛应用。但部分药物具有成瘾性，管控非常严格，并且药物带来的副作用也会影响到患者的病情发展。在疼痛护理方面，更多的是护理理念的转变与发展，比如循证护理、延续性护理、安宁疗护等，临床工作者根据科学的理论探索着治疗疼痛的方法方式。现有很多研究证实中医止痛方剂联合中医止痛技术具有良好的疗效，中医治疗联合西医治疗可以更好地缓解疼痛。但由于"中医见效慢"的固有印象，临床应用中医止痛措施的案例依旧偏少，往往是在特定的科室或特定的治疗中可见。无可否认，中医止痛措施有其独特的魅力，它采取四诊合参的方法，结合患者脏腑、经络的关系，制定出独属于患者的个体化治疗方案，达到调理脏腑经络以止痛的效果。所以，在国家大力提倡发展中医的今天，作为一名学习中医药知识的护生，我们将是中医止痛技术的继承者和发展者，我们应该树立中医文化自信，促进中西医结合发展，以辨证施护为原则，运用中医知识，促进临床中医止痛技术的推广与发展，为疼痛的治疗提供新的思路，以更好地减少患者痛苦，实现职业价值。

4. 推法　用指、掌或其他部位着力于人体一定部位或穴位上，做单方向直线或弧线的移动，称为推法。推法有以下五种。

（1）操作方法

1）平推法　根据着力部位的不同，有拇指平推法、掌平推法和肘平推法三种。用拇指面着力紧贴受术者的体表，按经络循行或肌纤维平行方向做单方向沉缓推动。

2）直推法　术者用拇指桡侧面或示、中两指螺纹面着力于一定部位或穴位上，做单方向的直线推动。

3）旋推法　术者用拇指螺纹面在受术者的穴位上做螺旋形推动。

4）分推法　术者用双手拇指螺纹面或掌面紧贴在受术者的体表上，自中心部位分别向左右两侧单方向推开。

5）合推法　术者用双手拇指螺纹面或掌面紧贴受术者的体表上，自穴位两旁推向穴位中间。

（2）动作要领　各推法的动作要领不尽相同，其区别如下（表4-5）。

表4-5　推法的动作要领

推法	动作要领
平推法	着力较大，推时用力要平稳，推进速度要缓慢，沿直线做单方向运动
直推法	以肘关节的伸屈带动腕、掌、指，做单方向的直线运动，动作要求轻快连续，以推后受术处的皮肤不发红为佳
旋推法	要求肘、腕关节放松，仅靠拇指做小幅度的环旋运动，不带动皮下组织运动，与指摩法类似
分推法	操作时，向两旁分推时可做直线推动或弧形推动，两手用力均匀，动作柔和协调
合推法	同分推法，注意合推法的方向与分推法相反

（3）注意事项

1）推法是单方向的直线或弧线运动，忌往返摩擦。

2）操作时应贴紧体表，用力平稳，均匀适中，推动的速度不宜过快。

3）在受术者的体表操作时，可在施术部位涂滑石粉或葱姜汁等推拿介质。

5. 扫散法　用拇指桡侧和其余四指的指端在患者颞部沿少阳经自前向后，做单向推擦运动，称为扫散法。

（1）操作方法　术者以一手扶患者头部，一手的拇指桡侧面及其余四指指端同时贴于头颞侧部，稍用力向耳后沿少阳经循行路线做快速来回抹动。频率为250次/分左右。

（2）动作要领

1）术者应沉肩、垂肘、肘关节屈曲90°~120°，腕关节放松。

2）以肘关节为支点，前臂做主动摆动，带动腕关节摆动，使着力手指在受术者的颞侧来回推擦。

（3）注意事项

1）扫散法操作时，术者手指着力部位稍用力紧贴于受术处的头皮，向前推擦时用力宜重，回返时用力宜轻。

2）扫散时，一手应稳定好患者的头部，避免其晃动产生不适。

3）扫散法应自前向后循经操作，每次推擦的距离不应太长。

6. 捏法　用拇指和其他手指对称用力，挤压施术部位，称为捏法。

（1）操作方法　用拇指与示、中指的螺纹面或拇指与其余四指螺纹面夹住施术部位，相对用力挤压，随即放松，重复上述动作并循序移动。

（2）动作要领　拇指与其余手指用力要对称，均匀柔和，动作连贯，富有节奏。

（3）注意事项

1）以手指掌面着力，不可用指端着力。

2）捏法对指力要求较高，尤其是拇指与其他四指的对合力，可采用相应功法练习以提高指力。

7. 拿法　用拇指与其他四指相对用力，提捏或夹持肢体或肌肤，称为拿法。

（1）操作方法　术者腕关节放松，以拇指与示、中指或其余手指的螺纹面相对用力夹紧需治疗的部位，将肌肤提起，并做轻重交替而连续的揉捏动作。

（2）动作要领

1）腕关节放松，手指伸直，以平坦的指腹着力挟住需治疗的部位，与拇指相对手指掌指关节屈曲，做类似剪刀式、相对用力提捏受术处皮肤及皮下软组织。

2）用力缓慢柔和而均匀，由轻到重，再由重到轻，揉捏动作连贯。

（3）注意事项

1）操作时，应避免手指的指间关节屈曲，形成指端夹持肌肤或指甲抠掐的动作。

2）操作时，应根据临床需要尽可能多地捏拿皮下软组织，避免手指在体表滑移。

3）操作后，可用轻柔的揉摩法以缓解局部不适。

8. 拨法　以拇指的指腹深按于施术部位，做与筋腱、肌肉等组织走行相垂直的来回拨动，称为拨法，又称"弹拨法"。

（1）操作方法　拇指伸直，以拇指指端或螺纹面着力，其余四指置于相应的位置以助力，用拇指深按至患者局部有酸胀感后，再做与肌纤维或筋腱走行方向垂直的来回拨动。

（2）动作要领

1）操作时，拇指不能和体表皮肤有相对摩擦移动，应带动皮下肌纤维或筋腱韧带一起拨动。

2）用力宜由轻渐重，以患者能忍受为度。

（3）注意事项

1）常在压痛点上操作。

2）因刺激较强，操作后宜用轻柔的揉摩法以缓解局部的不适。

9. 拍法　用虚掌在体表有节律地拍打，称为拍法。

（1）操作方法　术者五指并拢，掌指关节微屈，掌心凹陷呈虚掌，有节奏地拍打需治疗的部位。击打频率为 100～120 次/分。

（2）动作要领

1）操作时，术者肩关节宜松沉，腕关节放松，击打要轻快而平稳，手掌着实后即抬起，动作富有节律，拍打次数以受术者的皮肤出现微红充血为度。

2）可用单手或双手操作。

（3）注意事项

1）手掌落在受术者的体表上应平实，不能在体表有拖抽的动作。

2）对结核、严重的骨质疏松、骨肿瘤、冠心病的患者禁用拍法。

10. 击法　用掌根、掌侧小鱼际、拳背、指尖或桑枝棒等有节奏地击打需治疗的部位，称为击法。

（1）操作方法

1）掌根击法　手指自然伸展，腕关节略背伸，以掌根部击打受术者的体表。

2）侧击法　手指自然伸直，腕关节略背伸，以双手手掌小鱼际部交替击打受术者的体表。

3）拳击法　术者手握拳，腕关节平直，以拳背平击受术者的体表，一般每次击打 3～5 下。

4）指尖击法　以手之五指指端合拢轻快敲击需治疗的部位。

5）棒击法　用特制的桑枝棒前段约 1/2 部着力，击打受术者的体表。

（2）动作要领　击法用力要快而迅速，作用力应垂直于叩击体表，频率均匀有节奏。各类击法有所区别，分述如下（表 4 - 6）。

表 4 - 6　击法的动作要领

击法	动作要领
掌根击法	以掌根为着力点，用前臂的力量击打，手臂挥动的幅度可较大
侧击法	可单手或双手合掌操作，以肘关节为支点，前臂主动运动，击打时手掌小鱼际应与肌纤维方向垂直，动作轻快有节奏
拳击法	以肘关节为支点，运用肘关节的屈伸和前臂的力量击打，用力宜平稳
指尖击法	操作时，腕关节放松，运用腕关节的小幅度屈伸，以指端轻击受术者的体表，频率快如雨点落下
棒击法	以手握桑枝棒下段的 1/3，前臂做主动运动，使桑枝棒前段有节奏地击打施术部位

（3）注意事项

1）击法操作时，应注意击打的反弹感，一触施术部位即弹起，不可在体表停顿或拖抽。

2）严格掌握各种击法的适应部位和病证，忌暴力击打。

3）拳击法主要用于大椎、腰骶部；掌击法可用于百会、环跳；指尖击法常用于头部；桑枝棒击法击打时要用棒体平击，不用棒尖。除腰骶部外，其他部位应用顺棒（棒体纵轴与肌纤维方向平行）击打。

推拿的操作流程见图 4 - 6。

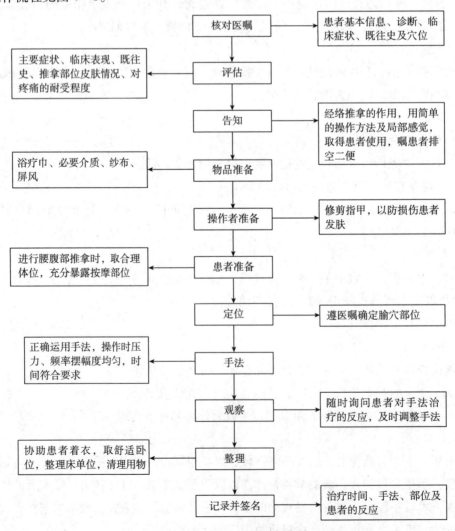

图 4 - 6　推拿技术的操作流程

四、拔罐

拔罐法是指以罐为工具，借助抽吸或燃烧热力，排除罐内空气，使之形成负压，将罐吸附于需施治部位的体表或腧穴上，使局部皮肤充血、瘀血，以达到防治疾病目的的一种方法。

（一）适应证

拔罐适用于外感风寒之头痛、四肢关节痛、腰背痛、痛经、腹痛，以及扭伤、挫伤、痈肿疼痛等多种痛证。

（二）禁忌证

1. 严重心脏病、心力衰竭、呼吸衰竭、重度水肿者不宜拔罐。

2. 高热抽搐及凝血机制障碍，有自发性出血倾向或损伤后出血不止的患者，如血友病、紫癜、白血病等，不宜拔罐。

3. 经期妇女、孕妇腹部和腰骶部及乳部均不宜拔罐，拔其他部位时，手法也应轻柔。

4. 治疗局部的皮肤如有过敏、溃疡，不宜拔罐。

5. 骨骼凹凸不平、毛发较多、有大血管的分布的部位，以及五官和前后二阴部位，不宜拔罐。

6. 精神紧张、疲劳、饮酒后，以及过饥、过饱、烦渴时，不宜拔罐。

（三）罐的吸附方法

罐的吸附方法是指采用一定的方法排除罐内空气，使之形成负压，吸附于需拔罐局部的方法。目前常用的有三种吸附方法。

1. 火吸法　是指利用燃烧时火的热力排除罐内空气，形成负压，将罐吸附于治疗部位的皮肤上的方法。

（1）闪火法　操作者一手持大小适宜的罐具，另一手用止血钳夹紧95%乙醇棉球，点燃后尽快伸入罐内，在罐壁中段绕1~2圈后立即退出，同时迅速将罐扣在所拔部位的皮肤上。此种点火方法比较安全，也是临床最常用的点火方法。需要注意的是，点燃的乙醇棉球应尽快伸入罐内中部，不要在罐口停留，以免将罐口烧热，引起烫伤。

（2）投火法　将95%乙醇棉球或纸片点燃后投入罐内，迅速将罐扣在应拔部位。此法适用于身体侧面横位拔罐。

（3）贴棉法　用浸有95%乙醇的一小块棉花，平贴于罐内壁的上中段，点燃后迅速扣在需拔罐的部位。

（4）滴酒法　在火罐内滴入95%乙醇1~3滴，使其均匀地布于罐壁，点燃后迅速扣在需拔罐的部位。

2. 水吸法　又称煮罐法，是指利用高温的水排出罐内空气，使之形成负压，并将罐吸附于局部皮肤的一种方法。可以用水，亦可以用中药汤剂煮罐，临床多用竹罐。将大小适宜的竹罐投入沸水或药液中煮5~10分钟，用长镊子夹住罐底，使罐口朝下，甩去罐内剩余的水分，立即用湿冷毛巾紧扪罐口，再迅速将罐扣在需拔罐的部位上。

3. 抽气吸法　是指将负压吸引罐扣于局部皮肤上，将抽气筒连接罐顶部抽气活塞，抽出罐内的空气，使之形成负压，待吸牢后，将抽气筒取下，关闭气门，使罐吸附于需施治的部位上。

（四）起罐方法

待拔罐局部皮肤出现明显瘀斑或留罐时间已到，即可起罐。手工起罐时，操作者先用一手提罐使其稍倾斜，另一手的拇指或示指按压罐口皮肤，待空气进入罐内，即可取下。不可强行上提或旋转提拔，以免引起疼痛或损伤局部的皮肤。

（五）火罐操作法

1. 操作前准备

（1）患者准备　核对患者姓名、床号、拔罐部位等；评估患者的病情、既往史、有无感觉迟钝或障碍、对疼痛的耐受程度及心理状况、局部皮肤情况；向患者解释，取得患者配合，说明拔罐的作用及可能出现的不良反应，以取得其知情同意；根据病情协助患者取安全舒适的体位；嘱患者排空大、小便。

（2）用物准备　治疗盘内放罐具（根据所拔部位选择大、中、小罐具及数量，并检查罐口边缘是否光滑、有无裂缝）、95% 乙醇棉球或纸片、打火机、止血钳、小口瓶（内盛少许水）、大毛巾、屏风等，如为走罐，则需另备凡士林或按摩乳。

（3）环境准备　环境应光线充足、安静整洁、温度适宜，无易燃物品。

（4）操作者准备　操作者应仪表整洁，洗手，戴口罩。

2. 操作步骤

（1）备齐用物，携至患者床旁，解释操作时注意事项，再次核对医嘱。

（2）根据病情，协助患者取合理舒适体位，暴露拔罐部位，注意保暖。

（3）选择大小合适的罐具，再次检查罐口边缘是否光滑。

（4）用闪火法将罐吸附于局部皮肤上，动作要稳、准、轻、快，防止烫伤。

（5）留罐 10 ~ 15 分钟。留罐过程中，注意观察火罐吸附情况、局部皮肤颜色变化及患者的全身情况。

（6）起罐，擦去污渍，协助患者穿衣，取舒适体位。

（7）整理用物，洗手，记录。

（六）拔罐法的临床应用

1. 留罐　是指待罐吸牢后，将罐留置 10 ~ 15 分钟，待被拔部位出现潮红，皮下出现瘀血时即可起罐。如果罐体较大，吸附力较强时，可适当缩短留罐时间，以免局部皮肤起疱。此法较为常用，一般疾病均可使用。留罐法主要用于寒邪引发的疾患及脏腑的病变，如经络受邪、气血瘀滞、外感风寒、肢体麻木和消化不良等。

2. 闪罐　是指将罐拔住后立即起下，反复多次地拔上、起下，直至皮肤潮红为度，为"留-拔-留"的循环手法。闪罐法对神经有一定的兴奋作用，多适用于局部麻木、疼痛等证或不易留罐的患者，如肌肉痿软、皮肤麻木、功能减退的虚弱病证及卒中后遗症等。

3. 走罐　是指先在罐口或预拔部位涂一些润滑油或凡士林，再将罐拔住，用手握住罐体，进行上下或左右往返推移，直至所拔部位皮肤出现红润、充血或瘀血时，将罐起下。一般适用于面积较大、肌肉丰厚的部位，如背部、腰臀部以及大腿部等。常选用罐口口径较大，且罐口较圆滑的玻璃罐。可用于治疗急性热病、瘫痪麻木、风湿痹证及肌肉萎缩等病证。

4. 刺血拔罐　是将拔罐与刺血疗法配合应用的一种方法。将应拔罐部位的皮肤消毒后，用三棱针点刺出血或用皮肤针叩打后，再将火罐吸拔于点刺的部位上，使之出血，以加强放血治疗的作用。针刺的力度是：轻刺以皮肤出现红晕为标准；中刺是以轻微出血为准；重刺以点状出血为准。刺血拔罐多用于治疗急、慢性软组织损伤等。

5. 留针拔罐　留针拔罐时，首先选定穴位，然后对其进行针刺，待得气后留针时，将罐拔在以针为中心的部位上，留置 10 ~ 15 分钟，待皮肤红润、充血或瘀血时，起罐、起针。

（七）拔罐法的注意事项

1. 拔罐时要选择肌肉丰厚的部位和舒适合理的体位。

2. 根据所拔部位选择大小适宜的罐，器具均需消毒，注意检查罐口是否边缘平滑、无裂缝。

3. 拔罐时动作要稳、准、快，才能使罐拔紧，吸附有力。

4. 拔罐过程中注意询问患者的感觉，观察局部皮肤情况。当患者感觉所拔部位发热、发紧、发酸、疼痛、灼热时，应取下重拔。

5. 拔火罐或水罐时要避免灼伤或烫伤皮肤。若烫伤或留罐时间过长而使皮肤出现小水疱时，可外敷无菌纱布加以保护，防止水疱被擦破感染；水疱较大时，应经消毒后用无菌注射器将渗液抽出，再用无菌纱布覆盖以防感染。

6. 注意有无晕罐先兆。当患者出现头晕、恶心、面色苍白等晕罐反应时，应立即停止拔罐，将罐具全部起下。使患者平卧，注意保暖。重者可通知医生并对症处理。

具体操作流程见图4-7。

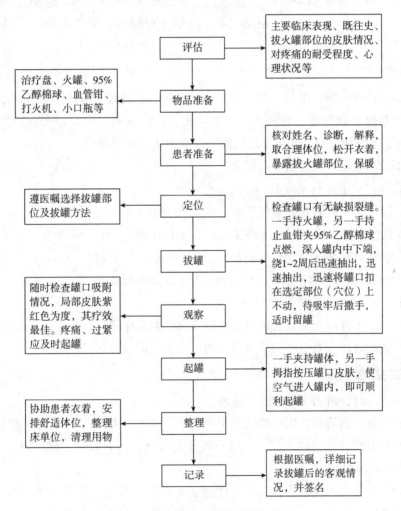

图4-7 拔罐的操作流程

五、刮痧

刮痧法是指用边缘钝滑的器具，在人体一定部位的皮肤上反复刮动，使局部皮下出现痧斑或痧痕，以达到防治疾病目的的一种方法。通过刮痧，一方面可疏通腠理，使脏腑秽浊之气通达于外，促使周身气血流畅，逐邪外出，达到治病的目的；另一方面疏通经络，通调营卫，和谐脏腑，从而达到保健的目的。

（一）适应证

刮痧适用于治疗感受暑湿秽浊引起的头痛、腹痛、身痛诸证，亦可用于风湿痹证。

（二）禁忌证

1. 凡危重病证，如急性传染病、严重的心脑血管疾病、肝肾功能不全等，禁止刮痧。

2. 有出血倾向的疾病，如血小板减少症、凝血功能障碍等，禁用刮痧。

3. 各种皮肤溃疡、疮疡、烫伤、急性扭伤或外伤骨折处及皮肤有不明病因的包块等，禁止直接在病灶部位刮拭。

4. 过饥、过饱、过度疲劳或过度紧张者，禁用刮痧。

5. 形体过于消瘦者或久病体弱者，不宜刮痧。

6. 妊娠妇女的腹部、腰骶部及身体的一些穴位，如三阴交、合谷、肩井、昆仑等穴位禁用刮痧。

7. 眼睛、耳孔、鼻孔、舌、口唇、前后二阴、肚脐（神阙穴）处禁止刮痧；囟门未闭合的小儿头部禁用刮痧。

（三）操作步骤

1. 根据刮痧部位备齐用物，携至床旁，再次核对，并向患者做好解释，取得合作。

2. 根据病证协助患者取舒适、合理体位。如胸腹、下肢内侧、前侧部多选用仰卧位或仰靠坐位；头部、颈部、背部、上肢和下肢外侧部多选用俯卧位或俯伏坐位及坐位。

3. 暴露刮痧部位，注意保暖，必要时屏风遮挡。

4. 检查刮具边缘，确定光滑无缺损。

5. 手持刮具，蘸润滑剂，在选定部位施刮。刮具与刮拭方向皮肤保持45°~90°角。颈部、脊柱旁从上至下，胸背部从内向外，单一方向刮拭皮肤，不可来回刮拭。用力应均匀，力度适中，禁用暴力。

6. 刮痧的条数应视具体情况而定。一般每次刮8~10条，每条刮6~15cm，每条刮20次左右。

7. 刮痧过程中注意观察患者情况和局部皮肤的变化，随时询问患者有无不适，注意观察病情及局部皮肤颜色的变化。

8. 刮痧结束后，擦干油或水渍，协助患者穿好衣裤，整理床单位。

9. 整理用物，使用过的刮具应清洁消毒后备用。洗手，记录签名。

（四）刮痧法的注意事项

1. 保持室内空气新鲜、流通，避免直接吹风。

2. 刮痧用具一定要注意清洁，用后清洗并用75%乙醇消毒。最好专人专板，固定使用。

3. 任何部位刮痧治疗宜先刮拭颈部，一般原则是先颈部，再背腰部、胸腹部，最后刮四肢和关节部，一般先刮阳经，后刮阴经。

4. 刮痧时用力应均匀，力度适中，以患者能耐受为宜。一般刮至局部皮下出现红色或紫红色痧痕为度。每次每个部位刮拭不超过10分钟为宜，或以出痧为度，对不出痧或出痧少者不可强求出痧。

5. 操作中注意观察患者局部皮肤颜色的变化，随时询问其感觉。如患者出现异常疼痛、冷汗不止、胸闷烦躁等，应停止刮痧。

6. 刮痧出痧后嘱患者饮温开水（最好为淡糖盐水），并休息15~20分钟。出痧后避免受凉，一般刮痧后不洗澡，尤其是不要洗凉水澡。

7. 两次刮痧时间一般间隔3~6天，以皮肤痧退为准，3~5次为一疗程。

8. 凡肌肉丰满处（如背部、臀部），宜用刮痧板的横面刮拭；对一些关节部位、肌肉较少、凸凹较多处，宜用刮痧板的棱角刮拭。

具体的操作流程见图4-8。

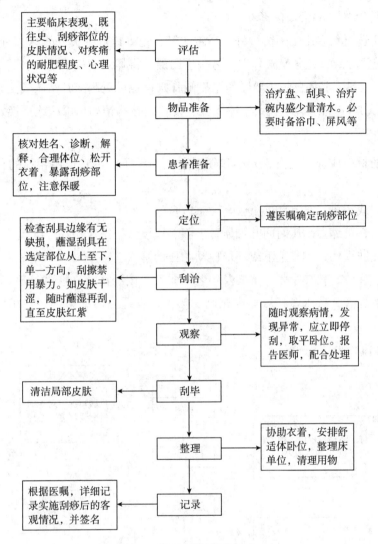

图4-8 刮痧的操作流程

六、耳穴贴压

耳穴贴压法是在耳穴表面贴敷圆形、坚硬而表面光滑的小颗粒，如王不留行籽、小磁珠等，通过在敷贴处按压耳穴以加强刺激来防治疾病的一种方法。

（一）适应证

耳穴贴压广泛用于各种痛证的治疗，如头痛、偏头痛、三叉神经痛、肋间神经痛、坐骨神经痛，以及术后伤口痛、外伤性疼痛等。

（二）禁忌证

1. 妇女妊娠期，有习惯性流产史的孕妇禁用。

2. 耳廓如有明显病变，包括冻疮、感染、溃疡及湿疹等，不宜采用。

3. 严重器质性疾病者慎用。

（三）操作方法

1. 选穴 诊断明确后，根据耳穴的选穴原则或用耳穴探查方法在耳廓上所获得阳性反应点，确立处方。

2. 消毒 耳穴用75%乙醇常规消毒。

3. 压丸 压丸所选材料多用王不留行籽、小磁珠等。先将其贴在 0.5cm×0.5cm 小方块胶布中央即形成耳穴贴。一手捏住耳廓，充分暴露耳穴，另一手用镊子将耳穴贴敷于耳穴上贴按压在耳穴，并给予适当按压，使耳廓有发热、胀痛感。主要贴压患病侧耳穴，也可双侧同时贴压或交替贴压。一般每天患者可自行按压 2~4 次，贴好的耳豆可保留 3~5 天，复诊时按病情酌情增减或更换穴位。

（四）注意事项

1. 耳穴贴压法的材料应选用光滑、大小和硬度适宜的种子，不宜选用粗糙的种子，以免按压时损伤皮肤。

2. 防止胶布潮湿或污染。

3. 对胶布过敏者，可缩短贴压时间并加压肾上腺、风溪穴，或改用黏合纸代替。

4. 为避免耳廓皮肤损伤，不宜上下或环形揉动贴压的耳穴。

5. 对过度饥饿、疲劳、精神紧张、孕妇及年老体弱者，按压宜轻；急性疼痛按压宜重。

6. 有运动障碍的患者，按压埋籽后耳廓充血发热时，宜适当活动患部，并在患部进行按摩、艾灸等，以提高疗效。

耳穴贴压的具体流程见图 4-9。

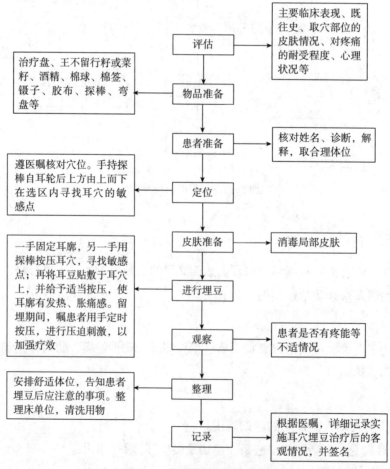

图 4-9 耳穴贴压的操作流程

七、穴位注射

穴位注射又称水针疗法，是以中西医理论为指导，依据穴位作用与药物的性能，将注射液注入穴位以防治疾病的一种疗法。适用于急慢性疼痛，如头痛、牙痛、腹痛、胃痛、腰痛、肢体关节痛等。重要脏器所在部位（如胸、背部），注射时应严格掌握深度，防止刺伤内脏。身体虚弱者或有晕针史者不宜使用本法。

（一）操作程序

1. 评估 患者病情、明确药物、施术皮肤状况、既往史、药物过敏史、心理状况及环境等。

2. 准备

（1）用物准备 治疗盘、弯盘、药物、皮肤消毒液、无菌注射器、砂轮、棉签、无菌持物镊。

（2）患者准备 取舒适体位，松衣着、暴露施术部位，保暖，选穴，清洁局部皮肤。

3. 确定穴位 取合适体位，根据病情选择有效的、肌肉较丰满处的穴位。也可选择阿是穴，或检查时触到的呈结节、条索状等阳性反应点。暴露腧穴，拇指或示指循位按压腧穴，询问患者感觉，确定注射穴位。

4. 抽取药液 严格执行查对制度，按无菌操作与操作规程抽吸药液。

5. 消毒皮肤 常规消毒穴位局部皮肤。

6. 穴位注射 右手持注射器（排出空气），左手绷紧穴位皮肤，对准穴位或阳性反应点，快速刺入皮下，然后缓慢进针，得气后，回抽，若无血，即可将药液注入。注入的速度可根据治疗需求进行调节，实热证，注入宜速；虚寒证，注入宜缓。

7. 观察 观察有无晕针、弯针、滞针及药物过敏反应，询问有无不适感。

8. 出针 药液注完，迅速拔针，用无菌棉签按针孔片刻。

9. 整理 协助患者着装，安排舒适体位，整理床单位，整理用物，健康教育。

10. 评价 选穴是否准确，操作方法是否正确、熟练，沟通是否到位，是否做到人文关怀。患者是否有"得气"感，症状是否缓解。是否发生针刺意外。是否发生药物过敏。

11. 记录 穴位、药名、剂量、浓度、患者反应等，并签名。

（二）注意事项

1. 严格三查七对，凡能引起过敏反应的药物必须先做皮试。副作用较严重的药物，不宜采用。刺激作用较强的药物，应谨慎使用。

2. 项、颈、胸背部注射时，切勿过深，药物也必须控制剂量，宜缓慢注射。

3. 药液不能进入血管，注射时如回抽有血，必须避开血管后再注射。一般药物不能注入关节腔、脊髓腔。

4. 孕妇的下腹、腰骶部和三阴交、合谷等孕妇禁针穴位，不宜使用水针。

5. 年老体弱者、初次治疗者，选穴须少，药液剂量须酌减。

6. 注射器、注射部位必须严格消毒，注射时严格执行无菌技术操作。

7. 须注意预防晕针、弯针和断针。

穴位注射的具体流程见图 4-10。

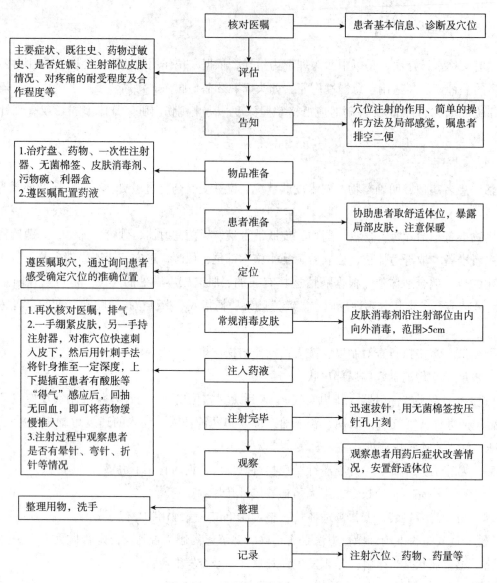

图4-10 穴位注射的操作流程

八、中药熏洗

熏洗法是根据中医辨证选用相应的方药经过煎煮加热产生温热药气，利用中草药剂的热力或蒸汽渗透入人体皮肤毛窍、经络，达到温经通络、活血止痛、疏风散寒、祛风除湿、杀虫止痒、消肿祛瘀、协调脏腑功能、扶正祛邪的功效。适用于血瘀、寒凝、热壅、湿热蕴结所致的痛证，以及跌仆损伤疼痛。常用的熏洗法有六种。

（一）熏法

1. 概念　熏法是通过选用一定的药物燃烧后产生的烟雾，借着药力与热力的作用达到防治疾病目的的一种方法。

2. 操作方法

（1）皮肤疾患治疗　把药物卷入棉纸内，点燃后吹灭火焰，以烟火熏患处，每次熏10~30分钟，每日一次，至症状消失为止。用于慢性湿疹、鹅掌风和皮肤癣症。

（2）空气消毒　室内不留人，门窗关闭；将药物（常用苍术 $1g/m^3$，藿香 $1g/m^3$ 混合）放置在容器中，加入95%乙醇浸透，用火柴点燃，烧至产生烟雾，直至药物燃尽；药物燃2小时后打开门窗，将烟雾散尽；按常规进行空气细菌培养。注意防火，燃烧药物时要远离易燃物。

（二）蒸法

1. 概念 蒸法是利用各种中草药加热后产生的蒸汽渗透入人体皮肤、深层组织，以祛风除湿、舒筋活络、活血祛瘀和温经止痛的一种治疗方法。

2. 适应证 常用于风寒痹证、跌打损伤、痛风、妇科痛经等。

3. 操作方法

（1）将中草药用冷水浸泡20～60分钟后，放入中草药熏蒸机器的贮药机里，通电煮沸预热机器，夏天需要15分钟，冬天需20分钟。

（2）机身内的温度春夏季可调至32℃左右，秋冬季可调至32～35℃。

（3）核对患者姓名，协助患者脱去衣裤，坐在椅子或卧于治疗床上。每次蒸20～30分钟，每日1～2次。

（4）熏蒸完后，关闭电源，让患者走出机身，操作者用毛巾擦干患者皮肤上的汗液，并协助其穿好衣服，嘱患者在治疗室内休息30分钟，汗止后回病房。

4. 注意事项

（1）操作前向患者做好解释工作。

（2）操作前应仔细检查机器是否正常、有无漏电。

（3）嘱患者喝500ml糖盐水，以防出汗太多出现虚脱。

（4）在熏蒸过程中注意皮肤微微出汗为宜，汗出太多易耗伤阴津。

（5）熏蒸过程中时刻关注患者情况，如出现心慌、气促、面色赤红或苍白、大汗不止等状况应立即关机，嘱其卧床休息，注意保暖，并给予盐开水。如不见缓解，请医生诊治。

（6）有以下情况者禁止使用蒸法：发热、昏迷、恶性肿瘤、黄疸、有出血倾向、严重心脏病、哮喘发作、孕妇及经期妇女。

（三）溻渍法

1. 概念 溻渍法是用中草药煎汤趁热在身体局部淋洗、浸泡、湿敷，以洁净创口、祛除毒邪、温通经脉、消肿止痛的一种外治方法。

2. 适应证 多用于丹毒、疮疡肿痛、外伤等。

3. 操作方法

（1）操作者准备整齐。

（2）核对患者姓名，关闭门窗，或用屏风遮挡。

（3）协助患者取适合体位并暴露溻渍部位，下垫橡胶单、中单，置弯盘于中单上，局部涂凡士林。

（4）将药液倒入盆内，置敷布于药液中浸湿，用钳子拧干，以不滴水为度；抖开，用前臂掌测试温度，以不烫手为度，折叠后敷于患处。

（5）每隔5～10分钟用卵圆钳夹纱布浸药后淋药液于敷布上，保持敷布的湿度及温度，以发挥药效，每次溻渍30～60分钟。如果皮肤溃疡渗液不多，可3～4小时换药一次。

（6）擦干局部药液，协助患者穿好衣裤，整理床单。对已用的物品进行消毒清洗处理后，做好有关局部情况、效果、溻渍时间等记录。

4. 注意事项

（1）操作前向患者解释溻渍的目的、方法，以取得患者合作。

（2）药液温度不宜过热，避免烫伤，老年、儿童药液不得超过50℃。

（3）包扎部位渐渍时，应揭去敷料。渐渍完后，更换敷料，重新包扎。

（4）伤口部位进行渐渍疗法，应按无菌操作进行，操作后按换药法处理伤口。

（5）患部不同可采用不同的方法，四肢宜淋洗法，肢端宜浸泡法，腰背部宜湿敷法。

（6）所用物品须消毒，避免交叉感染。

（四）腾洗法

1. 概念 腾洗法是将中药装在纱布袋内，经过蒸或煮后使药性透出，温度适宜时直接在局部腾洗，以达到活血祛瘀、祛风除湿、温经通络、消肿止痛等功效的一种方法。

2. 适应证 适用于瘀血不散、关节肿痛、筋骨疼痛、跌打损伤等。

3. 操作方法

（1）将腾洗的药装入纱布袋里，扎紧或缝好袋口，用水浸 30 分钟，使药物充分浸湿后，电炉上煮 30 分钟或蒸锅蒸 40 分钟。

（2）帮助患者暴露腾洗部位，取舒适体位。

（3）铺橡胶单和治疗巾于腾洗部位下面，用镊子钳取出药袋，用前臂掌侧测试药液温度，不烫手时方可腾洗。

（4）腾洗四肢时，待温度适宜后将肢体浸泡药液中，边泡边用药袋腾洗。腾洗腰背部用蒸法，将蒸热的药袋放在腰背部，上盖治疗巾，冬季用棉被盖好保温。

（5）每次腾洗 30 ~ 60 分钟，每日 2 次。腾洗完后擦干局部，协助患者穿好衣裤。嘱患者休息半小时后方可离开病室。

4. 注意事项

（1）腾洗药袋夏季每袋可连续使用 3 天，冬季可连续使用 5 天，每次用时都应重新煮或蒸。

（2）药袋不要过热，防止烫伤，使用电炉加热时注意防止意外发生。

（3）注意给患者保暖。

（4）腾洗结束后不要让患者立即外出活动，防止关节再次受凉而降低腾洗疗效。

（五）坐浴法

1. 概念 坐浴法是指将药物煎汤或开水冲化后趁热熏洗会阴部或肛门部，利用药物加热后产生的热力和药力共同对局部起到杀虫止痒、消肿止痛、活血化瘀的作用。

2. 适应证 常用于肛肠科疾病，如外痔肿痛、内痔脱出等；妇科疾病，如外阴瘙痒、会阴部手术后等。

3. 操作方法

（1）将煎好或开水冲溶的坐浴药液趁热放在坐浴椅上，协助患者暴露臀部，坐在坐浴椅上熏蒸，待温度下降至不烫手时，再用纱布浸湿药液，洗涤局部，最后用纱布擦干臀部。

（2）坐浴时间为每次 20 ~ 30 分钟，每日 1 次。如有伤口时，浴盆及溶液应为无菌，坐浴后按常规给伤口换药。

4. 注意事项

（1）熏患处时药液温度应保持在 50 ~ 70℃，洗患处时药液温度应保持在 38 ~ 43℃。

（2）患者坐浴时应观察其病情有无异常变化。

（3）坐浴盆应每人一个，用后注意清洗消毒，避免交叉感染。

（4）女性患者在月经期或阴道出血、妊娠后期忌用坐浴，盆腔脏器急性炎症期也不宜坐浴。

（六）全身药浴法

1. 概念 全身药浴法是指将中药煎成汤液，进行全身性熏洗、浸渍，以达到舒筋活络、消肿止痛、祛风除湿、清热解毒目的的一种治疗方法。

2. 适应证　适用于疮疡、伤筋挫骨、肢体偏瘫等。

3. 操作方法

（1）操作者衣帽整洁，准备好所有物品后，核对患者姓名。

（2）调节浴室的温度在 20～22℃，将药液倒入浴盆内加开水调温度至 50～70℃。

（3）必要时协助患者脱去衣裤，扶入浴盆内坐在活动架上，先使药液蒸气熏蒸全身。

（4）药液温度下降到能浸入四肢时，将躯体及四肢全部浸泡于药液中，必要时协助患者擦洗患处。药浴时间控制在 40 分钟为宜，以免其疲劳。

（5）药浴结束后，用温水冲去患者皮肤上的药液，帮其擦干后披上浴巾，扶出浴盆，待其穿好衣裤后送回病室休息。

（6）消毒浴盆、浴室，整理用物，并做好相关记录。

4. 注意事项

（1）操作前要做好患者的思想工作，争取获得合作，保护患者的隐私。

（2）浴室内温度适宜，夏季防止出汗过多而虚脱，冬季预防受凉感冒。药液的温度以不烫伤为度。

（3）对年老体弱者、儿童及活动不便者必须给予帮助，并严密观察。

（4）在药浴过程中要随时观察患者的面色、呼吸等是否有异常，如有异常应立即停止药浴，将其扶出浴盆，平卧休息，必要时给予温开水，严重者应及时通知医生。

（5）孕妇和患者经期禁用此法。

中药熏洗的具体流程见图 4 - 11。

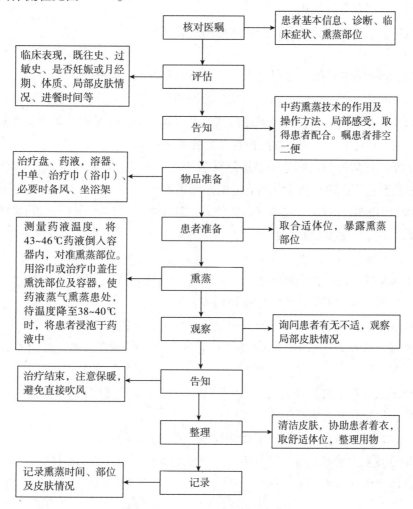

图 4 - 11　中药熏洗的操作流程

九、其他

（一）中药外敷

中药外敷法是将药物贴敷于穴位或体表特定部位来治疗疾病的方法。

散剂敷贴时，可用水、酒、醋、油、蜂蜜等进行调和，亦可将药掺在膏药、软膏、胶囊上敷贴，或直接在穴位处撒上药末，再用干净的纱布覆盖、固定。

本法可泛治诸痛，宜根据疼痛的性质、部位，选用相应的药物敷贴。如实证、热证，多用清热解毒、活血化瘀、祛风除湿之品；虚证、寒证，则用益气温阳、通经散寒之剂。

皮肤过敏者慎用本法。若敷后出现药疹、水疱等，则洗去药物，暂停外敷，或用芒硝 30g、白矾 30g 溶化，纱布浸湿敷。

（二）穴位贴敷

穴位贴敷法是指将新鲜的中药切碎、捣烂，或将中药研成细末，加适量赋形剂调成糊状后，敷布于腧穴（阿是穴）或患处，通过药物和穴位的共同作用纠正脏腑阴阳的偏胜或偏衰，改善经络的气血运行，以达到防病治病的目的。

1. 适应证 穴位贴敷法可泛治诸痛。实证、热证，多用清热解毒、活血化瘀、祛风除湿之品；虚证、寒证，则用益气温阳、通经散寒之剂。

2. 禁忌证

（1）患者的眼部、唇部等处慎用。

（2）有药物过敏史或者皮肤容易起丘疹、水疱的患者慎用。

3. 操作方法

（1）核对医嘱，携用物至床旁，核对患者，向患者解释并取得合作。

（2）根据所选穴位协助患者取舒适体位，暴露敷药部位，定准穴位，注意保暖和遮挡。

（3）首次贴敷者，必要时用生理盐水棉球清洁局部皮肤；更换敷贴者，取下原敷贴，用 0.9% 生理盐水棉球擦洗皮肤上的用药痕迹，观察皮肤情况及敷药效果。

（4）将制好的敷药或研好的新鲜草药准确地贴敷于相应穴位，以纱布（或专用敷贴）覆盖，胶布固定或绷带包扎，松紧适宜，防止药物受热后溢出而污染衣被。

（5）敷药完毕，协助患者着衣，安排舒适体位，整理床单位，有针对性地进行健康教育。

（6）整理用物、洗手，做好记录并签名。

4. 注意事项

（1）凡用溶剂调敷药物时，需现调现用。

（2）若用膏药贴敷，应掌握好温度，以免烫伤或者粘不住。

（3）应固定稳妥，以免移动或脱落，对胶布过敏者可用其他的方法固定。

（4）对刺激性强、毒性大的药物，贴敷穴位不宜过多，面积不宜过大，时间不宜过长，以免发疱过大或引起药物中毒。

（5）对久病体弱或有严重身体疾病者，使用药量不宜过大，贴敷时间不宜过久，并在贴敷期间密切观察患者的病情变化和有无药物不良反应的发生。

（6）对于孕妇、幼儿，应避免为其贴敷刺激性强、毒性大的药物。

（7）对于残留在皮肤上的药膏等，不可用汽油或肥皂等有刺激性的物品擦拭。

穴位贴敷的具体流程见图 4-12。

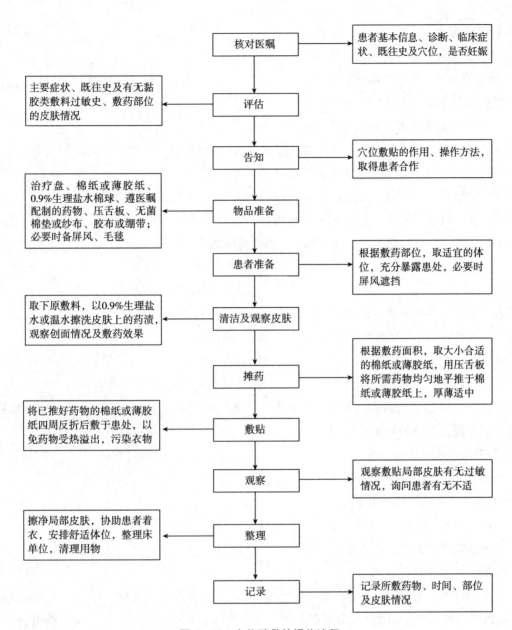

图 4 - 12 穴位贴敷的操作流程

目标检测

答案解析

一、选择题

（一）A1/A2 型题（最佳选择题）

1. 温和灸中，艾条与皮肤的距离为（   ）

    A. 约 3cm   B. 2 ~ 3cm

    C. 3 ~ 5cm   D. 2 ~ 5cm

2. 推拿手法的要求是（   ）

    A. 持久、有力、均匀、柔和、深透

B. 持久、有力、均匀、柔和、渗透

C. 持久、均匀、柔和、深透、渗透

D. 持久、力匀、柔和、深透、渗透

3. 下列有关刮痧说法错误的是（　　）

    A. 刮具与刮拭方向皮肤保持 45°～90° 角

    B. 刮痧时用力应均匀，力度适中，禁用暴力

    C. 一般刮痧后不洗澡，尤其是不要洗凉水澡

    D. 以出痧为度，直至出痧为止

4. 患者，女，因痛经来诊。患者下腹隐痛绵绵，喜温喜按，面色白，舌淡白苔滑腻，脉弱无力。自述已痛经十年，经期不定，经量偏少。患者此时的疼痛性质属于（　　）

    A. 实寒痛证　 B. 虚寒痛证

    C. 实热痛证　 D. 虚热痛证

5. 患者，男，因胃痛来诊。自述近日工作繁忙，心情不畅，连日来胃部疼痛难忍，遇烦恼郁怒则更甚。患者苔薄白，脉沉弦。可以选择的镇痛方剂是（　　）

    A. 银翘散　 B. 柴胡疏肝饮

    C. 逍遥散　 D. 黄芪建中汤

6. 患者，女，34 岁，头痛经久不愈，痛如锥刺，痛处固定不移，日轻夜重，舌紫、苔薄白，脉细涩。以下说法正确的是（　　）

    A. 患者的头痛为虚性头痛

    B. 患者头痛的治疗以滋阴养血为主

    C. 可以用补中益气汤加减来治疗

    D. 为患者行灸法时，可选用大椎穴、肩井穴

（二）A3 型题（病例型最佳选择题）

（7～10 题共用题干）

患者，女，80 岁，主诉双手关节疼痛 20 年，腰痛 14 年，双膝关节疼痛 3 年，加重 1 个月。患者 20 年前无明显诱因出现双手远端指间关节疼痛、发僵，痛处固定不移，未予治疗。14 年前出现左手第 2～4 指远端指间关节骨性肥大。同年出现腰椎疼痛，负重及活动后疼痛加重，活动受限以翻身动作困难为主，无下肢疼痛。近 1 个月上述症状加重，于外院诊断为 "类风湿关节炎，骨关节炎"，现为求中西医结合治疗，收入我院。刻下症见：腰椎疼痛明显，活动受限，关节屈伸不利，腰膝酸软，遇寒则痛甚，遇热则痛缓，伴胸闷痰多，眼睑水肿。舌苔薄白，脉弦紧。

7. 患者目前的疼痛性质是（　　）

    A. 实寒痛证　 B. 虚寒痛证

    C. 实热痛证　 D. 虚热痛证

8. 患者的病证涉及的脏腑有（　　）

    A. 心、肝、肾　 B. 脾、肝、肾

    C. 肺、肾、肝　 D. 心、肺、肾

9. 适合该患者的治法是（　　）

    A. 祛风通络，散寒除湿　 B. 清热通络，祛风除湿

    C. 除湿祛瘀，补肝益肾　 D. 祛风通络，温阳补火

10. 以下关于治疗患者疼痛的说法，错误的是（　　）

A. 可以选择中药贴敷的方式进行治疗

B. 中药汤剂宜饭后温服

C. 灸法可选择合谷、足三里、阳陵泉等穴位

D. 中药方剂可选择血府逐瘀汤

（马雪玲）

书网融合……

本章小结　　　　　　微课　　　　　　题库

第五章　内科疾病疼痛的中医护理

PPT

📖 学习目标

知识要求：

1. 掌握　各种内科疾病疼痛的诊断要点、护理措施。

2. 熟悉　各种内科疾病疼痛的病因病机、辨证分型。

3. 了解　各种内科疾病疼痛的鉴别诊断。

技能要求：

1. 熟练掌握各种内科疾病疼痛的病情评估内容。

2. 学会应用本章所学知识对内科疼痛患者进行健康宣教。

素质要求：

注重安抚疼痛患者的紧张情绪，提高与疼痛患者的沟通技巧。

第一节　胸痛（胸痹）

➡ 案例引导

案例：患者，中年男性，从事保安行业，58岁，反复胸闷痛1年余。1年余前值完夜班后开始觉得胸部不适，多以胸闷为主，时觉胸部隐痛，休息后可逐渐缓解。曾至社区医院就诊，经检查发现血压偏高，心电图未示明显异常，予口服降压药物处理。但是患者平素并没有规律服药，经常熬夜值班，白天缺少锻炼，有吸烟习惯。

讨论：

1. 本例患者的护理诊断是什么？请列出具体护理措施。

2. 针对此例患者，如何开展健康宣教？

胸痛是指因邪痹心络、气血不畅所致，以左胸部和膻中发作性憋闷、疼痛，甚则心痛彻背、短气、喘息不得卧等为主要临床表现的病证，涉及心、胸隔、胸膜、肺、食管及胁肋等脏腑组织病变。古代医著中虽有胸痛的记载，但有关其概念及内容也是比较模糊的，主要可归在"胸痹""真心痛"范畴。"胸痹""真心痛"内容均始见于《黄帝内经》的记载。本病多在中年以后发生，男性多于女性。临床上需要注重辨别病情轻重缓急，将辨证施护贯穿于治疗护理过程中。

一、病因病机

本病的发生与年迈体虚、过劳伤内、寒邪内侵、饮食不节、情志失调、气滞血瘀等因素有关。其病位在心，但与肝、脾、肾有关。本病的基本病机为心脉挛急或闭塞；主要表现为本虚标实、虚实夹杂之证。

（一）病因

1. 年迈体虚 因年老，或素体亏虚，肝肾之精气血渐衰，阴血不足，脉管不盈，气阳亏虚，则不能鼓动五脏之阳，使心气不足或心阳不振，血脉失于温运，不能濡养五脏之阴，使心阴内耗，心脉不充，心火燔炽，下汲肾水，耗伤肾阴，阴寒之邪上乘、阻滞气机，胸阳被遏，心脉故而阻塞不通，发为胸痹。

2. 过劳伤内 劳倦伤脾，脾虚失运，气血乏生化之源，以致心脏气血不足，或失血之后，血脉不充，心失所养；房劳过度，肾渐虚耗，阳亏不温，鼓动无力，清阳失展，血行瘀涩。

3. 寒邪内侵 本病发病多见于六淫邪气中寒邪，素体心气不足或心阳不振，寒邪内侵，郁遏阳气，温煦不足，寒凝胸中，胸阳失展，气血津液凝结，心脉痹阻，进而发生胸痛。

4. 饮食不节 包括饥饱无常、饮食过量、偏嗜及酗酒等。暴饮暴食、偏嗜肥甘生冷厚味及过量饮食、过量喝酒，日久损伤脾胃、运化失司，易致湿热内蕴中焦，湿蕴酿痰，热郁从火，上扰心胸，胸阳被遏，痰阻心脉，发为胸痛。

5. 情志失调 忧思伤脾，脾失健运，酿湿成痰，阻遏心脉血行；或脾胃虚损，气血生化无源，心脉濡养不足，发为胸痛；郁怒伤肝，肝失疏泄，气机逆乱，气悖心胸，阻碍血行，甚至郁而化火，上扰胸中，灼津生痰或气郁血滞，血行不利，脉络不通，而发胸痛。总之，忧思郁怒引起心肝之气郁滞，导致气血在心脉运行不畅，发为胸痛。

6. 气滞血瘀 内伤情志日久，气滞而血行不畅，心脉涩滞不通；或久病入络，血行瘀滞，闭阻心胸，导致胸痛的发作或加重。

（二）病机

心脉挛急或闭塞为本病的基本病机；主要表现为本虚标实、虚实夹杂之证。

1. 病位 本病病位在心，涉及脾、肝、肾三脏。

2. 发病 本病多在诱因作用下急性起病，发展较快；亦见年老体虚，缓慢起病，反复发作。

3. 病性 本病临床上多见本虚标实、虚实夹杂之证。或以实证为主，或以虚证为主。本虚可有气虚、阳虚、阴虚及血虚，亦见阴损及阳，阳损及阴，甚至阳微阴竭，心阳外越；标实为寒凝、气滞、血瘀及痰浊，这四个因素亦可相互为病。虚证，多见于年老久病者，责于气虚、阴伤、血亏、阳衰，心脾肾肝功能失调；实证，则以青中年或突发暴病者，与阴寒、痰湿、血瘀及气滞等相关。阴寒易伤阳气，导致肾阳温煦不足，内生湿、痰、瘀，阻碍血行。气虚无力推动血行，血亏脉管不盈，亦可导致血行不畅，不通则痛。

4. 病势 本病的发生与发展过程的总趋势多由标及本、由轻转剧，先实而后致虚。发作期以标实证候为主要表现，并以血瘀最为突出；缓解期主要有心、脾、肾气阳或气阴之不足，其中又以心气不足之证候最为常见。

寒邪侵内，伤阳耗气，痰湿内生，致使心脉瘀阻。病情的进一步发展，痰瘀闭阻心脉，则胸痛猝然加重，而进展为真心痛，预后不良。

5. 病机转化 本病的病因病机常见2个或3个因素并存，或交互为患。阴寒冷凝，气失温煦，蕴湿酿痰，痰踞心胸，胸阳闭阻，日久耗气伤阳；瘀阻心脉，留瘀日久，新血不生，心失濡养，脉管不充，心阳不振。上述病机转化皆为因实而致虚。反之，素体虚弱，心肾阳虚，气不化津，内生湿痰，血行受阻，瘀滞心脉；心气不足，鼓动乏力，易致邪气侵袭所伤；心病日久，损及肾阳，阳虚则内寒，寒凝脉络，痰瘀内阻。上述病机转化则为因虚而致实。

二、诊断与鉴别诊断

（一）诊断要点

1. 临床表现 心前区疼痛为诊断此病的主要依据，或兼痛引肩背，或兼喘息不得卧。临床上此病常发作于受寒、过饱、过劳、情绪激动后，发作时间较短，经休息或用药后会有所缓解。严重者可见疼痛持续不解，喘息不得卧，汗出肢冷，心跳加速，或心律失常等危候，甚或发生猝死。

2. 辅助检查 心电图、心肌标记物、血清酶学等有助于初步排查心脏病变；心脏彩超有助于了解心脏结构是否异常；动态心电图有助于了解心律是否异常；冠脉 CT 与冠脉造影有助于排查心脏、冠状动脉病变。

（二）鉴别诊断

1. 真心痛 是胸痹进一步发展而成的重症。胸痹是因心脉挛急而发作，胸闷痛疼痛程度较轻，持续时间较短，服用芳香温通药物可以缓解；而真心痛因心脉闭塞而猝发胸中剧痛，疼痛程度较重，持续不解，常伴有面白唇紫、四肢厥冷、大汗淋漓、脉微欲绝或结代等危象，服用芳香温通药物不能缓解。

2. 胃痛 胃脘痛以心窝部以下、脐以上部位疼痛为主，局部可有压痛，特点多呈隐痛或胀痛，很少见绞痛或刺痛；可见于青年后的各个年龄段患者，临床上以青中年发病居多，疼痛的发作与饥饿、进食关系密切，伴有嗳气、反酸、烧心、恶心、胃纳不佳、呃逆等症状；胸痹多见胸中闷痛，多见于中老年患者，疼痛的特点多见闷痛、刺痛、绞痛和压榨痛；疼痛的部位在胃脘、上腹部之上，以左胸心前区为主，可痛及肩臂。胸痛的发作与受寒、过饱、酗酒与过劳等因素有关，但休息、服药后常可缓解，伴心悸、气短等症，严重者可伴有大汗淋漓、喘息不得卧等危急症状。由于胃与心的位置相近，部分胃脘病变可影响到心，如表现为胃脘疼痛连及胸前疼痛。部分心痛患者可表现为心下部位疼痛，并向胃脘部放射，出现跟胃脘疼痛一样的表现。若突发胃脘部绞痛，且年龄偏大，应及时排查真心痛发病可能，尽快明确诊断，及时施以救治。以发病持续时间来区分，临床上胃脘痛发病持续时间较长，而胸痹发病持续时间较短。故在临床上应注意区分、警惕，特别是以胃脘疼痛为主诉前来就诊的中老年患者，应防止胃痛与胸痹心痛之间发生混淆。

辅助检查：以胃脘部疼痛为主诉的患者可以选择胃镜、钡餐、与碳 13 呼气试验等检查以排查胃、食管与十二指肠的病变；以胸闷痛为主诉的患者可以进行心电图、心酶组合、心梗组合等检查初步排查心脏病变，病情需要时完善超声心动图、冠脉 CT 或冠脉造影等以明确心脏、冠状动脉病变。

3. 悬饮 悬饮与胸痹均有胸痛。悬饮为胸胁胀痛，伴有咳嗽、咳痰等肺系证候，转侧或呼吸时疼痛尤甚，肋间饱满，持续时间长；胸痹常由感受外邪、暴食劳倦、情志失调后而突然发病，表现为心前区闷痛，伴心悸、气短等，疼痛可放射至肩背部、前臂，持续时间短，休息或服用芳香温通药物后得以缓解。

三、辨证施护

（一）辨证要点

1. 抓住主诉 本病的主要特征是心前区疼痛、胸闷、短气，甚则心痛彻肩背、气喘不得卧。

2. 分析疼痛发生部位 本病发作部位在左胸心前区，时痛及肩臂。病位在心及心脉，与脾、肝、肾三脏相关。起病急，胸痛明显，伴胸闷、气短，此病位在心、血脉。因不节饮食、酗酒而发胸痛者，伴苔腻、脉滑等，此病位在心、脾。因情绪暴怒、愁虑过度而发胸痛者，伴有胁痛、脉弦等，此病位在心、肝。心病及肾，则见胸痛，气短、喘不得卧，此病位在心、肾。胸痛持续不缓解，伴肢冷汗出，脉微细欲绝，此为心肾阳气暴脱，病位在心、肾。

3. 明确疼痛程度　一般来说，疼痛发作的次数多少、疼痛的程度与病情轻重程度呈线性关系，即疼痛程度较轻、偶发者，多为轻症；疼痛发作次数频繁、持续时间长、程度重者，多为重症、危候。需要注意的是，临床上亦不少见突然发病、病情进展迅猛、病情危急者。疼痛持续时间短暂、休息或服药后即可减轻者，多为顺证；疼痛持续发展并加重、服药后不得缓解者，常为危候。

4. 辨别疼痛性质　心前区疼痛是本病的主要特征表现。新发疼痛年壮者多为实证。胸闷痛，痛轻而闷重，伴有善太息、胁肋胀满、脉弦者，多为气滞。胸痛，闷而不舒，伴有多唾痰涎、疲乏、苔腻、脉滑者，多为痰浊。胸痛，遇寒则痛，彻背及肩，手足欠温，脉弦紧者，多为寒邪。胸痛，痛有定处，多见刺痛，面晦唇青，舌暗，脉涩或结、代者，多为瘀血。久病年老者多为虚症。胸部隐痛，常因劳累而发，伴有气短、乏力、心慌、舌淡、脉细或结代者，多为心气不足。胸痛，兼见口干、盗汗、虚烦，舌红少津或见剥苔，脉细或细数者，多为心阴不足。胸痛时作时止，形寒肢冷，面白倦怠，舌胖、苔白、脉细或沉迟或结代，多为心阳不足。胸闷隐痛，心慌不宁，寐少健忘，舌淡、苔薄白，脉细或沉者，为心血不足。胸痛持续，喘息不得卧，进而四肢厥冷，大汗淋漓，脉细欲绝者，为元阳暴脱，属危重之候。

（二）证候分型

1. 心血瘀阻

（1）证候表现　胸痛，痛有定处，多见刺痛，入夜尤甚，时伴怔忡不宁，甚则心痛彻肩背，喘气不得卧，舌质紫暗，可见瘀斑、瘀点，脉弦涩或结代。

（2）护治法则　活血化瘀，通络止痛。

（3）治疗代表方　血府逐瘀汤加减。

2. 气滞心胸

（1）证候表现　心胸满闷、隐痛阵发，痛无定处，时欲太息，忧思郁怒时诱发或加重，伴胃脘部胀满，得嗳气或矢气则舒，舌淡，苔薄，脉弦。

（2）护治法则　疏肝理气，活血通络。

（3）治疗代表方　柴胡疏肝散加减。

3. 痰浊闭阻

（1）证候表现　胸闷如窒，闷重而痛轻，痛引肩背；痰多气短，时有胸闷刺痛、灼痛；肢体沉重，阴雨天诱发或加重，伴倦怠乏力、少气懒言，纳呆便溏；舌体胖大，可见齿痕，舌淡或暗，苔腻或厚或黄，脉滑。

（2）护治法则　通阳泄浊，豁痰宣痹。

（3）治疗代表方　瓜蒌薤白半夏汤加涤痰汤加减。

4. 寒凝心脉

（1）证候表现　猝然胸痛如绞，心痛彻背，背痛彻心，胸闷气短，喘息不宁，天时寒冷或迎寒风则心痛易发作或加剧，甚则手足不温，冷汗出，面色苍白，舌质淡，苔薄白，脉沉紧或沉细。

（2）护治法则　辛温散寒，宣通心阳。

（3）治疗代表方　积实薤白桂枝汤加当归四逆汤加减。

5. 气阴两虚

（1）证候表现　胸部隐痛、时作时止，缠绵不休，遇劳则甚，神疲乏力，头晕气短，或手足心热，或肢体沉重，胸憋闷而刺痛。面色少华，乏力懒言，舌偏红或有齿印，脉细数或结代。

（2）护治法则　益气养阴，活血通脉。

（3）治疗代表方　生脉散合人参养荣汤加减。

6. 心肾阴虚

（1）证候表现　心痛憋闷或灼痛，心悸盗汗，五心烦热，头晕耳鸣，腰膝酸软，大便干结，舌红少津或可见瘀斑，苔少或白，脉细数。

（2）护治法则　滋阴清火，养心和络。

（3）治疗代表方　天王补心丹加炙甘草汤加减。

7. 心肾阳虚

（1）证候表现　胸闷痛而气短，遇寒或劳累则诱发或加重，心悸汗出，神倦、腰酸乏力，畏寒肢冷，面色和唇甲淡白，或胸痛彻背，唇色紫暗，或动则气喘，不能平卧，面浮足肿，舌胖，可见齿痕，苔白，脉细或沉迟或结代。

（2）护治法则　温补阳气，振奋心阳。

（3）治疗代表方　参附汤加右归饮加减。

（三）护理措施

1. 生活起居护理　病房环境保持安静，避免噪音刺激，定时开窗通风，保持空气新鲜，温湿度适宜，不可汗出当风、防止寒邪入侵。胸闷心痛发作时，应绝对卧床休息，给予氧气吸入。限制探视，协助患者日常生活。缓解期适当下床活动，注意劳逸结合，避免过劳诱发胸痛发作或加重病情。保持大便通畅，排便困难时嘱患者切忌屏气用力，必要时给予缓泻剂，如麻仁丸、番泻叶等。心肾阳虚及寒凝心脉者尤其要注意保暖，指导患者随气候变化调整衣被厚薄；痰浊内阻者，胸闷痰多时可协助患者取半卧位。

2. 病情观察　密切观察胸闷、胸痛的部位、性质、程度、持续时间、诱发因素及伴随症状，及时辨明证候的标本虚实及病势顺逆发展。详细记录心率、血压、面色、神志、舌苔、脉象的变化，必要时进行心电监护。仔细询问病因及诱发因素，是否合并气促或呼吸困难、畏寒神疲、大汗出等。若患者出现胸中剧痛，有窒息及濒死感，含服硝酸甘油等药物不得缓解，并伴精神萎靡、四肢厥冷、大汗淋漓、面色苍白、脉微欲绝等表现时，应考虑为真心痛，及时救治。心肾阳虚者注意观察水肿的情况，并记录24小时的出入量。

3. 饮食护理　饮食以清淡、易消化为原则，给予低盐、低脂、低胆固醇、高纤维素、易消化的食物。饮食宜规律、平素宜多食蔬果及易消化食物，少量多餐，忌饱餐，勿食辛辣刺激、膏粱厚味之品，戒烟、酒，不饮浓茶、咖啡。

心脉瘀阻者，可食用活血通络之品，如三七丹参乌鸡汤、红花沙参玉竹猪心猪肺汤；寒凝心脉者，宜食用辛温散寒之品，如生姜红糖茶等，亦可在饮食中佐以葱、椒等调味，忌生冷食物；气滞心胸者，宜多食疏肝理气之品，如佛手茶等；痰浊闭阻者，宜食祛湿化痰、健脾调中之品，如夏枯草黑豆汤、陈皮炖猪心等；气阴两虚者，宜食补中益气、润心肺之品，如黄精赤小豆炖鸽肉、沙参玉竹老鸡汤；心肾阴虚者，宜食滋养心肾之品，如百合绿豆汤、枸杞茶等；心肾阳虚者，可适当适量进食温补心肾之品，如羊肉、牛肉等。

4. 情志护理　胸痛发作时，应陪伴安抚患者，指导患者放松心情，切忌忧思恼怒，避免情绪紧张，积极配合治疗。平时注意保持心情舒畅，不宜观看恐怖与过度紧张、刺激的影视节目或书报；不宜过度交谈，以免引起情绪波动。

5. 用药护理　严格遵医嘱给予药物治疗。中药一般餐后半小时至一小时内温服，并与西药间隔半小时左右。服药期间亦需教育患者合理搭配饮食，不宜进食对所用药物疗效产生影响的食物，如患者在服用含人参等滋补中药时需叮嘱患者进餐时避免食用萝卜。注意观察药物疗效和不良反应、副作用。胸痹发作时，遵医嘱给予硝酸甘油或速效救心丸舌下含服；注意观察药后反应，包括药物起效的时间、疼痛缓解的程度及呼吸、心率、血压、脉象等变化。若症状未缓解，应及时通知医生，采取必要的措施。心肾阳虚者，中药汤剂宜浓煎，少量多次分服。痰浊内阻者，可予以鲜竹沥水化痰。

6. 中医适宜技术护理 ①心胸疼痛者可取主心、交感、皮质下等穴位，用王不留行籽行耳穴贴压或揿针疗法；腕踝针可予双上2区、3区腕踝针刺，留针30分钟。②气滞心胸者，可予温通刮痧疗法或拔罐疗法以疏肝理气、活血通络。③便秘者，可按摩腹部、足三里穴，或艾灸足三里穴、大肠俞、脾俞、胃俞，或腹部穴位按摩加中药热熨。④夜寐不安者，睡前用热水沐足，嘱患者双手交替按摩涌泉穴，以助睡眠及缓解紧张情绪。

⊛ 课程思政

元化重生，名医华佗

华佗（145-208年）是我国古代著名的中医学家。其最为后人熟知的事迹主要有医术高明、医者仁心及首创世界上第一个麻醉剂——麻沸散等。

毕佗除了医术高明外，一生刚直不阿，不追求虚名。华佗曾用针灸、中药给曹操治好了多年的偏头痛。曹操大为赏识他，许给他优厚的报酬，让他留在自己身边。可是华佗当初学医就是想为老百姓多解除疾病之苦，虽身在曹府，心却在民间。华佗最后以妻子有病为由离开曹府，并一直不听从曹操的命令回去，终被曹操以欺骗的罪名杀害。正是华佗既具备高明的医术，又具备不忘初心、学医就为群众多做实事之心，让他事迹得以千古留传。

（四）健康教育

1. 生活起居指导 居室安静、通风、温湿度适宜。起居有节、避风寒，保持充足的睡眠。注意劳逸适度，动而有节，控制体重，增强机体抗病能力。急性发作期应卧床休息，避免下床走动；病情缓解后可下床适度走动，然后随病情进一步好转逐渐增加活动，如八段锦、太极拳等。

2. 饮食指导 饮食应清淡少盐、易于消化，少食肥甘厚腻的食物。戒烟、酒，少量多餐，忌暴饮暴食，忌酸辣、生冷、油炸饮食，宜低盐、低胆固醇、低脂肪饮食，宜进食易消化食物，蔬菜、水果适量搭配。过胖者应进行减肥，控制体重。保持大便通畅，切忌怒责。

3. 情志调节指导 重视情志调摄，平素保持愉快平和的心理状态，避免喜怒忧思过度。可以通过音乐疗法、自我暗示法等放松技巧来减少恐惧、焦虑、不安情绪，保持心情舒畅、情绪稳定。

4. 用药指导 家中常备芳香温通等药物，若胸痛突然发作或加重，应及时服药，平卧休息，减少紧张情绪。如服用药物不得缓解，伴有气促、呼吸困难、大汗出等真心痛表现，应及时呼救并及时到医院诊治。

5. 基础疾患治疗 积极治疗原有疾患如高脂血症、高血压病及糖尿病等。指导患者按医嘱服药，自我监测药物副作用，定期进行心电图、血糖、血脂检查。

6. 胸痛知识宣教 通过多种方式（书刊、小册子、新媒体等）让患者接收并了解胸痛发病、治疗、预防及中医调养等知识。

第二节　胃脘痛 🅴 微课

胃脘痛又称胃痛，指因饮食、外邪、情志及脏腑功能失调致使气机郁滞、胃失濡养，以上腹胃脘部近心窝处疼痛为主要临床表现的病证。本病在胃肠病证中较为常见，常反复发作。伴胃脘部胀闷、痞满、嗳气、腹胀等。发病以中青年居多，久治难愈，与气候、情志、饮食、劳倦等有关。

古代医著中对本病的论述较多，始见于《黄帝内经》。在唐宋时期以前，古代医著内容中常把胃痛记录为"心痛""胃心痛""心腹满痛"等，实际上多指胃痛。后世医家为将胃脘痛与心痛准确区别开来，把胃脘痛之病名固定下来、独立成为一个病证，并沿用至今。

本病证以上腹胃脘部发生疼痛为主要特征，多由外感邪气、饮食不节、内伤情志、痰瘀内阻、脏腑功能失调等导致气机阻滞、胃络瘀阻、胃失所养、不通则痛而发病。胃痛的性质常因病因病机的不同而异，如隐痛、胀痛、绞痛、刺痛、钝痛等，其疼痛可为发作性，也可为持续性，常伴有嗳气、烧心、反酸、胃纳不佳、恶心欲吐等症状。故在临床上应根据患者个人情况、胃痛特点的不同，将辨证施护贯穿于治疗护理过程中。

一、病因病机

胃脘痛为内科多发病、常见病，本病的发生多与不节饮食、不畅情志、寒邪侵内与过劳伤内等因素相关。

（一）病因

1. 饮食伤胃　不节饮食与胃脘痛的发生关系最为密切。暴饮暴食、过食肥甘、偏嗜烟酒、饥饱失调，或过用伤胃药物，均可伐伤胃气，气机升降失调，易致饮食积滞，脾胃损伤，蕴湿生热，胃中气机阻滞，发为疼痛。

2. 肝气犯胃　肝属木，脾属土，木病可克土、乘土。肝主疏泄，气郁则病，肝木失于条达疏泄，克土横逆犯胃，致使胃气失和、瘀血阻滞，进而发为疼痛。

3. 寒邪客胃　导致胃痛发生的六淫邪气中多为寒邪。寒为阴邪，主收引、凝滞；寒邪直中，内客于胃，郁遏阳气；脘腹受凉或嗜食生冷，寒凉伤中，温煦不足，致使寒凝气滞，胃失通降，而致胃脘作痛。

4. 瘀血停胃　气为血帅，气行则血行，气滞日久可导致瘀血内结，瘀血阻碍血行，胃络不通则痛。肝气郁结日久，血行受阻不通，瘀血内停胃络，致使胃络气血运行阻滞不通，发为疼痛。

5. 湿热阻胃　过食辛辣、肥腻、煎炸食物及长期抽烟酗酒，损伤脾胃，蕴湿生热，湿热内困中焦，灼扰胃腑，胃失和降，致使胃痛的发生发作。

6. 脾胃虚弱　脾气主升，胃气主降，共居中焦，互为表里，为气机升降之枢纽，共行受纳运化水谷之功，为气血生化之源。故临床上常见脾病及胃，胃病亦常累及于脾。若过饥过饱，或劳倦过度，或素体虚弱，或久病累及脾胃等，皆可导致脾胃虚弱、脾阳不足、运化无权，升降转枢失利，气机阻滞，胃失濡养而发生疼痛。此外，亦有久服香燥理气之品或过于进补之物，耗伤胃阴；或过服、久服寒凉药物，损伤脾阳，引起脾胃虚寒而痛。

（二）病机

1. 发病　本病多在不节饮食、情志不遂、外感邪气等诱因下起病或复发；亦见久病或体弱者，缓慢起病，反复发作。

2. 病位　本病的病位在胃，与脾、肝密切相关，亦与胆、肾有关。《内经》上记载："邪在胆，逆在胃。"胆病失于疏泄，通降功能失常，逆行犯胃，胃气失和，气机不利，则脘腹作痛。先天之肾依靠后天之脾胃不断充养，脾胃之运化腐熟功能则有赖于肾阳之温煦。若肾阳亏虚、温煦乏力，可导致脾阳不足，气血生化无源，脾肾阳虚；若脾胃虚寒，气血生化不足，日久必累及肾阳。肾之真阴乃机体诸阴之本，肾阴亏耗，不足上济于胃，或胃阴久损累及肾阴，导致肾胃阴血不足，发为疼痛。

3. 病性　本病病理性质有虚有实，或以实证为主，或以虚证为主。实证，常见寒邪客胃、饮食积滞、湿热内蕴、肝气犯胃、气滞血瘀等。虚证，则见于寒邪日久损伤脾阳，导致脾胃虚寒；或热邪日久耗伤胃阴，导致胃阴亏损；或久病、体弱，脾胃功能虚弱等。虚实夹杂证候临床上亦不少见，或因虚致实，或因实致虚，而成虚实并见之证。如久病体弱、脾胃功能虚弱，水湿运化失职，内生湿浊痰瘀等实证；或脾胃阳虚者，复感寒邪；脾胃湿热、耗伤胃阴者，皆为虚实并发之证。

4. 病势　疾病初期，以食积、寒凝、气滞、湿热等标实为主，病在胃腑，涉及气血；继则耗损气血阴阳，由腑到脏，累及脾肾肝等，以本虚为主。

5. 病机转化　本病初起，多由饮食、外邪、情志等因素所致，病因病机多单一，常为标实之证。后期病机的转化则取决于机体脾胃功能的强弱、感邪的多少及初期治疗情况。胃病日久，存在多种病因相互作用，病情复杂。邪气盛、机体正气亦旺，脾胃一般损伤较轻，病情相对平稳。邪气久羁，损耗正气，致使由实转虚或虚实夹杂，出现脾胃气虚、脾肾阳虚、阴虚湿热等证候表现。

二、诊断与鉴别诊断

（一）诊断要点

1. 症状　胃脘部疼痛为诊断此病的主要依据，常伴有嗳气、烧心、反酸、胃纳不佳、恶心欲吐等症状。发病或急或缓，多与外感邪气、饮食不节、情志不遂、劳倦内伤等因素相关。一般夏秋季节多发，具有反复发作的特点。

2. 检查　上消化道 X 线钡餐造影、纤维胃镜、碳 13 呼气试验及病理组织学检查可提示胃、十二指肠及食管病变，有助于明确诊断。

（二）鉴别诊断

1. 胸痹心痛　心痛的发病部位常在左前胸心前区，常突然发病，疼痛较为剧烈，甚者痛彻肩背、气喘不得卧。胃脘痛的病变部位在上腹胃脘处，多为隐痛或胀痛，疼痛一般可以忍受，病势不急，常因饮食、受寒等因素诱发，多伴有胃肠道症状。

心位于胸中之下部，胃居腹中之上部，部分心痛患者其临床表现为剑突下疼痛，特别是中老年患者，需要警惕胃痛与胸痹心痛之间发生混淆，应做心电图等检查以排查心脏病变。

2. 胃痞病　胃痞与胃脘痛的病变部位一样，同位于胃脘部。胃痞以心下痞塞、胃脘满闷为主要症状，时伴有隐痛。胃脘痛的发病特点以胃脘疼痛为主，时兼有胀满。胃痞一般无按压痛，触之无形；胃脘痛者可有压痛。

3. 腹痛　腹痛与胃脘痛虽然同为腹部疼痛，但是胃脘痛的病变位置相对较高，在上腹部胃脘处，而腹痛的病变部位相对较低，在胃脘部以下、耻骨毛际以上的部位。腹痛常兼有腹部胀满、大便次数及性状改变等；胃脘痛常兼有胃纳不佳、恶心、反酸、嗳气、烧心等症状。

4. 胁痛　胁痛的疼痛部位以一侧或两侧胁肋部为主，可伴有目黄、身黄，或有口苦、恶心，或见胸闷、善太息，或有发热恶寒，多与肝胆胰腺疾病相关，每进食油腻肥甘食物后诱发或加重，可伴有厌油、恶心、皮肤发黄等表现。胃脘痛则以胃部隐痛或胀痛为主，伴有嗳气、反酸、胃纳不佳等症，在病变部位和兼证上有较明显差别。

5. 真心痛　真心痛指因心脉闭塞而猝发胸中剧痛，疼痛程度较为剧烈，持续不解，常伴有面白唇紫、四肢厥冷、大汗淋漓、脉微欲绝或结代等危象。其痛时可连及心下，表现出心下胃脘部疼痛；特别对于中老年患者，突发胃脘部剧痛时，需要排查真心痛的可能，心酶学、心电图等检查有助于鉴别诊断。

三、辨证施护

(一) 辨证要点

1. 抓住主诉　本病的主要特征是胃脘部发生疼痛,多有诱因,或隐痛,或胀痛,或灼热痛,常兼有嗳气、反酸、恶心、胃纳不佳、大便异常等症状。其持续时间较长,具有反复发作的特点。

2. 确定病位　本病的病位在胃,与脾、肝密切相关。病在脾胃,见胃脘隐痛,饱胀食少,便溏纳呆等。病在肝胃,多因情绪不畅而诱使胃痛发作,牵引胁肋,喜太息,嗳气频作,脉弦等。部分胃痛与肾脏、胆腑相关,应依据主症与兼症而辨证施治。

3. 分析疼痛性质　寒邪客胃所致疼痛,多为胃脘胀痛,痛势较剧,喜温拒按,病情较短;而脾胃虚寒所致疼痛,多为胃脘隐隐作痛,反复发作,得温则痛减。湿热或肝炎所致疼痛,多见胃脘灼热疼痛,发病较急,痛势较剧;而胃阴亏虚所致疼痛,多为胃脘隐隐灼痛,似饥而不欲食,痛势较缓。气滞胃痛,多见胃脘胀痛,牵引胁肋,走窜不定等;血瘀胃痛,多见胃部刺痛,痛有定处,夜间尤甚等。

胃痛突然发作,痛势较剧,多为实证、新病;胃痛渐发,痛势较缓,多为虚证,久病。胃脘胀痛,大便干结不通者,多属实证。胃脘隐痛而不胀,大便黏腻不畅者,多属虚证。胃痛而喜凉、拒按,进食后胃痛加剧者,多属实证;胃痛而喜温、喜按,饥饿时疼痛者,多属虚证。新病年壮者,多为实证;久病体虚者,多为虚证。

4. 辨别气血　初痛在气,久痛入血。病在气分者,常因情志病变诱发,表现为胃脘胀痛,以胀为主,时作时止等;胃痛日久不愈,病入血分,刺痛拒按,痛有定处,舌质紫暗等。

本病病位主要在胃腑,以胃脘疼痛为主要特征,胃腑以降为顺、以通为用,治疗原则主要遵循理气和胃止痛。临床上需要做到审证求因,依据病邪的虚实寒热等性质辨证施以治疗与护理。食停、气滞、湿热、寒凝、瘀血等标实致病者,当以祛邪为主,辨证采用消食化积、行气理气、清利湿热、温中祛寒、活血化瘀等治法。当病变以气虚、阴虚、阳虚及脾胃虚弱等虚证为主要矛盾时,应行扶正之法,如益气、养阴、温阳等法。见虚实夹杂之证,则需祛邪扶正之法兼而用之。

(二) 证候分型

1. 饮食伤胃

(1) 证候表现　胃脘疼痛,胀满不消,按之痛剧;可伴有恶心欲吐,吐后痛减,嗳腐吞酸,胃纳欠佳,大便臭秽不畅等。苔黄腻或黄白相兼,脉滑或实。

(2) 护治法则　消食化积,和胃止痛。

(3) 治疗代表方　保和丸加减。

2. 寒邪客胃

(1) 证候表现　胃脘疼痛或兼恶寒,得热则减,遇寒则痛增;可伴有呕吐清水,或喜热饮,面色青白,四肢不温等。舌淡,苔薄白,脉弦紧。

(2) 护治法则　温胃散寒,理气止痛。

(3) 治疗代表方　香苏散合良附丸加减。

3. 肝气犯胃

(1) 证候表现　胃脘胀痛,牵引胁肋,按之不舒,遇怒痛增,得嗳气、矢气则舒;伴有喜太息,嗳气,吞酸,饮食少思,口干口苦,大便不畅,夜寐不安等。舌边红,苔薄白,脉弦。

(2) 护治法则　疏肝和胃,理气止痛。

(3) 治疗代表方　柴胡疏肝散加减。

4. 瘀血停胃

（1）证候表现　胃脘刺痛不移，拒按，食后痛甚，或入夜痛甚；或见呕血、大便色黑等。舌质暗或有瘀斑，脉涩。

（2）护治法则　理气活血，化瘀止痛。

（3）治疗代表方　失笑散合丹参饮加减。

5. 脾胃虚寒

（1）证候表现　胃脘隐隐疼痛，遇冷加重，喜温喜按，进食后疼痛减轻；可见口吐清水，倦怠乏力，恶心呕吐，嗳气，纳少便溏，面色苍白，四肢不温等。舌淡或齿印，苔白，脉细或沉。

（2）护治法则　益气健脾，温中止痛。

（3）治疗代表方　黄芪建中汤加减。

6. 胃阴亏虚

（1）证候表现　胃脘烦热疼痛，绵绵不休，似饥而不欲食；伴有纳少消瘦，唇干舌燥，口渴思饮，五心烦热，便秘等。舌红少津，少苔或见剥苔，脉细数。

（2）护治法则　养阴生津，益胃止痛。

（3）治疗代表方　益胃汤合芍药甘草汤加减。

7. 湿热中阻

（1）证候表现　胃脘灼热疼痛，嘈杂反酸；伴有身重肢倦，口干喜冷饮，纳呆恶心，小便黄赤，大便不爽等。舌红，苔黄腻，脉滑数。

（2）护治法则　清利湿热，理气和胃。

（3）治疗代表方　清中汤加减。

8. 肝胃郁热

（1）证候表现　胃脘灼热疼痛，喜冷恶热，得凉则舒；伴有嘈杂反酸、口干口苦、心烦易怒等。舌偏红，苔黄或腻，脉弦数。

（2）护治法则　疏肝泄热，理气和胃。

（3）治疗代表方　左金丸加味。

9. 虫扰胃腑

（1）证候表现　剧痛攻逆，时作时止，呕吐苦水，甚或吐蛔，苔白腻，脉弦细。

（2）护治法则　驱蛔安胃，健脾化湿。

（3）治疗代表方　大建中汤加使君子、乌梅、苦楝根皮等。

（三）护理措施

1. 生活起居护理　病房环境整洁、安静、温湿度适宜。虚证患者宜多休息以培育正气，避免过度劳累而耗伤正气，以促进气血运行，扶助正气。脾胃虚寒者，居室宜温暖，并注意胃脘部、腹部保暖，以防风寒侵袭；胃阴亏虚者，居室宜湿润凉爽，适当休息，劳逸结合；胃热炽盛者，室温凉爽，光线柔和。并指导患者根据季节及天气变化及时调整衣着起居，避免六淫邪气侵袭机体而诱发或加重病情。

2. 病情观察　观察胃痛的发作规律、疼痛程度及性质、持续时间、诱发和缓解因素及伴随症状等。胃痛剧烈者密切观察神志、血压、脉搏、面色、大便色等情况，若见大便色如柏油样，考虑有邪伤胃络的可能；若见面色苍白、汗出肢冷、血压下降、脉搏细数，为气随血脱；如见腹肌紧张、压痛、反跳痛，考虑为胃穿孔可能，应及时报告医生，配合救治。未明确诊断前，勿随意使用止痛剂。

3. 饮食护理　饮食原则为易消化、富有营养食物及少量多餐，避免食用肥腻、粗糙、辛辣及过冷过热的刺激性食物；禁食不鲜、不洁食物；胃酸过多者，不宜食用醋、柠檬、山楂等过酸食物；疼痛剧烈、有呕血或便血量多时，应暂禁食。寒邪犯胃者，饮食宜温热、易消化，如热粥、面条等，忌食生冷瓜果和辛辣肥甘厚味之品；脾胃虚寒者，宜温中、散寒、理气作用的食品，如生姜、红糖、萝卜等；肝胃气滞者，宜食理气和胃解郁之品，如萝卜、柑橘、玫瑰花、合欢花等，悲伤郁怒时忌食土豆、芋头、南瓜等难于消化、壅阻气机之品；食滞肠胃者，应控制饮食，痛剧时暂禁食，待病情缓解后，再进宽中理气消食之品，如萝卜、金橘、柠檬、槟榔等；胃阴不足者，宜食润燥生津之品，如牛奶、豆浆、梨、藕等；瘀阻胃络者，宜食行气活血之品，如山楂、刀豆、薤白等；胃火炽盛者，饮食宜清淡、温凉，如西瓜汁、丝瓜等，忌食辛辣肥甘厚味。

4. 用药护理　严格遵照医嘱给予治疗与用药。中药汤剂一般温服；寒邪犯胃者，宜热服，以驱寒止痛，服药后可添加衣被，或用热水袋温熨胃脘部，助药力以驱散寒邪；肝胃郁热、胃内炽盛者，宜稍温凉服；胃阴亏虚、脾胃虚寒者，中药宜久煎，热服或温服，服药后避免受寒。胃痛发作时，遵医嘱可予解痉止痛剂，片剂、丸剂应温开水送服。注意观察药物疗效和不良反应、副作用，及时汇报给医生调整药物剂量或用药方案。服药期间亦需教育患者合理搭配饮食，不宜进食对所用药物疗效产生影响的食物。

5. 情志护理　虚实夹杂或正虚邪实者，治疗难度较大，常反复发作。患者易出现紧张、忧虑、抑郁等不良情绪，引起肝气郁滞，致使胃痛发作或加重；应积极疏导患者，正确认识疾病，消除情志刺激、保持心情平和，以有助于促进康复。

6. 中医适宜技术护理　脾胃虚寒患者，胃痛发作时可在胃脘部施行穴位贴敷、四子散热敷、药熨，或艾灸中脘、足三里、神阙等穴，以温中健脾、和胃止痛。胃痛实证者，可施行穴位按摩、拔罐或温通刮痧，取中脘、内关、足三里等穴；肝胃气滞者，可加用肝俞、期门、太冲等穴。虚证者，可用揿针中脘、脾俞、胃俞、足三里等穴，施行补法；或用王不留行籽行耳穴贴压，选脾、胃、十二指肠、肝、神门、交感等穴；也可取足三里穴，予丹参或复方当归注射液，行穴位注射。

（四）健康教育

1. 生活起居指导　正确对待疾病，积极治疗，养成良好的生活习惯，生活规律，养成每天吃早餐和定时排便习惯，保持大便通畅；大便干结时，可以外用开塞露助排或就医求助，切忌努责排便。起居有常，劳逸结合，适当运动，适如游泳、慢跑、八段锦、太极拳等，以促进血脉流畅，增强体质。

2. 饮食指导　养成良好的饮食习惯，注意饮食卫生，进食规律，戒浓茶、咖啡和烟酒，忌过饱和不洁饮食，忌酸辣、生冷、油炸饮食，宜进食富有营养又易消化的食物，蔬菜、水果适量搭配。过胖者应减肥，控制体重。根据不同证候的饮食特点，指导饮食。如胃寒患者，可用生姜、红枣煎水代茶饮；气滞胃痛患者，可用佛手、陈皮煎水后加入蜂蜜代茶喝。

3. 情志调节指导　调节情志，释放不良情绪，培养乐观豁达的生活态度，避免过劳、过逸及过度紧张，可以通过音乐疗法、自我暗示法等放松技巧来减少焦虑、不安情绪，保持心情舒畅、情绪稳定，使气血调畅，营卫相和，增强体质。

4. 复诊随诊指导　采取中西医结合的方法积极治疗原发病。胃痛反复发作者应及时查明原因，明确诊断。定期复诊，了解病情的发展变化。

第三节　腹　痛

腹痛是指胃脘下到耻骨毛际上范围内发生疼痛的病证，主要由腹部内脏器气血紊乱、经络受阻，或者由腹部外其他脏器病变影响所致。感受六淫之邪，食滞、虫积所伤，气滞血瘀，或气血不足，经脉失于濡养等，均可引起腹痛的发生。结合病邪与正气的关系，将腹痛分为实证及虚证。古代文献中的"少腹痛""脐腹痛""绕脐痛"等，均归属于本病证范畴。

腹痛作为临床上的常见症状，可发生于多种内、外科疾病的过程中，如炎症类的腹膜炎、胆囊炎、胰腺炎，肠道疾病如克罗恩病、结肠炎、肠梗阻、肠易激综合征，以及其他脏器疾病如肺炎、心肌梗死等。

一、病因病机

腹腔内有脾、胃、肝、胆、胰腺、大小肠、肾、膀胱、子宫（女性）等多个脏器，腹部的体表、内部有多条经脉循行，如冲脉、任脉、带脉、足太阴脾经、足太阴肾经、足阳明胃经等，经络系统将各脏器联系在一起，故腹痛的病因病机较为复杂，凡外邪入侵、饮食劳倦、七情内伤、跌仆损伤，以及气血不足、脾胃虚弱等原因，引起的脏腑气机失调、升降失常、气血阻滞，均可导致腹痛。

（一）病因

1. 外邪入侵　邪气可从外部侵入机体，引起腹痛，以寒邪而致腹痛最为常见。寒主收引，寒气直中脏腑后，导致中阳受伤，寒凝气滞，经脉气机不通，不通则痛，如《素问·举痛论》曰："寒气入经而稽迟，泣而不行……客于脉中则气不通，故卒然而痛。"根据寒气侵犯部位不同而发生不同的证候，若寒邪犯厥阴之脉，则少腹与胁肋相引而痛；若侵袭肠胃，则胃气上逆，出现腹痛而呕吐；若客于小肠，则腹痛而泄泻。此外，若暑热、湿热入侵，可损伤脾胃，或留于小肠，而湿邪黏腻，邪气留滞于经脉，经气不利，亦可导致腹痛。

2. 饮食不节　饮食不节制，过饱或过饥与不洁饮食，均可导致脾胃肠腑受损。《素问·灵兰秘典论》曰："脾胃者，仓廪之官，五味出焉。"脾胃统水谷精微的运化，是人体后天之本，气血生化之源。若暴饮暴食、嗜食肥甘厚腻辛辣，则会导致食积停滞，郁而积热；饮食不洁，或过食生冷，损伤脾胃阳气，导致寒湿内停；脾胃功能受损，气机升降不利，小肠分清泌浊、大肠传化糟粕的功能失常，导致肠腑不能正常通降，从而发生腹痛。

3. 情志失调　肝主疏泄，木性条达，肝气疏泄不及、太过均可影响脾土，长期抑郁、忧虑、恼怒均导致引起气机郁滞或上逆，经络气血失调，导致腹痛。《素问·举痛论》曰："百病生于气也，怒则气上，喜则气缓……思则气结。"若长期气机不畅，则会影响血运，导致气滞血瘀。长时间情志不遂，还可损耗元气，如《脾胃论》曰："喜、怒、忧、恐，损耗元气。"

4. 瘀血内阻　跌仆损伤、手术等外力首先可引起全身脏腑气机不通，而手术可折伤患者元气，引起正气亏虚，正虚则邪气来凑，气机紊乱引起瘀血阻滞经络，形成瘀血腹痛。如《血证论·瘀血》曰："瘀血在经络脏腑之间则结为癥瘕；瘀血在中焦，则腹痛胁痛；瘀血在下焦，则季胁少腹胀满刺痛。"

5. 素体阳虚　若素体脾肾虚寒，或腹痛日久，脾阳受损，或久服苦寒药物折伤脾阳，可致中焦阳气虚怠，阳气不足以温煦脏腑，则虚寒内生，引起寒性腹痛。在《诸病源候论·久腹痛》中提到长期腹痛的患者，虚寒客于腹内，连绵不断，发作时则肠鸣、腹部绞痛，是谓"寒中"，是因阳气不足、阴气有余所致。

（二）病机

腹痛的病因归结于外感、饮食情志内伤、跌仆损伤、素体阳虚，病理属性有寒热虚实之分，病机包括中焦虚寒、寒邪直中、湿热内蕴、气滞血瘀等。腹痛的寒热虚实气血可互相转化，或相互交错，兼杂为病。根据病变的部位不同，或病在脏腑、或在经络、或在气血，腹痛的病机复杂，需视具体病情而定。

二、诊断与鉴别诊断

（一）诊断要点

1. 临床表现

（1）胃脘以下到耻骨毛际以上范围的疼痛，根据病因、病机不同而呈现出不同的形式，可呈刺痛、钝痛、绞痛、隐痛等。

（2）腹痛可伴有其他消化系统症状，如腹部胀满、肠鸣、大便性状改变。急性发作时常伴有呕吐、腹泻或便秘、发热等症状。腹痛由癫病引起者，发作过程或停止发作后可出现意识障碍、嗜睡，腹部或肢体肌肉抽动或跳动，流涎，偏头痛和吞咽咀嚼动作表现。

（3）疾病发生有一定的诱因，起病多缓慢；腹痛的发作和加重常与饮食、情志、受凉、劳累等诱因有关，反复发作。

2. 辅助检查　粪常规、腹部平片、结肠镜、腹部彩超等相关检验检查可提示腹腔内器质性病变。应注意排除外科、妇科病因之腹痛，以及其他内科病证过程中出现的腹痛症状。

（二）鉴别诊断

1. 胃痛　胃处于腹中，疼痛性质、部位与腹痛相似，但胃痛的疼痛部位多在上腹、剑突下，以胃脘部临近心窝处疼痛多见，故又有心腹痛之说。症状多伴有恶心、嗳气、吐酸、呕吐等；辅助检查可选择胃镜、碳13呼气试验加以佐证。腹痛涉及范围则更广，在胃脘以下至耻骨毛际以上，连及侧腹、少腹，关系到腹内多个脏器，且症状伴有肠道功能紊乱如大便性状改变、腹胀等；辅助检查可选择粪常规、结肠镜、小肠镜及肝胆、脾脏、胰腺、泌尿系彩超等加以佐证。

2. 胁痛　胁痛的疼痛部位在一侧或双侧季肋下，很少有痛及脐腹及小腹者，故不难与腹痛鉴别。

3. 淋证　淋证中出现腹痛，常伴有尿频、尿急、尿灼热感或排尿窘迫等症，多以小腹疼痛为主。

4. 痢疾、霍乱、癥积　内科其他疾病如痢疾、霍乱、癥积皆可出现腹痛。痢疾主要由内伤饮食不洁或外感邪毒引起，病位在肠道，症状以大便次数增多、里急后重、排便夹杂黏液脓血为特征，痢疾严重者可伴有高热、四肢厥冷，甚则神昏惊厥的表现，以大便培养出致病菌为确诊依据。霍乱属于急性腹泻性传染病，大便培养出霍乱弧菌阳性可确诊，症状以腹泻、呕吐为主，大便呈"米泔样"。癥积多由长期起居不慎、饮食失节、气机郁滞，导致痰瘀互结、久而不散所致，查体时可触及腹部包块，压痛明显，痛处固定，因与瘀血型腹痛相似，故需要鉴别。

5. 外科、妇科腹痛　在外科疾病中，腹痛也是常见的症状之一，特别是消化系统疾病，如急性腹膜炎、上消化道溃疡穿孔、肝脓肿、肠梗阻等。相对于常见内科腹痛，外科疾病中的腹痛更加剧烈，且疼痛位置比较固定、疼痛拒按，阳性体征可见腹部压痛、反跳痛、板状腹、胃肠型等，且伴有明显的全身症状，如高热、呼吸困难、频繁呕吐等，若不及时处理可转成危重症。女性患者的腹痛还需要警惕是否为妇科相关疾病，例如子宫肌瘤、宫外孕、盆腔炎等，妇科腹痛多发生在小腹，结合妇科检查，可明确诊断。

6. 其他　其他疾病如腹型过敏性紫癜、带状疱疹也可引起腹痛。例如，带状疱疹若发生在腹部也可出现腹痛，在疱疹未发出之前，患者可出现一侧胁腹针刺样疼痛，容易与胆囊结石、胆囊炎相混淆，而在带状疱疹痊愈后部分患者可有后遗神经痛，并持续数月至数年。此外，肺炎、心绞痛等腹腔外脏器病变也可出现腹痛。

三、辨证施护

（一）辨证要点

1. 辨急缓　因感受外邪、饮食内伤而出现突发腹痛剧烈，且伴随症状明显者，属急性腹痛。因素体虚弱、情志内伤、表证未解而入里或饮食不节等导致腹痛反复发作、病程迁延者，属慢性腹痛。

2. 辨寒热　腹痛急迫，大便干结，伴身热口渴，喜冷饮，舌红、脉洪大者，多属热证。若疼痛暴作，呈持续性疼痛，遇寒加重，得热减缓，面色青白，舌淡润，脉紧者，多属寒证。

3. 辨虚实　腹痛的痛势延绵，呈隐痛感，痛时喜揉喜按，或饥饿时疼痛加重，多属虚证。若疼痛剧烈，以刺痛、胀痛感为主，疼痛时拒按，或饱食后加重，多属实证。

4. 辨气血　有肝气郁结等情志病史，腹痛伴腹部胀满，疼痛无固定位置，自觉腹内气体走窜不止或郁滞不通，时聚时散，多属气滞；腹痛病程久，久病及瘀，或有外伤手术病史，腹部呈刀割样、或刺痛感，痛处固定不移，并见瘀血之证候者，属血瘀。

5. 辨部位　若腹痛为大范围，多为脾胃受病；表现在两胁、少腹疼痛，多为肝胆、大肠；疼痛集中在肚脐下至耻骨毛际上者，多为肾、膀胱病变，若腹痛为绕脐而痛，则多为小肠病变，或为虫病。

（二）证候分型

1. 寒邪内阻

（1）证候表现　腹痛急性发作，腹部拘急，疼痛剧烈，遇寒尤甚，得温痛减；伴有恶寒、体痛，口淡不渴，大便溏烂或秘结，小便清利。舌质淡，苔白，脉沉紧。

（2）护治法则　温里散寒，理气止痛。

（3）治疗代表方　良附丸合正气天香散加减。

2. 湿热壅滞

（1）证候表现　腹痛痞满，不欲饮食，得热痛增；伴有身热自汗，烦渴引饮，小便黄赤，大便黏滞不爽或秘结等。舌质红，苔黄腻，脉滑数。

（2）护治法则　通腑泄热，行气导滞。

（3）治疗代表方　大承气汤加减。

3. 饮食停滞

（1）证候表现　脘腹胀满，嗳腐吞酸；伴有恶心欲吐，痛而欲泻，泻后痛减，大便秘结或黏滞味臭等。舌苔厚腻，脉滑。

（2）护治法则　消食导滞，理气止痛。

（3）治疗代表方　枳实导滞丸加减。

4. 瘀血阻滞

（1）证候表现　腹痛剧烈，痛如针刺，痛处固定不移；伴有肌肤甲错，大便色黑等。舌质暗、紫暗或有瘀斑，脉细涩。

（2）护治法则　活血化瘀，理气止痛。

（3）治疗代表方　少腹逐瘀汤加减。

5. 气机郁滞

（1）证候表现　腹部胀痛，满闷不舒，不欲饮食；伴有腹痛可引两胁或少腹，痛处游走不定，时聚时散，疼痛得嗳气或矢气则舒，遇忧思恼怒则剧等。舌质红，苔薄白，脉弦。

（2）护治法则　疏肝解郁，理气止痛。

（3）治疗代表方　柴胡疏肝散加减。

6. 中虚脏寒

（1）证候表现　腹痛延绵，时作时止，痛时喜按，得温则舒，遇寒冷、饥饿、劳累则加重；伴有神疲乏力，形寒肢冷，气短懒言，面色无华或苍白，胃纳差，小便清，大便溏薄等。舌质淡，苔白，脉沉细。

（2）护治法则　温中补虚，缓急止痛。

（3）治疗代表方　小建中汤加减。

（三）护理措施

1. 生活起居护理　保持病房内环境适宜，包括气温、光线，保持通风整洁，为患者提供良好的康复条件。指导患者根据季节与气候变化添减衣物，避免感受外邪；急性剧烈腹痛的患者应采取卧床休息，加强巡视，及时发现病情变化；对于慢性腹痛患者，应鼓励适当活动，避免久坐、久卧，因久卧伤气，长期卧床后可出现气血运行迟缓，导致气血瘀滞，久坐则伤肉，引起脾胃积滞而使脏腑气机不畅、消化不良、大便不通。更要避免进食后激烈运动，导致脾胃运化失常，升降功能紊乱，从而使腹痛加重。在病区内可播放八段锦、健康操的教学视频，让患者在良好的氛围中主动活动。

2. 病情观察　监测体温、血压、心率、呼吸频率，评估患者的一般生命体征；了解腹痛诱发因素，有无饮食不洁和不节、外感邪气等病史；记录腹痛的部位、持续时间、疼痛性质、伴随症状。通过观察舌象了解正气的盛衰、病邪的深浅，熟悉病情进展情况；如舌质红，说明患者可能为热证，此时需分辨实热还是虚热；舌质偏淡，为气血不足的征象；舌苔厚腻，甚至呈腐腻苔，为食积痰浊；舌光无苔则是胃气衰败的表现。若腹痛伴随呕吐、腹泻，需观察排泄物的形状、量、色、次数情况；若呕吐清澈痰涎，为中焦虚寒；若呕吐秽浊酸臭之物，可为积滞中阻。大便若溏烂清稀无味，为寒证；若黏滞味臭，为湿热；若夹杂脓血黏液，需警惕有无炎症、出血。观察治疗后病情转归情况，若腹痛无法缓解，并有疼痛加重、疼痛性质改变、伴随症状增加，或生命体征出现改变时，需警惕某些急腹症的发生。

3. 饮食护理　饮食须有节制，切忌暴饮暴食、过食辛辣厚味、过度酗酒，饮食宜清淡易消化，进食后避免剧烈运动。如气机郁滞者，宜食疏肝解郁、行气止痛之品，如梅花粥、橘皮粥、佛手酒。湿热壅滞者，鼓励患者多饮水，宜食清热利湿食物，如西瓜汁、绿豆汤、冬瓜汤、荸荠汁等，忌食油腻、海腥、辛辣之品。

4. 用药护理　严格按照医嘱给予药物治疗。服药期间需告知患者合理的饮食搭配，忌食生冷、油腻、腥膻和有刺激性的食物。根据病情不同，服药方法和时间亦有区别，如痰湿内阻的腹痛患者，中药宜分少量多次服用；对于中焦虚寒的患者，药物宜热服；若患者外感风寒之邪，可嘱患者服药后啜热稀粥以助药性，覆盖衣被令微汗出；对于食积中阻、湿热内蕴的患者，服药期间忌食油腻、辛辣、黏滞难消化之品。对于服用催吐药、泻下药的患者，需观察排泄物的颜色、质地、气味，但吐法、泻法不可太过，以免伤及正气。服用排石药后的患者则需观察大小便中有无结石。观察患者在服药期间有无出现不良反应，及时告知医生调整药物剂量或用药方案。

5. 情志护理　情志正常、脏气调和者，一般疾病容易恢复。腹痛剧烈或长期腹痛可造成患者情绪紧张、情绪低落、气机郁结，而七情内伤又可影响脾胃运化功能，导致腹痛加重。在护理过程中，应了解患者及家属的心理状态，进行全面评估，有针对性地对患者进行心理疏导，根据患者的性别、年龄、性格进行个体化护理，取得患者的信赖，缓解患者焦躁、抑郁的心情，减轻疼痛程度。

6. 中医适宜技术护理　寒邪内阻、饮食停滞、瘀血阻滞及中虚脏寒患者，可予腹部穴位贴敷、四子散热敷、药熨，或艾灸中脘、足三里、神阙等穴，以达到温里散寒、活血化瘀、疏肝解郁、消食导滞、理气止痛等效果；或用针刺合谷、足三里等穴，以增强止痛功效。

（四）健康教育

1. 生活起居指导　六腑属阳，泻而不藏，以通为用，需养成每天定时排便习惯；若长期大便不通畅，需就医求助，不可自行服用通便药物，避免长期服用泻下药而伤及正气，或引起大肠色素沉着等症。起居则应顺应四季变化，春夏养阳、秋冬养阴，根据气候、地理环境的变化调整自身作息，达到"天人合一"。避免过度操劳，忌大量饮酒，因酒为助湿之品，过饮则伤及脾胃，影响脾主化湿的功能。

2. 饮食指导　腹痛病多由饮食不节或饮食不洁引起，且反复腹痛的患者多有脾胃基础疾病，故饮食调护对患者的康复极为重要。指导患者合理膳食，不过量，不偏食，食积、湿热内阻者，饮食以蔬菜、瓜果、五谷杂粮为主，避免过食肉类、甜食；若为中焦虚寒的患者，则避免食用寒凉食物，如乳制品、绿豆等。腹痛兼有吐酸者，应避免摄入刺激胃液分泌的食物，如咖啡、浓茶，且宜少食多餐。

3. 情志调节指导　通过音乐疗法、瑜伽、太极拳等方式调节气机，让身体气血常通，改善心情，减少焦虑、紧张的负面情绪，必要时寻求心理健康师进行咨询。

4. 复诊随诊指导　遵照医嘱服用药物，积极配合医疗安排，按时复诊复查，不宜自行更改医疗方案，以免治疗无法得到连续性。

腹痛预后与转归的影响因素很多，如患者的年龄与体质、邪气的强弱、就医是否及时、有无基础疾病以及平素的饮食起居情况。腹痛可发生在多个疾病当中，是最常见的症状之一，根据腹痛的部位、发病性质、伴随症状等评估，及时调整护理方案，做到个体化护理。

第四节　内伤腰痛

腰痛是指以腰部疼痛为主要症状的一类病证，疼痛可发生在腰脊正中、腰部一侧或两侧。腰为肾之府，故腰痛与肾脏的关系最为密切。临床上多种疾病都可出现腰痛，可见于西医学的多种疾病中，如泌尿系统疾病可见于肾结石及输尿管结石、肾脏炎症、肾肿瘤等；运动系统疾病可见于腰肌劳损、腰椎间盘突出症、腰椎滑脱等；亦可见于一些全身性疾病，如类风湿关节炎、脊柱炎等。

⊕ 知识链接

腰三横突综合征

提起腰痛的相关病变，常见的有腰椎骨质增生、腰椎间盘突出、强直性脊柱炎及腰肌劳损等；但是还有一个不属于罕见病却经常被遗忘的疾病——腰三横突综合征。腰三横突综合征是指腰三横突周围软组织（肌腱、韧带、筋膜等）发生无菌性炎症，导致腰痛或腰骶部疼痛的一种综合征。本病多见于体瘦偏高的青中年人；常见症状有腰部疼痛，部分患者疼痛可放射至臀部和大腿前侧，弯腰或劳累后可加重；腰三横突区域压痛为体格检查区别其他腰痛疾病的阳性体征。

对本病进行治疗与护理时，发作期建议适当卧床休息，且以卧硬板床为宜；缓解期应劳逸结合，避免受凉、搬重物、久坐久站、长时间弯腰等，并在医师指导下进行适度适量腰背肌锻炼。

一、病因病机

一般而言，腰部指人体的后背部肋弓以下和髂骨以上的范围，涉及结构包括脊柱腰段、肌肉、神经、肾脏、肝脏和脾脏的背侧等，故解剖结构受到损伤、神经受到牵拉、全身性炎症反应和一些内脏器官的病变都可引起腰痛。

腰痛一证最早见于《黄帝内经》,《素问》的第四十一章"刺腰痛篇"专门论述腰痛的病因、类型和治疗。《金匮要略》有"肾著"一病,是因劳动后汗出,衣服湿冷,长期寒湿之邪侵犯腰部,导致腰部以下以沉重、冷痛为主,故名"肾著"。隋代巢元方《诸病源候论·腰背痛诸候》指出,腰痛病因有五,"一曰少阴……二曰风痹……三曰肾虚……五曰寝卧湿地,是以痛",首次系统地总结了腰痛的病因病机。

腰痛的病位在肾,病因主要有外感邪气、劳累内伤、跌仆外伤、久病及肾,其中肾虚为发病关键。现分述如下。

(一)病因

1. 感受外邪 外感六淫均可致病,以湿、风、寒邪居多。居住、劳动环境潮湿,如久坐湿地、涉水淋雨,或长期水下劳作、出入阴冷潮湿之处,或饮酒后汗出当风,均可致风、寒、湿邪气入侵;其中以湿邪为首,因湿性黏滞,易趋阴位,腰部属人体下焦,湿邪侵袭腰部后停留不去,阻滞经络,引起腰痛,如《素问·五常政大论》曰:"湿气下临,肾气上从,当其时反腰椎痛"。湿邪又可夹杂风邪、寒邪、热邪,形成风湿、寒湿及湿热侵袭人体经络、脏腑;如岭南一带地势较低,长夏则暑气当令,气候以湿热为主,若感受湿热之邪,或邪郁化热,或湿蕴生热,致使湿热留滞腰府,闭阻经脉,气滞血阻而生腰痛。

2. 素体不足 先天不足,或后天失养,或久病不愈,或房事不节,或年老精血亏虚等,均可引起肾的精血亏损,阴阳两虚,不能濡养筋脉,造成筋脉失养,导致腰痛。历代大多数医家认识到肾虚是腰痛发病的重要病机,如《灵枢·五癃津液别》曰:"虚,故腰背痛而胫酸",《景岳全书·腰痛》亦云:"腰痛之虚证十居八九。"腰为肾之府,且为命门所居之处,是先天阴阳之所,《素问·灵兰秘典论》曰:"肾为作强之官,技巧出焉。"故任何导致肾的阴阳精血亏虚的因素均可导致腰部经脉、筋骨失于濡养而发生腰痛。

3. 久劳内伤 腰部用力不当,摒气闪挫,或长期弯腰劳作、搬抬重物,或久行久立,导致腰部经脉不通,气血不畅,气滞血瘀,引起腰痛。正如《素问·宣明五气》所说:"……久立伤骨,久行伤筋,是谓五劳所伤。"

(二)病机

根据病理性质不同,腰痛有虚实之分。因外邪、气滞、血瘀等邪气导致经脉不通,而患者正气尚为亏虚的情况下多为实证。而因肾精亏虚、阴阳不足、腰部经脉气血不荣者属虚证。虚实夹杂、因实致虚、本虚标实,为腰痛的发病特点。肾虚是腰痛的发病基础,风湿、寒湿、湿热、痰湿、气滞、瘀血是发病因素,虽然疼痛多归结于"不通",但在腰痛病因多强调"本虚"。腰部亦是各条经脉循行之处,包括督脉、足太阳膀胱经、足少阴肾经、带脉等,因督脉为阳脉之海,故腰部尤以阳为盛,是封藏精血之地,若耗竭精血太过则会导致封藏不能,而容易受邪气所侵。综合上述,腰痛的病位以肾为主,与足太阳、足少阴、督脉、带脉等经脉相关。

二、诊断与鉴别诊断

(一)诊断要点

1. 临床表现 腰部疼痛为首发症状是此病的主要诊断依据,可呈急性或慢性疾病,部位可累及腰椎正中、腰部单侧或两侧,疼痛可呈刺痛、钝痛、酸痛、隐痛,伴或不伴有下肢放射性疼痛、二便异常、皮肤麻木等症。起病前多有劳累、搬抬重物、扭挫伤、天气变化、久坐久立等诱因。

2. 辅助检查

（1）腰痛病因较多，如风湿和类风湿等疾病者可进行血常规、抗溶血性链球菌"O"试验、红细胞沉降率、类风湿因子等检查有助于诊断。

（2）腰椎病变者可行腰椎 X 线、腰椎 CT 或磁共振等辅助检查，有助于诊断。

（3）部分内脏病变引起腰痛者，可行腹部影像学、超声学检查及血液、尿液标本化验等，有助于排查泌尿系统病变。

（4）妇科相关检查有助于排查妇科疾病导致的腰痛。

（二）鉴别诊断

1. 骨骼、肌肉、筋膜病变引起的腰痛 运动系统包括骨骼、肌肉、筋膜的病变均可引起腰痛，如腰椎退行性病变、腰椎滑脱、腰椎间盘突出症、腰肌劳损、肌筋膜炎等病。此类腰痛多有长期劳累、久行久立、搬抬重物时姿势不当等因素，且疼痛发作与活动及姿势改变相关，一般为弯腰、提重物、剧烈运动、长途跋涉后出现，休息后可缓解，疼痛呈酸痛或钝痛，甚至可出现邻近组织如神经或脊髓受压迫症状，如下肢放射性疼痛、下肢麻木、行走踩棉花感等。骨质疏松症引起的腰痛多呈酸痛、隐痛感，除腰痛外还有全身其他骨关节疼痛，疼痛多呈弥散性，痛处不固定，严重时可容易出现骨折。此类腰痛多为经脉不通，瘀血阻滞，导致不通则痛，若迁延不愈，久而久之则可转为虚证。

2. 泌尿系统病变引起的腰痛 双肾位于腹膜后脊柱两旁浅窝中，左、右肾门分别正对第一、第二腰椎横突，肾脏、肾动静脉及输尿管的病变如感染、炎症、结石梗阻等均可引起腰痛。此类腰痛一般伴有血尿、蛋白尿及一些全身症状，如发热、恶心呕吐等。其中，结石梗阻引起的腰痛较常见，疼痛呈绞痛，起病急，肾区叩击痛阳性，疼痛严重时可伴有恶心呕吐、烦躁不安、大汗淋漓，若合并尿路感染则有发热、畏寒，超声检查可以明确诊断。肾脏的炎症、肿瘤可引起不同程度的腰痛，但肾炎根据类型不同又可伴有其他全身性症状，如高血压、水肿，肾穿刺活检是明确诊断的金标准。另外，左肾静脉受压亦可出现腰痛，称为胡桃夹综合征，它的腰痛多在活动后加重，且伴有血尿、直立性蛋白尿，尿常规及肾静脉彩超检查可明确诊断。

3. 其他脏器病变引起的腰痛 腹腔内的脏器病变可引起不同程度的腰痛，如急性胰腺炎，疼痛可向腰背部放射，但该病多以急性腹痛为首发症状，有大量饮酒、进食肥腻的诱因，伴有发热及恶心呕吐等消化道症状。此外，腹腔内肿瘤的压迫、肿瘤骨转移、带状疱疹等疾病也可累及腰部而产生腰痛，根据症状的特征及辅助检查可加以鉴别。

三、辨证施护

（一）辨证要点

1. 辨邪实与正虚 邪实腰痛多为新病卒痛，疼痛可呈刺痛、绞痛，痛势剧烈、拒按，有外感邪气者则伴有恶风寒、发热、腰部拘急、腰部重着等症状，跌仆扭伤者则有活动受限、疼痛剧烈、皮下瘀斑、局部组织肿胀等。正虚腰痛者多有病程久、反复发作、腰酸喜按等特点，且伴有乏力、麻木、脏腑虚损等症状，包括畏寒、短气、小便淋漓不尽、夜尿次数增多等。由风寒湿热、血瘀、气滞、痰凝引起的腰痛多属实证，肾精亏虚、阴阳不足引起者属虚证。

2. 辨别疼痛性质 腰部冷痛，得热则舒，得寒则甚，伴有四肢畏寒，恶风拘急者，为寒证，寒主收引，且伤阳气，故外感寒邪、阳气不足者易得。腰部酸胀、沉重疼痛，卧时难以转身，行走时身重乏力者，多为湿也，湿性黏滞，具有趋下重着的特点，故多在淋雨、久居湿地后发作。腰部疼痛，痛处伴有热感，午后身热，小便赤热者，为湿热证。腰部酸痛，疼痛游走不定，伴其他骨节酸软无力、恶风发热者，为风证。腰部刺痛，身体难以转侧，疼痛部位固定，夜间加重，日间减轻者，为血瘀证。腰部酸痛、无力，久行久立后加重，休息后缓解，伴双膝酸软者，为虚证。虚证中分阳虚、阴虚，阳虚多表现为畏寒、四肢不温、面色白，舌淡，脉沉；阴虚则表现为形体消瘦、盗汗、口干，舌红少苔，脉细数。

3. 辨别经络部位 凡经腰部的经脉气血不通者，均可引起腰痛，其中以足太阳膀胱经病变居多。根据腰痛的特点可辨别经络部位，足太阳经脉引起的腰痛为颈项腰背沉重疼痛；阳明经脉腰痛则不可以转身回看；足少阴肾经脉引起的腰痛则多牵引至脊柱内侧、深层。督脉行于脊柱正中，统一身之阳，故督脉腰痛，腰痛不能左右俯仰。

本病发病可急可缓，治疗原则以扶正祛邪为主，根据风、寒、湿、热、痰、瘀之不同而辨证治之；虚证则以补肾为主；本虚标实、虚实夹杂者，应根据标本主次矛盾变化，兼而治之。若腰痛继发于其他疾病者，应积极治疗原发病。

（二）证候分型

1. 风湿腰痛

（1）证候表现 腰背拘急疼痛，呈酸重感，活动不利；或恶风，或见颜面及四肢水肿，身体沉重，下肢无力等。舌淡红，苔薄腻，脉浮涩。

（2）护治法则 祛风利湿止痛。

（3）治疗代表方 独活寄生汤加减。

2. 寒湿腰痛

（1）证候表现 腰部冷痛、重着，转侧不利，静卧不减，遇阴雨、寒冷则疼痛加重；伴有恶寒恶湿，或有汗出，下肢沉重乏力，精神疲倦等。舌苔白腻，脉沉而迟缓。

（2）护治法则 祛寒化湿，温经通络。

（3）治疗代表方 肾着汤加减。

3. 湿热腰痛

（1）证候表现 腰部疼痛，痛处伴有热感，暑天腰痛加重；伴有怕热、汗出，或见肢节红肿，心烦口干，小便短赤，大便黏滞等。舌苔黄腻，脉濡、数。

（2）护治法则 清热利湿，舒筋止痛。

（3）治疗代表方 四妙丸加减。

4. 瘀血腰痛

（1）证候表现 腰痛如刺，痛有定处，痛处拒按，疼痛剧烈时难以转侧，日轻夜重。或有肌肤甲错，或有皮下瘀斑，或有大便色黑，女性可有月经色暗、夹有血块。舌质紫暗，或有瘀斑，脉涩。

（2）护治法则 活血化瘀，理气止痛。

（3）治疗代表方 身痛逐瘀汤加减。

5. 阴虚腰痛

（1）证候表现 腰部酸软疼痛，遇劳则甚，喜按喜揉，缠绵不愈；伴有双膝酸软，心烦，口燥咽干，夜眠差，形体消瘦，盗汗等。舌红，苔少，脉细数。

（2）护治法则 滋补肾阴，养血荣经。

（3）治疗代表方 左归饮加减。

6. 阳虚腰痛

（1）证候表现 腰酸乏力，局部发凉，喜温喜揉，反复发作，劳累后加重；伴有面色㿠白，畏寒，肢冷，口淡不欲饮，或喜暖饮等。舌淡、水滑，苔白，脉沉。

（2）护治法则 温肾补阳，强腰益髓。

（3）治疗代表方 右归饮加减。

（三）护理措施

1. 生活起居护理　保证病房环境安全，如地板保持干燥、过道不放障碍物。根据季节、气候变化指导患者添减衣物，避免感受风、寒、湿之邪入侵；对于腰痛剧烈，活动受限的患者需加强巡视、观察，避免坠床、跌倒的发生，特别当患者服用安眠药、利尿药时，应严密注意精神、如厕状况，及时发现病情变化。对于慢性腰痛患者，鼓励患者积极进行康复锻炼，指导患者进行简单的伸展活动。进食后不宜立即躺下，排便时不宜用力，避免腹压过大，如《诸病源候论·腰痛候》上记载："饭了勿即卧，久成气病，令腰疼痛；大便勿强努，令人腰疼目涩；勿企床悬脚，久成血痹，两足重及腰痛。"

2. 病情观察　监测血压、心率、体温，确定患者一般生命体征平稳。首先询问患者腰痛的诱发因素，有无外伤史、提重物、外感邪气史，发作是否与气候或饮食相关；观察并记录腰痛的部位、性质、持续时间和其他伴随症状，评估疼痛的程度，评估肢体运动和反射情况，患者行走及活动姿势、步态，有无大小便失禁，其中注意观察的是伴随症状及阳性体征，若伴有心率、血压改变，汗出较多，恶心呕吐，或疼痛剧烈时无法活动，下肢明显乏力甚至肌力减退、病理征阳性等情况，可能为急性发病，且病情严重，需紧急处理。同时观察患者的神态、面色、舌象、脉象，可初步做出证型辨别。

3. 饮食护理　腰痛患者活动减少，可能会出现便秘、消化不良，特别是骨折的患者，容易出现大便不通。针对这些情况，需要指导患者调整饮食结构，多饮水，养成良好的排便习惯，配合润肠通便等中药，保持患者大便通畅。

4. 用药护理　中药汤剂宜温热服，湿热及阴虚内热者宜温凉服；用药期间忌生冷、寒凉食物。湿热腰痛患者可贴敷四黄膏；寒热腰痛患者可贴敷田七镇痛膏、温通膏等；亦可外涂健步消肿止痛油、玉龙油等以消瘀止痛。

5. 情志护理　当患者因长期腰痛或因腰痛导致活动不利而影响生活质量时，容易出现情绪低落、气机郁结的情况，七情内伤容易导致气滞血瘀加重，不利于病情恢复。故在护理过程中需要注意患者的心理状态，以耐心安慰、鼓励为主，保持言语轻柔、态度温和，积极引导患者进行有效的功能锻炼，在腰痛发作时细心照料，缓解患者焦虑情绪，减轻疼痛。

6. 中医适宜技术护理　可以采取针刺、艾灸、推拿、拔罐、理疗仪等治疗。阳虚、肾虚腰痛患者，可进行腰部局部艾灸或温针灸；风寒、寒湿腰痛患者可行刮痧、拔罐或刺络拔罐治疗。

（四）健康教育

1. 生活起居指导　指导患者在平素生活中养成正确的姿态，减少局部肌肉的损伤；长时间伏案工作者，应积极参加锻炼，每隔半小时至一小时需起身站立、行走；女性应避免长时间穿高跟鞋行走或站立。指导患者合理搬举重物，对于平时劳动强度过大的患者，应告知合理利用腰围以保护腰部，并讲解佩戴腰围的方法及使用时间，如腰围佩戴宜松紧合适，不宜长期佩戴腰围；在使用腰围期间应配合医生的指导，逐渐增加腰背肌锻炼。平素腰部应注意保暖，避免长期行走在湿地上，下雨、寒冷时避免长期在室外，预防腰痛的诱发因素。

2. 饮食指导　指导患者合理膳食，老年人适当增加含钙丰富食物的摄入，在做好防止紫外线的前提下延长日晒时间。骨质疏松的患者可增加富含维生素 D、维生素 A 的食物，如香菇、菠菜、鸡蛋等，进食新鲜的蔬菜增加维生素 C 的摄入。避免进食辛辣、油腻的食物。若存在泌尿道结石，则需要避免进食富含草酸、嘌呤及高蛋白的食物。

3. 情志调节指导　对患者进行与疾病相关的知识宣教，包括腰痛的发病因素、治疗过程、预后情况等，让患者更加了解自己的疾病，减轻焦虑。

4. 功能锻炼指导　积极参加体育锻炼，锻炼腰背肌力量，增加脊柱稳定性；在参加剧烈运动前后需要有充分的预备及拉伸运动，运动强度由轻到重循序渐进。如需要健身负重锻炼，应在专业人士的指导下进行，避免姿势不正确而导致疾病发生。

5. 复诊随诊指导 遵照医嘱服用药物，积极配合医疗安排，按时复诊复查，不宜自行更改医疗方案，以免治疗无法得到连续性。

腰痛的转归与预后情况受诸多因素影响，如患病因素、患者的体质、就医是否规范、平素的饮食起居习惯等，应根据腰痛的特征、伴随症状及患者的体质等进行辨证施护。

第五节　胁痛

疼痛性内科疾病涉及多个组织脏腑，病变多种多样，除了上述的胸痛、胃脘痛、腹痛及内伤腰痛，还有头痛（见第八章第一节）、胁痛等。内科疾病所致疼痛具有非创伤性特点，皆为体内气血阴阳紊乱所致，故本节以胁痛为代表继续阐述内科疾病疼痛的辨证施护。

胁痛是指以一侧或两侧胁肋部发生疼痛为主要特征的一种病证。胁，指侧胸部，为腋以下至第十二肋骨部的统称。胁痛在古代医著中最早的记载见于《黄帝内经》，并已经认识到此病发作主要与肝胆疾病相关。

胁痛是临床上比较多见的内科疼痛性疾病，与现代医学的胆囊炎、胆结石、肋间神经痛、急慢性肝炎、肝脏寄生虫病及胰腺炎等多种疾病相关。临床上应根据患者个人情况、胁痛病证特点的不同，将辨证施护贯穿于治疗护理过程中。

一、病因病机

胁痛的病变主要在肝胆，且与脾、胃、肾有关。凡能引起肝胆病变的外感和内伤因素均有可能引起胁痛。

（一）病因

1. 外邪侵犯 湿、热、寒邪及疫气侵袭，邪阻肝胆二经，经络不通而发为胁痛。

2. 内伤情志 肝主疏泄，气郁则病；暴怒或抑郁伤肝，肝木失于条达疏泄，气阻络痹，致使胁肋部疼痛。

3. 瘀血停积 气行则血行，气滞则血瘀。气郁日久，血行受阻而瘀血停留，肝络血瘀不通，导致胁痛发作。

4. 痰湿郁火 暴饮暴食、偏嗜肥甘厚味及过量饮食、过量喝酒等，易致饮食积滞、脾胃损伤，蕴湿生热，中焦气机阻滞，肝胆疏泄失司而发为胁肋部疼痛。

5. 劳欲过度 久病体弱或房劳过度，耗伤精血，肝肾亏虚，脉络失养，不荣则痛，发为胁肋部疼痛。

（二）病机

1. 发病 本病可在情志失调、过食肥甘及外邪侵内等诱因下起病或致使疼痛加重。起病较急、疼痛程度较重者，多因外邪侵内、砂石或蛔虫阻滞胆道等所致；起病较缓、疼痛程度较轻者，多见于情志失调、劳欲过度等。

2. 病位 本病的病位在肝胆，与脾胃、肾相关。《景岳全书》上记载"胁痛之病本属肝胆二经，以二经之脉皆循胁肋故也"。

3. 病性 本病病理性质以实证为多见。实证责之气滞、湿热、血瘀；虚证则多见于阴血不足、络脉失养。实证日久，亦可出现虚实并见，如邪气化热伤阴，导致肝肾阴虚、络脉失养而发为胁痛。

4. 病势及病机转化　总的病势是以气滞为先，由气及血、由实转虚。气滞日久，血行不畅，瘀血内停，肝络瘀阻，此为由气及血转化。肝郁克土，脾胃受损，可致脾胃气虚；气郁化火或湿热之邪，灼耗阴血，阴血不足，络脉不盈，肝肾失养，日久则见肝肾阴亏，甚者阴损及阳。

二、诊断与鉴别诊断

（一）诊断要点

1. 症状　胁肋部疼痛为诊断此病的主要依据；疼痛的特点会随病因、病性、病程的不同而表现各异，如气滞多为胀痛窜痛，瘀血多为刺痛，且疼痛较剧，也有灼痛、绞痛、隐痛等情况。常因感受外邪、饮食不节、情志内伤、劳欲久病或跌仆闪挫等因素而发病，伴随症状可见口苦口干、烦躁易怒、身黄目黄、恶心不欲食等。

2. 检查　胁痛以右侧为主者，多与肝胆疾病有关。

（1）检测肝酶学指标及各型肝炎病毒指标，有助于病毒性肝炎的诊断。

（2）腹部彩色超声及 CT、磁共振检查可以作为肝硬化、肝胆结石、急慢性胆囊炎、脂肪肝等疾病的诊断依据。

（3）血脂指标及肝脏弹性超声检查可作为诊断脂肪肝、肝硬化的参考依据。

（4）检查甲胎蛋白、碱性磷酸酶等指标可作为初步筛查肝内肿瘤的方法。

（二）鉴别诊断

1. 胸痛　胸痛的发病部位常在左前胸心前区，常常突然发病、疼痛较为剧烈，甚者痛彻肩背、气喘不得卧。胁痛以胁肋部发生疼痛为主要特征，可伴有口苦、恶心、目眩等症。

2. 胃脘痛　胃脘痛的发病特点以胃脘疼痛为主，时兼有胀满。疼痛的特点多为隐痛或胀痛，一般可以忍受，常因饮食、受寒等因素诱发。需要注意的是，肝气犯胃所致胃脘痛，发作时常攻撑连胁而痛，易与胁痛相混淆。胃脘痛多伴有嗳气、烧心、恶心及反酸等胃肠道症状。

三、辨证施护

（一）辨证要点

1. 抓住主诉　如胁肋部发生疼痛，呈胀痛，或刺痛等。

2. 确定病位　本病的病位在肝胆，与脾胃、肾相关。胁肋部胀痛不适，疼痛走窜不定，情绪不舒时多发，伴有善太息、胸闷等，病位多在肝胆；胁痛伴有腹胀肠鸣、大便溏烂或泄泻，病位多在肝脾；胁痛伴嗳气、恶心、纳呆等，病位多在肝胃；肝病及肾，则见胁痛牵引腰背，遇劳而发，多呈隐痛或坠痛。

3. 分析病性　气滞胁痛，多与情志变化相关，疼痛以胀痛为主，走窜不定。瘀血胁痛，疼痛以刺痛为主，痛处固定。湿热胁痛，常伴口苦、恶心、纳呆、厌食油腻、小便短赤等。阴虚胁痛，疼痛多为隐痛，伴头晕、心烦、目眩、口干等。阳虚胁痛，疼痛多为隐隐作痛、遇劳加重，伴肢冷畏寒等。

4. 辨别虚实　实证胁痛，起病急，疼痛较为剧烈，甚者拒按，多由气滞、血瘀、湿热所致。虚证胁痛，起病缓，疼痛一般可以忍受，隐隐作痛，反复发作，多因肝阴亏虚、络脉失养所致。

本病病位主要在肝胆，以胁肋部疼痛为主要特征，治疗原则主要遵循理气活血止痛。临床上需要做到审证求因，依据病邪的虚实寒热等性质辨证施以治疗与护理。气滞、湿热、瘀血等实证胁痛，当以祛邪为主，辨证采用行气理气、清利湿热、活血止痛等治法。当病变以阴虚、血虚及阳虚等虚证为主要矛盾时，应行扶正之法，如养阴、补血、温阳等法。见虚实夹杂之证诗，则需祛邪扶正之法兼而用之。

（二）证候分型

1. 肝郁气滞

（1）证候表现　胀痛为主、走窜不定，遇怒痛增，得嗳气、矢气则舒；伴有喜叹息、胸闷气短、胃纳不佳等。舌边红，苔薄，脉弦。

（2）护治法则　疏肝理气止痛。

（3）治疗代表方　柴胡疏肝散加减。

2. 肝胆湿热

（1）证候表现　胁肋灼热疼痛，甚者拒按；伴有口苦、恶心、纳呆、厌食油腻、小便赤等。舌红，苔黄腻，脉滑数。

（2）护治法则　疏肝利胆，清利湿热。

（3）治疗代表方　龙胆泻肝汤加减。

3. 瘀血阻络

（1）证候表现　胁肋刺痛不移，拒按，入夜痛甚；伴面色晦暗，或见胁下有积块等。舌质暗或有瘀斑，脉涩。

（2）护治法则　活血化瘀，理气止痛。

（3）治疗代表方　血府逐瘀汤或复元活血汤加减。

4. 肝阴不足

（1）证候表现　胁肋隐痛，绵绵不休，遇劳加重，口干咽燥，心中烦热，头晕目眩，舌红少苔，脉弦细而数。

（2）护治法则　滋养肝阴，柔肝止痛。

（3）治疗代表方　一贯煎加减。

（三）护理措施

1. 生活起居护理　保持病房内空气新鲜，定期消毒病房，温湿度适宜，生活起居有常，并根据季节及天气变化指导患者调整衣着起居，避免六淫邪气侵袭机体而诱发或加重病情。注意防寒保暖，保证充足的休息和睡眠。注意卧床休息，避免过于劳倦。轻者可适当活动，如散步、打太极拳等，以促进气血运行、扶助正气。活动中不要用力过猛，避免碰撞伤及胁肋。

2. 病情观察　观察胁痛的部位、性质、程度、持续时间、诱因、舌苔、脉象及伴随症状等，以辨别胁痛的证候。观察体温、肤色等变化，注意有无合并黄疸及黄疸的进退情况。若见高热寒战、上腹剧痛、腹肌紧张、呕吐等症，提示可能有胆囊炎、胆道急性化脓、穿孔等并发症，应及时报告医生处理。对于胁痛伴发热、呕吐患者，应了解饮食情况、伴随症状，找出诱因，记录呕吐次数、呕吐量、呕吐物的性质和颜色等，病情需要时留取呕吐物送检。

3. 饮食护理　饮食宜清淡易消化，宜食用水果、蔬菜、瘦肉及豆制品等清淡且富有营养的食物，忌食肥甘、辛辣、生冷之品，忌饮酒。肝气郁结者，宜食疏肝解郁、行气止痛之品，如佛手玫瑰花茶。肝胆湿热者，鼓励患者多饮水，宜食清热利湿食物，如西瓜汁、绿豆汤、冬瓜汤等，忌食油腻、海腥、辛辣之品。瘀血阻络者，可用三七粉或丹参粉温水冲服。肝阴不足者、饮食宜富于营养，多食补养气血之物，如沙参百合粥、乌鸡汤等。

4. 用药护理　中药汤剂宜温服；胁痛明显时可给服木香粉、郁金粉、延胡索粉，用温水调服，以理气止痛；或用芒硝布包后敷于痛处，以助止痛；若疼痛如钻顶样，或呕吐出蛔虫，可能为胆道蛔虫症，可服食醋，或用乌梅煎服，以安蛔止痛；伴有恶心、呕吐者，可用丁香、柿蒂煎水代茶服。

严格遵照医嘱给予药物治疗。注意观察药物疗效和不良反应，及时汇报给医生，调整药物剂量或用药方案。服药期间亦需教育患者合理搭配饮食，不宜进食对所用药物疗效产生影响的食物。慎用影响肝功能的药物。

5. 情志护理　胁痛症状可随情志变化而增减，做好疏导解释工作，指导患者保持心情舒畅，避免过怒、过悲及过度紧张等不良情绪刺激，可根据患者证型选择对症的五行音乐，以分散注意力，或指导患者采用放松术，如缓慢的深呼吸、全身肌肉放松等。肝气郁结者，尤要使患者保持情绪乐观，使肝气条达，以利病情康复。肝阴不足证者，戒恼怒，以防动火伤阴。

6. 中医适宜技术护理　可以选用耳穴埋豆：肝、胆、神门、胸等；皮肤针：叩打痛处，加拔火罐；四黄膏贴敷胁痛处；穴位按摩：取章门、期门穴，每穴揉按 1 分钟，并用擦法施于两侧胁肋部，以透热为度。肝气郁结者，胸胁痛处予温通刮痧，以疏肝理气、活血止痛；肝阴不足者，可用生姜、葱白、韭菜、艾叶，加盐同炒后，热敷患处。

（四）健康教育

1. 生活起居指导　生活规律，注意防寒保暖，保证充足的休息和睡眠，养成每天吃早餐和定时排便的习惯，保持大便通畅；大便干结时，可以外用开塞露助排或就医求助，切忌努责排便。顺应四季变化而劳作，避免过劳。生活起居有常，注意卧床休息，适当活动，如散步、打太极拳等，避免过于劳倦。

2. 饮食指导　饮食有节，避免酸辣、生冷、油炸等刺激性饮食，戒浓茶、咖啡和烟酒，忌过饱和不洁饮食，宜进食富有营养、易消化食物，蔬菜、水果适量搭配。过胖者应进行减肥、控制体重。气滞胁痛患者，可用佛手、陈皮煎水后加入蜂蜜代茶喝；瘀血胁痛者，可用中药三七打粉后冲水服，服用剂量每天不宜超过 5g。

3. 情志调节指导　可以通过音乐疗法、自我暗示法等放松技巧来缓解疼痛引起的焦虑、不安情绪，戒烦躁，禁忧郁，保持心情舒畅、情绪稳定。

4. 康复运动指导　适度适量进行运动锻炼，如游泳、慢跑、八段锦、太极拳等。

5. 复诊随诊指导　配合医疗安排，遵照医嘱服用药物，不宜自行调整所用药物剂量和方案，并遵照医嘱按时复诊复查。

胁痛的治疗着眼于肝胆，分虚实而治，只要调治得当，预后一般较好，但亦存在易受多种因素诱发而反复发作。在护理过程中，要叮嘱和教育患者做到饮食有节、起居有度、适度锻炼、保持健康情绪，积极配合医护安排，可促使胁痛早日痊愈和减少复发。

目标检测

答案解析

一、选择题

（一）A1/A2 型题（最佳选择题）

1. 胸痹心痛的主要病位在（　　）

　A. 肝　　　　　　　　　　B. 心　　　　　　　　　　C. 脾

　D. 肺　　　　　　　　　　E. 肾

2. 胸闷痛，痛轻而闷重，伴有善太息、胁肋胀满、脉弦者，辨证为胸痹的哪个证型（　　）

　A. 寒凝证　　　　　　　　B. 气滞证　　　　　　　　C. 心脉瘀阻证

　D. 痰浊闭阻证　　　　　　E. 痰热血瘀证

3. 胸痛发作期下列健康指导措施有误的是（　　）

    A. 增加运动　　　　　　　　B. 卧床休息为主　　　　　　C. 保持大便通畅

    D. 保持情绪稳定　　　　　　E. 遵照医嘱服用药物

4. 胃脘痛最常见的病因是（　　）

    A. 饮食伤胃　　　　　　　　B. 肝气犯胃　　　　　　　　C. 寒邪客胃

    D. 瘀血停胃　　　　　　　　E. 湿热阻胃

5. 胃脘胀痛，痛势较剧，喜温拒按，辨证为（　　）

    A. 饮食停滞证　　　　　　　B. 寒凝胃脘证　　　　　　　C. 肝气犯胃证

    D. 瘀血阻滞证　　　　　　　E. 脾胃虚寒证

6. 下列除哪项外均是胃脘痛的护治法则（　　）

    A. 消食和胃止痛　　　　　　B. 温胃散寒止痛　　　　　　C. 疏肝和胃降逆

    D. 益气温中止痛　　　　　　E. 养阴润肺降逆

7. 下列哪项病因与腹痛发病无关（　　）

    A. 饮食劳倦　　　　　　　　B. 情志失调　　　　　　　　C. 素体阳虚

    D. 外邪侵犯　　　　　　　　E. 年老体弱

8. 腹痛剧烈，痛如针刺，痛处固定不移，为（　　）

    A. 瘀痛　　　　　　　　　　B. 热痛　　　　　　　　　　C. 寒痛

    D. 虚痛　　　　　　　　　　E. 气痛

9. 下列除哪项外均是腹痛的护治法则（　　）

    A. 通腑泄热，行气导滞　　　B. 消食导滞　　　　　　　　C. 活血化瘀，理气止痛

    D. 温肾固涩　　　　　　　　E. 温中补虚，缓急止痛

10. 腰背拘急疼痛，呈酸重感，活动不利，辨证为（　　）

    A. 湿热腰痛证　　　　　　　B. 痰湿腰痛证　　　　　　　C. 阴虚腰痛证

    D. 风湿腰痛证　　　　　　　E. 寒湿腰痛证

11. 外感腰痛的致病邪气一般不包括（　　）

    A. 热　　　　　　　　　　　B. 风　　　　　　　　　　　C. 燥

    D. 湿　　　　　　　　　　　E. 寒

12. 胁痛伴黄疸的患者，饮食生活起居应忌（　　）

    A. 清淡、均衡饮食　　　　　B. 煎炸油腻生冷食物　　　　C. 保持大便通畅

    D. 保持情绪稳定　　　　　　E. 天冷保暖

13. 胁痛隐隐发作、绵绵不休，遇劳加重，唇干舌燥，口渴思饮，辨证为（　　）

    A. 瘀血阻络证　　　　　　　B. 痰湿内阻证　　　　　　　C. 肝胆湿热证

    D. 肝郁气滞证　　　　　　　E. 肝阴亏虚证

（二）A3 型题（病例型最佳选择题）

患者，中年男性，高血压病史，因突发胸前区疼痛 4 小时前来就诊。患者胸痛如刺，痛及左肩背，面晦唇青，舌质紫暗，脉弦涩，心电图提示 ST 段轻度抬高。

14. 目前患者的护理诊断是（　　）

    A. 胃脘痛　　　　　　　　　B. 胁痛　　　　　　　　　　C. 胸痛

    D. 腰痛　　　　　　　　　　E. 腹痛

15. 根据目前的护理诊断，应采用哪种护治法则（ ）

A. 补益心气，和络止痛　　　　B. 祛痰开窍，通络止痛　　　　C. 活血化瘀，通络止痛

D. 温阳宣痹，通络止痛　　　　E. 祛寒活血，温通宣痹

（刘嘉辉）

书网融合……

本章小结

微课

题库

第六章 外科疾病疼痛的中医护理

PPT

📖 学习目标

知识要求：

1. 掌握 各种外科疾病疼痛的诊断要点、护理措施。

2. 熟悉 各种外科疾病疼痛的病因病机、辨证分型。

3. 了解 各种外科疾病疼痛的鉴别诊断。

技能要求：

1. 熟练掌握各种外科疾病疼痛相关的护理操作。

2. 运用所学知识对外科疾病疼痛的患者进行健康宣教。

素质要求：

1. 具备扎实理论的知识和娴熟的操作技能。

2. 具有不怕苦、不怕累的奉献精神，对待患者一视同仁。

第一节 创伤疼痛

⇨ 案例引导

案例：患者，女，50岁，因电单车撞倒左手撑地手腕疼痛1小时急诊入院，患者呈痛苦面容，入院查体：左手腕关节局部疼痛，皮下瘀斑，肿胀，功能障碍，左手腕压痛明显，腕关节活动受限。侧面看腕关节呈"银叉"形，从正面看呈"枪刺样"畸形，测量生命体征结果：BP 140/85mmHg，P 100次/分，R 22次/分，NRS评分为8分。

讨论：

1. 根据其伤情，此时护士应如何处理？

2. 该患者目前需要解决的问题是什么？

创伤的含义可分为广义和狭义两种。广义而言，创伤是指人体受到外界某些物理性、化学性或生物性致伤因素作用后所出现的组织结构的破坏。狭义而言，创伤是指机械力量传给人体后所造成的机体结构完整性的破坏。临床上应注重辨别病情轻重缓急，将辨证施护贯穿于治疗护理过程中，在明确诊断且无禁忌证的前提下，可有选择地给予镇痛治疗减轻患者痛苦。

一、病因病机

（一）病因

1. 外来伤害

（1）在外科疾病中，因为跌打损伤直接损害机体而发病的，可引起损伤部位气血凝滞而化热，热胜内腐而发生瘀血流注的外伤性疾病。

（2）外伤而再感受毒邪发生手足疮疡。

（3）因损伤后，致筋脉瘀阻，气血运行失常，而致疼痛。

创伤可有多种分类方式。①根据原因不同可分为：撞击伤、坠跌伤、挤压伤、枪弹伤、刺伤、冲击伤、交通事故伤、多发伤、复合伤。②依部位不同可分为：颅脑损伤、颌面颈损伤、胸部损伤、腹部损伤、骨盆损伤、脊柱和脊髓损伤、四肢损伤。③依类型可分为：闭合性创伤和开放性创伤。④按伤情轻重可分为：轻度、中毒、重度。

2. 瘀血疼痛

（1）局部瘀血，阻碍气血之运行，而致疼痛。

（2）创伤疼痛是瘀血的必有症状，瘀血则为疼痛的根本原因，所谓"痛则不通，通则不痛"。

⊕ **知识链接**

"痛则不通，通则不痛"的来源

《素问·举痛论》曰："经络流行不止，环周不休，寒气入经而稽迟，泣而不行，客于脉外则血少，客于脉中则气不通，故卒然而痛"。由此看出"痛"是由于邪气痹阻，经络气血"不通"所致，即不通则"痛"。

疼痛的论述最早见于《黄帝内经》，金元时期李东垣首次提出"痛则不通"的病机理论学说，并确立了"痛随利减，当通其络，则疼痛去矣"的以通止痛的原则。清代叶天士在《临证指南医案》中提出"久痛入络"的病机理论。王清任在《医林改错》、唐容川在《血证论》中均进一步阐述了瘀血致痛之病机。后世医家又根据疼痛病机概括出虚实两个方面，确立了实证疼痛病机为"不通则痛"，虚证疼痛病机为"不荣而痛"。

（二）病机

1. 气血凝滞

（1）主要是气滞或血瘀，或二者并存。气为血之帅，气行则血行，气滞则血瘀。因跌仆损伤后血液溢出脉外，留滞在患处，也可造成疼痛。

（2）气血在创伤的病理是局部的气血凝滞，创伤的刺激导致气血凝滞、血瘀不通，产生疾病，发生疼痛。

（3）各种外伤、跌仆闪挫等，不仅可因皮肉、筋骨、血脉损伤而痛，且可使气血不畅甚至瘀塞而致痛。

2. 气血两虚　创伤后气血因虚而滞则可成为痛证病机之一，创伤后出血多导致气血禁锢失养引发疼痛。

3. 肝肾不足　创伤后骨折后期致肝肾精血的失养引发疼痛。

4. 热毒壅盛　创伤致瘀阻经络而化热，甚至积瘀蕴生热毒而成壅，出现寒战高热，局部红、肿、热、痛。

二、诊断与鉴别诊断

（一）诊断

1. 受伤史

（1）快速准确地评估伤情，做出明确诊断，防止漏诊、误诊，以免造成更大的损伤甚至危及生命。

尤其是复合伤患者必须明确诊断后，才能进行疼痛处理。

（2）不同类型的创伤，形成不同的疼痛，创伤的范围、部位和程度不同，患者疼痛的性质和强度不同。

2. 临床表现

（1）局部症状　①疼痛：依据创伤部位和程度不同，疼痛程度不一。创伤的刺激导致脉络受损，气血凝滞、血瘀不通，不通则痛，故创伤部位出现不同程度的疼痛、压痛。②局部肿胀、瘀斑和皮肤擦伤：局部经络损伤，营血离经，瘀滞于肌肤腠理而出现肿胀。若出血较多、透过撕裂的筋膜溢于皮下，则可出现瘀斑。由于局部络脉损伤破裂，组织水肿，损伤部位可出现肿胀。肿胀严重时还可出现水疱、血疱。③功能障碍：组织结构破坏直接造成功能障碍，局部的疼痛也使活动受限。④伤口和出血：开放性创伤多有伤口和出血。因创伤原因不同，其伤口特点不同，如擦伤的伤口多较浅、刺伤的伤口小而深、切割伤的伤口较整齐、撕裂伤的伤口多不规则。受伤程度和部位不同，其出血量不同。若有小动脉破裂，可出现喷射性出血。

（2）全身症状　轻微创伤无全身症状，严重创伤由于瘀血停聚，积瘀化热，体温可略升高，通常不超过38℃，但中枢性高热体温可达到40℃，可伴有口干、心烦、尿赤、便秘、夜寐不安、脉浮数或弦紧、舌质红、苔黄厚腻等。有合并重要器官损伤时，会导致全身性病理改变，出现明显的全身症状。如合并内脏损伤时，常引起休克；合并肺损伤的患者可出现呼吸困难等。

3. 辅助检查

（1）实验室检查　血常规和血细胞比容可判断失血或感染情况；尿常规有助于判断有无泌尿系损伤和胰腺损伤；血电解质化验和血气分析可了解水、电解质、酸碱平衡状况及有无呼吸功能障碍。

（2）影像学检查　X线检查可证实骨折、脱位、金属异物存留、气胸、肺实变、气腹等。超声检查可诊断胸、腹腔内的积血及肝脾包膜内破裂和检查肌肉、肌腱运动和动静脉血管的情况。CT检查可辅助诊断颅脑损伤和某些腹部实质性器官、腹膜后损伤；MRI有助于诊断颅脑、脊柱、脊髓等损伤。

（3）诊断性穿刺和置管检查　胸腹腔穿刺可证实有无内脏破裂出血。放置导尿管可诊断尿道、膀胱损伤；留置中心静脉导管可监测中心静脉压，辅助判断血容量和心功能。

（二）鉴别诊断

1. 急性疼痛　多起源于新近的躯体组织损伤，由于损伤部位的伤害性感受器被激活而引起的疼痛。急性疼痛的持续时间较短且有限，通常在潜在的病理学改变解除后可自行缓解。

2. 伤害感受性疼痛　是指皮肤、筋膜、肌肉、肌腱及骨组织等受到伤害性的刺激，使得伤害性感受器被激活所致，如外伤骨折后疼痛。伤害感受性疼痛常伴有保护性的逃避反射及痛苦的情绪。当再次遇到此类刺激时，机体会保护性地提前出现逃避反射。

三、辨证施护

（一）辨证要点

1. 辨虚实

（1）创伤后气血不足，肌肤关节失于濡养，遂为正虚邪恋之证，以正虚为主。

（2）气为血之帅，气行则血行，气滞则血瘀。因跌仆损伤后血液溢出脉外，留滞在患处，致使气血运行不畅，不通则痛多实。

2. 辨脏腑

（1）创伤疼痛，病位虽在肌肤，但与气血、经络、脏腑的关系极其密切。

（2）创伤应激状态，肾主骨，生髓，肝主筋，筋骨的修复有赖于肝肾精血的濡养，耗伤气血，气血不足，气血不能转化，至痛症丛生，脏腑功能减退。

（二）证候分型

1. 气滞血瘀

（1）证候表现　创伤后诉刺痛，痛处固定，肿胀瘀血，或有血肿，皮肤青紫或皮色正常，或较深处有压痛，可有不同程度的功能障碍，或伴有肢体麻木，舌质暗，脉弦。

（2）护治法则　行气活血，祛瘀止痛。

（3）治疗代表方　活血散瘀汤加减。

2. 气血两虚

（1）证候表现　创伤后诉酸痛，失血较多，面色苍白，心慌气短，神疲懒言，肢软乏力，舌淡，苔薄，脉细或脉虚无力。

（2）护治法则　益气补血，行气止痛。

（3）治疗代表方　八珍汤加减。

3. 肝肾不足

（1）证候表现　创伤后伤口隐痛，伤口愈合缓慢，腰膝酸软，耳鸣眼花，舌红少苔，脉沉弦。

（2）护治原则　补益肝肾，壮筋补血。

（3）治疗代表方　壮筋养血汤或生血补髓汤。

4. 毒热壅盛

（1）证候表现　创口发生感染或血肿继发感染，局部红、肿、热、痛，或伤口有脓液渗出，全身可有发热、不适、纳差等症状，舌红，苔黄，脉弦数。

（2）护治原则　清热解毒，和营活血。

（3）治疗代表方　五味消毒饮加减。

（三）护理措施

1. 生活起居护理　病室安静、整洁，温湿度适宜。床单位整洁舒适，保持床铺平整、干燥、无碎屑，卧位舒适。在不影响创伤治疗的情况下，调整卧位，以减轻伤肢或躯体的不适感。加强生活护理，保持个人卫生清洁。视患者恢复情况指导其实施循序渐进的功能训练，如胸部创伤患者进行吹气球、有效咳嗽等呼吸训练；腹部外伤手术后尽早下床活动等。

2. 病情观察

（1）院前现场抢救护理　创伤患者往往病情严重，危及生命。对急症创伤患者，应观察损伤程度和性质，创口有无异物，出血量多少，重要脏器和血管、神经有无损伤。对创伤的原因、伤处的特征和危及患者生命的因素做出快速评估与判断。先抢救生命，如清理呼吸道、止血、抗休克等。

（2）院内病情观察

1）评估患者的一般情况、受伤情况、疼痛及镇痛效果等，病情严重或复杂时先抢救生命。

2）密切观察患者伤后神志、面色、生命体征、舌苔脉象与全身症状的变化情况，详细记录，有异常及时处理。特别注意疼痛特点变化，其变化往往是病情恶化或发生并发症的早期表现，如颅脑外伤患者头痛逐渐加重很可能是颅内压增高的表现，应及时发现病情变化并尽早处理，以防止病情恶化，危及生命。

3）观察患者体位是否正确，肢体是否按治疗要求摆放与固定。除轻微创伤患者外，多数创伤后患者需卧床休息，防止进一步损伤加重疼痛。骨折、肌腱断裂、关节脱位及其周围软组织损伤的患者用夹板或石膏固定来限制患处活动。

4）根据情况做好术前准备，及时手术治疗，恢复组织及器官的正常解剖结构并做好手术后护理。

3. 用药护理 诊断不明的腹部创伤闭合伤多发伤患者不宜盲目使用镇痛药物，防止掩盖病情而延误救治。使用镇痛药前必须明确诊断，并注意观察用药后的反应，及时发现药物不良反应并处理。创口较深者，必要时遵医嘱予注射破伤风抗毒素。

4. 饮食护理 加强饮食调理，增强抗感染和创伤修复能力。忌食寒凉、辛辣、肥腻之品及发物。创伤辨证证型为气滞血瘀者，宜食用活血祛瘀通络之品，如胡萝卜、薏苡仁、当归黄芪煲排骨、川芎、川牛膝煲猪脚筋、桃仁等；创伤辨证证型为气血两虚，宜给予益气补血、强筋壮骨之品，如鹿筋鸡脚汤、黄芪肉桂白鸽汤、五红汤、枸杞杜仲乌鸡汤等；创伤辨证证型为肝肾不足者，予枸杞、花胶、红枣、狗肉、淡菜、海参粥、山茱萸肉炖鸭肉、知母炖鹌鹑；创伤辨证证型为热毒壅盛者，宜给清热解毒食物，如马齿苋绿豆汤、五汁饮、荠菜二豆鲫鱼汤、冬瓜茶等。

5. 情志护理 指导患者避免情志失和，过度忧思、悲恐，以免伤及脾胃，损及肾之精气，影响创伤愈合。鼓励患者怡情悦志，安心养伤。稳定患者情绪，减轻其焦虑、恐惧心理。与患者沟通交谈，减轻或消除其焦虑、恐惧等不良情绪，建立良好的护患关系，使患者产生安全感、信任感，使其增强战胜疾病的信心。

6. 中医适宜技术护理

（1）滚蛋疗法 急性扭伤、挫伤、撞伤等引起的疼痛，可于创伤后24小时后行药滚蛋疗法，用中药川芎、丹参、牛膝、杜仲等中药一起与鸡蛋用砂锅煎煮1小时，然后趁热在扭伤处、疼痛点等局部滚动，以助活血化瘀、消肿止痛，药蛋温度50~60℃为宜，每个药蛋滚5~10分钟。

（2）手指点穴循经按摩法 骨折、筋伤后的肢体肿痛，创伤后恢复期慢性疼痛，可先手指点穴阿是穴，或者用按、揉、推拿的手法循经络穴位手法按摩3分钟，以局部皮肤微微发热后予健步消肿止痛油、温通膏或筋骨疗伤膏外擦，消瘀止痛。

（3）穴位贴敷 疼痛处贴敷四黄膏，起凉血通络、消肿止痛之功，每天1次，每次贴6~8小时；四子散（白芥子50g、吴茱萸100g、紫苏子50g、莱菔子50g）加粗盐250g加热后，在疼痛或瘀紫处来回移动和运转，达到活血行气、温经止痛，祛瘀消肿的功效。

（4）中药熏洗 对于四肢关节红、肿、热、痛明显者，可用舒筋外洗颗粒先趁热熏蒸肿痛处，待药液不烫后再淋洗或浸泡，每次30分钟，每天2次。

（四）健康教育

1. 生活起居指导 养成良好的生活习惯，加强营养，适宜锻炼，遵照循序渐进原则。

2. 饮食指导 均衡的膳食有助于创伤的康复，应多摄入高蛋白、高维生素的食物，创伤骨折患者宜食含钙多的食物。

3. 用药指导 遵医嘱使用药物，讲解药物的不良反应。

4. 情志调节 保持心情舒畅，尤其是面部创伤的患者，避免情志过激和自卑，树立正确的人生观，恢复自信心。

5. 康复指导 向恢复期患者讲解功能锻炼的重要性，防止肌萎缩及关节僵硬等并发症的发生。肢体损伤者应抬高患肢，有利于静脉回流通畅以减轻肿胀，从而减轻疼痛。对于损伤骨与关节的患者，应做好制动及固定，可减轻因刺激引起的疼痛。

6. 安全宣教指导 应用视频、图片、案例等形式宣教安全健康知识，加强安全防护意识。

7. 随诊就诊指导 如有受伤情况，及时送到医院就诊和处理。

第二节　烧伤疼痛

→ **案例引导**

　　案例：患者，女，72 岁，独居。今晨在家煮粥，煮好后端锅离火时不慎将锅打翻，整锅粥倾倒，从大腿一直到足背。打电话给社区医院，医务人员赶到后，做好保暖工作将老人带回社区医院进行处理。现见患者神疲乏力，精神欠佳，表情痛苦，体型偏瘦，右侧大腿正面下 2/3 处皮肤红肿，有水疱；右侧小腿胫骨附近和足背皮肤红肿疼痛；舌淡苔薄白，脉弦细数。

　　讨论：

　　1. 该患者的烧伤面积如何计算？烧伤程度如何判断？

　　2. 中医护理措施有哪些？

　　烧伤疼痛是指沸水、滚油、蒸汽、烈火、电、化学物质或放射线等各种因素作用于机体而引起的一种急性损伤性疼痛。烧伤疼痛是烧伤患者最常见和最痛苦的临床症状，局部症状以红斑、肿胀、水疱、焦痂等为主，病位在肌肤。本病可发生于任何年龄。

　　烧伤疼痛因个体差异，烧伤程度、面积、部位及演变过程不同而异。医疗护理过程中的任何一项操作都会诱发疼痛，疼痛还可直接影响创面的愈合速度，影响烧伤患者的预后与转归。全面系统掌握烧伤疼痛的知识，具备相应的临床技能，保证患者疼痛治疗的有效性，是提高护理质量的关键。临床上应注重辨别病情轻重缓急，将辨证施护贯穿于治疗护理过程中。

一、病因病机

（一）病因

　　烧伤疼痛的发生发展与热毒、瘀血、津伤、气损有关。中医认为，本病为火热所伤，由于强热侵袭，火热毒邪，骤犯人体，灼溃肌肤，甚至骨骼，经脉损伤，气机不畅，络脉气血瘀闭，反映于外则创面红肿热痛，或瘀斑，或出血点，或有焦痂等；若瘀热蕴结，或感外邪，邪热蕴结肌肤，热盛肉腐，则可热盛肉腐成脓；严重者疮毒内陷，侵入营血，引起全身危急重症。火热燔灼，最易消灼津液，又易耗损阳气，或因津脂淋漓，阴液耗损，阴损及阳，气阴两伤，气血两虚的全身证候。

　　从局部的病损而言，轻者伤及皮肤，重者除皮肉损伤外，因火海炽感，伤津耗液，损伤阳气，致气阴两伤。或因火毒侵入营血，内攻脏腑，导致脏腑失和，阴阳平衡失调，重者可致死亡。

（二）病机

　　从病机而言，无论轻重。每致津液亏损或气阴两伤，甚至阴损及阳，出现阳脱症状。本病后期，由于机体长期正邪相争，虽火毒已去，但正气已伤，而见气血两虚或阴伤冒败之证，故"虚"是后期的主要矛盾。

二、诊断与鉴别诊断

（一）诊断

1. 烧伤史　病史有明确的沸水、火焰等损伤病史。

2. 伤情诊断　主要是评估或确定烧伤的面积和深度。

（1）烧伤面积的估算方法

1）手掌法　伤员本人 5 指并拢，一只手掌的面积占全身体表面积的 1%。此法常用于小面积或散在烧伤的估算，如图 6-1 所示。

2）中国"9"分法　此法用于成人。将全身体表面积分为 11 个"9"等分，具体分法见表 6-1。成人体表各部位表面积的百分比见图 6-2。

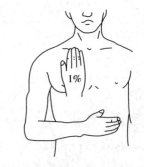

图 6-1　手掌法烧伤面积估算示意图

表 6-1　中国"9"分法

部位		占成人体表		占儿童体表
头颈	发部	3		
	面部	3	9	9 +（12 - 年龄）
	颈部	3		
双上肢	双上臂	7		
	双前臂	6	9×2	9×2
	双手	5		
躯干	躯干前	13		
	躯干后	13	9×3	9×3
	会阴	1		
双下肢	双臀	5*		
	双大腿	21	9×5 +1	
	双小腿	13		9×5 +1 -（12 - 年龄）
	双足	7*		

注：* 成年女性的臀部和双足各占 6%。

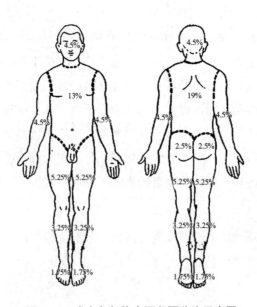

图 6-2　成人各部体表面积百分比示意图

3）儿童烧伤面积估算法　小儿的躯干和双上肢的体表面积所占体表面积与成人大致相同。特点是年龄越小，头部体表面积相对越大，而下肢体表面积越小。具体算法见图6-2。

（2）烧伤深度　一般采用三度四分法，即Ⅰ度、Ⅱ度（又分为浅Ⅱ度、深Ⅱ度）和Ⅲ度烧伤（图6-3，表6-2）。

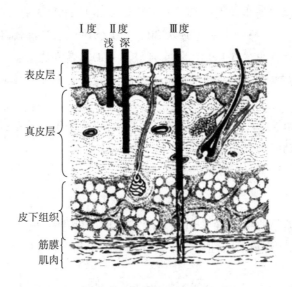

图6-3　烧伤深度示意图

表6-2　烧伤深度判断表

分度		深度	创面表现	创面无感染时的愈合过程
Ⅰ度（红斑）		达表皮角质层	红肿热痛，感觉过敏，表面干燥	2~3天后脱屑痊愈，无瘢痕
Ⅱ度（水疱）	浅Ⅱ度	达真皮浅层，部分生发层健在	剧痛，感觉过敏，有水疱，基底部呈均匀红色、潮湿，局部肿胀	1~2周愈合，无瘢痕，有色素沉着
	深Ⅱ度	达真皮深层，有皮肤附件残留	痛感消失，有水疱，基底苍白，间有红色斑点、潮湿	3~4周愈合，可有瘢痕
Ⅲ度（焦痂）		达皮肤全层，甚至伤及皮下组织、肌肉和骨骼	痛感消失，无弹力，坚硬如皮革样，蜡白焦黄或炭化，干燥。干后皮下静脉阻塞如树枝状	2~4周焦痂脱落，形成肉芽创面，除小面积外，一般均需植皮才能愈合，可形成瘢痕和瘢痕挛缩

3. 临床表现

（1）全身表现　体表有不同程度的创面，并有不同程度的疼痛和全身症状。轻度烧伤，除了烧伤处疼痛外，一般无全身症状。中度烧伤，一般可出现疼痛、发热、口渴、食欲减退、大便秘结、小便短赤等症状。重度烧伤和特重度烧伤，除上述症状外，还极易出现呼吸气微、大汗淋漓、神昏谵语等重症，甚至危及生命。

（2）局部表现　Ⅰ度烧伤：烧伤局部红肿热痛，感觉过敏表面干燥。浅Ⅱ度烧伤：局部有明显的水肿，剧痛，水疱形成疮面色红，经常有液体渗出。深Ⅱ度烧伤：痛觉迟钝有水疱，疮面颜色苍白，间有不同密度的猩红色小点，较易继发感染。Ⅲ度烧伤：痛觉丧失，皮肤颜色为苍白、棕褐色或焦黑色皮肤失去弹性触之坚硬，表面干燥，但皮下组织间隙中则有大量液体渗出而水肿，2~3周后发生焦痂下液化，易发生感染，焦痂脱落后露出肉芽创面。

⊕ **知识链接**

浸浴疗法

　　本法适用于全身或局部烧烫伤，或烧烫伤的残余创面。在浴缸内注入适量的水，水量以能浸没烧烫伤部位为度；水温以高出伤员体温2℃为宜。在水内放入适量的醋酸铅粉，食盐（目的：制成等渗溶液），搅拌均匀。每日1次，每次30～120分钟，根据病情具体调整。本法的作用在于可较彻底地清除创面的渗出液及坏死组织；可减少创面细菌和毒素；可使痂皮及焦痂软化，促进分离；可减少患者换药痛苦；可促进小创面愈合；可促进循环，改善功能；对感染重的肉芽创面可为植皮做准备。

　　注：醋酸铅粉有收敛生肌、抑菌除臭、解毒、杀虫以及缓解皮肤瘙痒等作用。食盐可制成等渗溶液，同时也有一定消炎的作用。

（二）鉴别诊断

　　1. 碱烧伤疼痛　　与碱类物质接触导致组织水分被吸收，使细胞脱水而坏死，并产热，加重损伤。此外，碱离子与蛋白结合后，形成可溶性蛋白，能穿透到深部组织。如果早期处理不及时，创面可继扩大或加深，并引起剧痛。

　　2. 酸烧伤疼痛　　与强酸物质接触导致皮肤灼伤，可引起组织液化坏死、深部组织迟发性剧痛，严重者可发生全身性中毒反应。

　　3. 放射性烧伤　　皮肤受射线作用而发生的损伤性疼痛统称为皮肤放射性疼痛。

三、辨证施护

（一）辨证要点

　　凡机体受到热力侵害后，受伤的部位立即发生外证；若热毒炽盛可内侵脏腑，出现内证。所以，严重烧伤，火毒炽盛，势必影响脏腑气血，使阴阳失去平衡，从而产生火盛伤阴、阴损及阳、气血两虚等。

　　1. 辨病情轻重　　根据烧伤面积、深度辨别病情轻重，指导治疗。

　　2. 辨虚实　　一般病初为实，大面积烧伤后期多虚。

　　3. 辨证型　　烧伤重症除了疼痛，变证多端，神昏谵语者为火毒攻心，抽搐、颈项强直为火毒传肝，气粗喘息为火毒传肺，恶心呕吐、不思饮食为火毒传脾，尿少、血尿、水肿为热毒传肾，尿闭为肾气衰败，水肿退而复起为脾肾两虚。

（二）证候分型

　　1. 热盛伤阴

　　（1）证候表现　　高热，创面红肿热痛，或有瘀斑，或见出血点，或有焦痂，不思饮食，口干喜饮，便秘，尿短而赤，舌质红绛而干，苔黄腻，或舌光无苔，脉洪大弦数或弦细而数。

　　（2）护治法则　　清热解毒，益气养阴。

　　（3）治疗代表方　　黄连解毒汤、银花甘草汤、犀角地黄汤或清营汤加减。

　　2. 阴伤阳脱

　　（1）证候表现　　神疲倦卧或嗜睡，全身或局部水肿，创面大量液体渗出，自汗肢冷，体温不升反低，尿少，舌淡暗，苔灰黑，或舌淡嫩，无苔，脉虚大无力，重按无根或脉微欲绝。

　　（2）护治法则　　益气养阴，回阳救逆。

　　（3）治疗代表方　　生脉散合参附汤加减。

3. 火毒内陷

（1）证候表现　壮热不退，烦躁不安，神昏谵语，口干唇燥，咳嗽痰鸣，痰中带血，不思饮食，大便秘结，或有呕血、便血，小便短赤，舌红绛而干，苔黄或黄糙或焦干起刺，脉弦数。

（2）护治法则　清营凉血解毒。

（3）治疗代表方　清营汤或黄连解毒汤合犀角地黄汤加减。

4. 气血两虚

（1）证候表现　形体消瘦，精神疲倦，面色无华，气短、懒言，皮肉腐烂，创面肉芽色淡，低热或不发热，食欲不振，自汗，或盗汗，舌淡，苔薄白或薄黄，脉细弱。

（2）护治法则　补气养血，健脾益气。

（3）治疗代表方　托里消毒散或八珍汤加减。

5. 阴伤胃败

（1）证候表现　面色萎黄，纳呆食少，嗳气呃逆，口舌生糜，或有腹胀便溏。舌暗红而干，苔花剥或光滑无苔，脉细数。

（2）护治法则　补气健脾，益胃养阴。

（3）治疗代表方　益胃汤合参苓白术散加减。

（三）护理措施

1. 生活起居护理　保持病室空气流通、清洁、安静、舒适，温度 24～28℃，湿度 70% 左右。避免患者受凉或出汗，勤翻身，防止创面长期受压，保持创面干燥和完整。衣物、床单等定期更换，要保持清洁干爽，有利于烧烫伤处的恢复。对于大面积烧伤患者，安排专门病房，住院后实施无菌隔离 1～2 周，限制人员进出，保证充足的睡眠，多喝水，以利于患者休息恢复。

2. 病情观察　根据患者烧伤面积的大小、部位、深浅，一般肢体部位及中小面积的烧伤创面多采用包扎疗法；头面、颈部、会阴部和大面积创面多采用暴露疗法。严密观察创面深浅、大小，注意有无水疱、红斑、出血、焦痂、坏死、脓苔，以及神志、寒热、食欲、舌象、脉象的变化和出入量，随时观察烧烫伤及疼痛部位，评估疼痛的性质及程度，做好记录。可适当增加观察次数，发现异常及时报告医生。

3. 用药护理

（1）小面积烧烫伤后，立即用冷水冲洗以降温，减轻疼痛；也可用绵白糖（量要大）化水或直接涂敷于患处，亦可降温和减轻疼痛；另Ⅰ～Ⅱ度烧伤，清洁创面后，可外涂京万红烫伤药青、清凉膏、紫草膏等，暴露或包扎；或用地榆粉、大黄粉各等份，麻油调敷后包扎，隔日换药 1 次。

（2）较大面积的Ⅱ度烧伤，皮肤无破损，抽出疱内渗出液；用虎地酊喷洒创面，每日数次；疱已破者，剪去破损外皮，外涂烧伤药膏；创面保持清洁。

（3）Ⅲ度烧伤一般需植皮才能愈合，此期注意保持焦痂干燥，防止感染。患处植皮应按西医治疗方案，可配合中药内服调理脏腑气血，清热利湿，解毒凉血，收敛止痛，提高机体免疫力，预防感染，促进全身的恢复。

（4）若创面感染，有脓液渗出，可根据创面大小选择膏药外涂。小面积感染创面可用黄连膏、红油膏、生肌玉红膏外敷，每日包扎换药 1 次；亦可用大量绵白糖加九一丹少许直接外用，暴露创面，每日换药 1 次；较大面积的感染创面渗液较多，可选用 2% 黄柏液湿敷；痂下积脓者，要尽快去痛引流，用上述药液浸泡或湿敷。若在医院，可将脓液做细菌学检查，判断感染性质以指导用药。铜绿假单胞菌感染时，创面有绿色脓液，可用 10% 磺胺米隆、1% 庆大霉素纱布湿敷。

（5）腐脱新生时，用生肌白玉膏、生肌玉红膏或生肌散外敷。敷药后不要沾水，以免患处感染，久不愈合。

（6）按医嘱给予烧烫伤处相应的处理，特别是中、重度烧烫伤患者，精心护理，勤翻身，防止创面长期受压，保持痂皮干燥和完整。

4. 饮食护理 多食新鲜蔬菜等清淡之品，忌食辛辣、肥腻、鱼腥等，以促烧伤恢复。根据疾病的不同阶段，给予辨证饮食护理，如火毒内胜者，可选绿豆汤、西瓜汁、银花甘草汤等代茶频服；火盛伤阴者可进食用鲜芦根、鲜石斛、金银花煎水代茶饮，以清热生津，切忌单纯喝水；阴伤胃败者饮食宜进健脾理气、易消化之品，平时食用佛手柑橘粥，具有健脾养胃、理气消食之功效，或食白扁豆山药粥。

5. 情志护理 消除刺激因素，患者因突发遭遇和烫伤，对预后、形象的担忧造成较大的心理压力，易产生暴躁、恼怒或悲观情绪，对治疗失去信心，因此，加强情志疏导尤为重要。鼓励患者保持乐观情绪，正确对待病情，树立信心，多介绍成功励志案例给予患者正能量的激励，使其积极配合治疗，以利疾病的康复。

6. 中医适宜技术护理 中药外涂，对于早期烫伤，无渗液和创面者，可选用薄荷膏、烫伤膏外擦，中期创面潮湿者，可艾灸创面处促进愈合；后期腐脱新生时，用生肌白玉膏、生肌玉红膏或生肌散外敷。敷药后不要沾水，以免患处感染，久不愈合。

（四）健康教育

1. 生活起居指导 久病初愈，体质虚弱，宜适当卧床休息，生活起居有常，注意保暖，以免吹风受凉、感冒发热而影响康复。

2. 饮食指导 注意饮食调摄，合理安排，增进食欲，促进康复。指导患者多食肉类、奶制品、鱼、蛋类、蔬菜、水果，忌食辛辣炙烤、肥腻之品。

3. 用药指导 病后体弱，常予温阳补气、健脾养胃中药内服，中药煎剂宜文火久煎，温服。

4. 情志调节 保持心情舒畅，尤其是面部烧伤的患者，避免情绪过激和自卑，树立正确的人生观，恢复自信心。

5. 康复指导 凡关节部位烧伤，且有功能障碍者，指导和帮助患者坚持功能锻炼，减少因瘢痕增生引起的功能障碍。

6. 防烧伤知识宣教 应用视频、宣传册等方式在生活中注意加强自我保护意识，避免发生烫伤，尤其夏季洗澡时应先放冷水，再放热水；教育小孩不能玩火，远离火源、热源等，开展防火、灭火和自救、互救的预防教育工作。

第三节 术后疼痛 🇪微课

⇒ 案例引导

案例：患者，男，65 岁。因腹部剧痛 1 小时，急诊拟腹痛查因收治入院。患者主诉腹部疼痛 1 小时，以左上腹为主。入院查体：腹部拒按，腹膜刺激征阳性，床旁诊断性腹腔穿刺抽出不凝血性液体，急诊全麻下行剖腹探查。手术顺利，返回外科病房 1 小时，术后带回静脉 PCA 泵入，查患者呈痛苦面容，诉腹部切口疼痛难忍，测量生命体征结果：BP 155/85mmHg，P 120 次/分，R 22 次/分，RS 评分为 9 分。

讨论：

1. 此时护士应如何处理？

2. 请根据患者情况拟定疼痛中医护理计划。

术后疼痛是机体受到手术刺激后的一种反应，是因手术切口的创伤、内脏器官的刺激或损伤，以及引流物的刺激等所导致的术后发生的疼痛。尽管术后疼痛持续时间较短，但较剧烈，创伤大的手术易给患者造成精神上的打击，并且影响全身各系统的功能，甚至引起严重并发症的发生。临床上应注重辨别病情缓解轻重，将辨证施护贯穿于治疗护理过程中。

一、病因病机

（一）病因

1. 外感六淫

（1）手术创伤后导致正气不足，六淫之邪，侵袭人体，经络受损，气血凝滞，气血运行不畅所致。

（2）根据术后疼痛部位和性质可判断出与气血、经络、脏腑的关系是极其密切的。

（3）由于风寒暑湿燥火等淫邪外袭致使局部气血瘀滞，营气不从，经络阻塞、脏腑功能失和，呈现不同性质的术后疼痛（表6-3）。

表6-3 术后疼痛性质

疼痛性质	六淫	虚实
胀痛	气滞	
刺痛	血瘀	
酸痛	湿	
窜痛	风	
冷痛拘急	寒	
灼热痛	火盛	
疼痛绵绵或空痛喜		虚证
疼痛剧烈或胀痛拒按		实证

2. 外来伤害

（1）手术创伤后导致的体表肌肤直接受损、局部瘀血阻络，气血失运，复染毒邪，或瘀血化火，结于肌肤所致。

（2）由于手术创伤因气虚、气滞、血寒、血热等内伤因素，虚失摄或血执妄行，使血行不畅而凝滞等，导致术后疼痛。

（3）术后瘀血形成，行于脉外，失去正常血液的濡养，从而影响全身或局部的血液运行，导致疼痛。

（二）病机

1. 不通则痛

（1）腹部手术创伤、耗伤正气，导致肠腑气机不畅、通降失调、经络痹阻、血液瘀滞。

（2）各种邪气如痰浊、饮食等稽留体内，阻于经络脏腑，气机不通或血液、水液瘀滞而疼痛由生。

（3）因手术损伤后血液溢出脉外，留滞在患处，也可造成疼痛。

⊕ **知识链接** -----

损伤与气血的关系

损伤与气血的关系十分密切，当人体受到外力伤害时，常导致气血运行紊乱而产生一系列病理改变。人体一切伤病的发生、发展无不与气血有关。伤气：因损伤等导致人体气机运行失常，乃至脏腑发生病变，出现"气"的功能失常及相应的病理现象。一般表现为气滞与气虚。损伤严重者可出现气闭、气脱、内伤肝胃可见气逆等。伤血：由于损伤导致伤及血脉以至出血，或因伤后气与血功能运行失常出现各种病理现象，主要有血瘀、血虚、血脱等。

2. 不荣则痛

（1）阴阳气血亏损，经脉、脏腑、组织等缺失阴血的滋养和阳气的温煦而产生疼痛。

（2）阳气是人体维持生命活动的原动力，卫气是其外在表现，阳气虚则卫外不固，痛如针刺。

（3）手术耗伤气血和正气，加之外邪侵袭，使气机不畅，经络痹阻。局部的气血凝滞，营气不从，行于脉外，五脏六腑、四肢百骸失于濡养，转运失常，艰涩而痛。

二、诊断与鉴别诊断

（一）诊断

1. 病史　由于手术切口的创伤，内脏器官损伤刺激和引流物的刺激而导致的术后即刻疼痛为术后疼痛。

2. 临床表现　术后疼痛的特点：①术后急性疼痛的发生多是可预知的。②术后疼痛以切口疼痛为主，疼痛强度多与手术部位有关。③术后疼痛多为短期的，并能在相对较短的时间逐步缓解。

术后疼痛由手术操作、并存疾病或二者共同造成的，可造成生理心理和行为等多个方面的影响，严重者可导致焦虑、失眠、情绪低落等内分泌紊乱和代谢改变。

✿ 课程思政

重视术后疼痛护理，弘扬祖国特色中医技术

大家是否还记得一部医学方面电视剧《外科风云》，剧中的傅博文院长便是胸外科术后忍受疼痛的典型案例之一。傅院长因开胸手术后，不幸成为少数重度慢性胸痛患者之一，疼痛和随之而来的暴躁无力，让他难以承受，情绪也从最初理智地接受变成后来的焦躁、混乱，乃至绝望。不断加大药量成瘾，最终患有抑郁症。而在一场非常重要的肺移植手术过程中，因为没有及时用药，而差点酿成大错。身体的伤痛加上抑郁症的折磨，让傅博文几度产生自杀的念头。可见，连医务人员在面对术后疼痛的控制中，也有可能无法忍耐和承受。

随着医学的发展，疼痛不再是不可避免的，是可以缓解甚至治愈的。2001 年的 APSPC 会议提出，消除疼痛是患者基本人权，也是现代医生的重要工作内容。中医中药是我们的一份宝贵资源，在术后疼痛治疗方面疗效确切、方式灵活、费用低廉，越来越凸显其独特优势。如谢娴等研究用耳穴压豆配合电针在腹腔镜下外科腹部手术后镇痛护理中有效缓解疼痛；彭小玉等人的研究中选择卯时、辰时、亥时按摩足三里穴，可以减轻腹胀引起的切口疼痛，并且辅以艾灸、穴位贴敷、TDP 灯照射等中医干预手段，可达到补中益气、疏通经络的作用；许艳花等通过辨证取穴针刺（近部选取阿是穴，远部取脾胃经穴为主穴），缓解阑尾切除术后伤口疼痛，结果疼痛强度评分与对照组比较有统计学意义（P＜0.05）。中医特色技术作为中华民族的瑰宝，蕴含着丰富的哲学思想和人文精神，是我国文化软实力的体现，应当努力弘扬并发扬光大，让更多的人领略和感受中医技术的魅力。

（二）鉴别诊断

1. 术后活动性疼痛与术后静息性疼痛　术后活动性疼痛是指术后患者在进行有效咳嗽、深呼吸、下床行走、肢体锻炼等功能活动时的疼痛。而静息性疼痛是指患者静息不动时的疼痛，如静坐、卧床等。

2. 躯体疼痛与内脏疼痛

（1）躯体疼痛　如皮肤、肌肉、肌腱、筋膜和关节等部位疼痛，疼痛强度与创伤程度密切相关，包括三个特点：局限性、表浅性、准确定位。如发生术后切口感染、皮下脓肿或血肿时，疼痛可加剧。

（2）内脏疼痛（牵拉痛）　如胃部疼痛，是内脏手术或牵拉内脏所致的疼痛，其疼痛强度和内脏的敏感性有关。

3. 分期　术后疼痛感受可分为三个时期：疼痛期待期、痛觉感知期、痛后感受期。痛觉感知期又可以根据麻醉及手术对疼痛的影响分为 4 期：①麻醉清醒至 24 小时内；②术后 2～3 天；③术后 3～4 天；④4 天之后为术后的后期疼痛。

三、辨证施护

（一）辨证要点

1. 辨虚实

（1）虚痛喜按，实痛拒按。术后疼痛持续不解，剧烈，发病急骤，多属实证；时有缓解，时而隐隐，则多见于虚证。体壮者多实，体弱者多虚。

（2）手术创伤后因实而致痛的如感受外邪气滞血瘀、痰浊、寒湿阻脉等，致使局部瘀血凝滞，"不通则痛"；手术创伤后因虚而致气血虚弱、生化无源、脏腑经脉失于濡养，"不荣则痛"。

（3）实证见手术切口局部色红、肿势高突，目赤有神，烦躁不安，口干，形体壮实者，舌质红，脉弦滑或洪数。虚症见手术切口局部色淡，愈合缓慢或不良，常伴面色苍白，乏力，纳呆、精神疲倦、低语，舌淡胖，苔薄白，脉沉细无力。

2. 辨脏腑

（1）外科术后疼痛，与肝、脾、肾相关。本病病位多在肌肤。

（2）术后应激状态，肝失疏泄，肝失调达，气机失调，至痛症丛生。脾为气血生化之源，主运化水谷精微，脾虚则化运失司，五脏失养，郁结日久，化热化火，结聚肌肤。

（二）证候分型

1. 气滞血瘀

（1）证候表现　早期见于于术后 1 周内，术口甚或刺痛，疼痛固定，拒按；或有肿块坚硬，局部青紫肿胀；或有情志抑郁，性急易怒；或有面色紫暗，皮肤青筋暴露；舌质瘀紫或有瘀斑、瘀点，脉弦涩。

（2）护治法则　解毒消肿，行气活血、化瘀止痛。

（3）治疗代表方　少腹逐瘀汤。

2. 气血两虚

（1）证候表现　多见于术后 1 周后，术口疼痛，表现为胀痛、钝痛或隐痛，伴有气短、声低、懒言、神疲、乏力，面色苍白，头晕目眩，心神不宁，多梦、健忘，颜面、眼睑、口唇、舌质、爪甲的颜色淡白，舌淡，苔薄白，脉细弱或无力。

（2）护治法则　补脾益气，补血止痛。

（3）治疗代表方　四物汤或当归补血汤。

3. 湿热蕴结

（1）证候表现　多见于术后 1 周内，术口疼痛，缠绵难愈，或反复发作，表现为局部肿胀、糜烂、渗液、瘙痒等，常伴纳差、胸闷腹胀、大便稀薄、四肢困倦、舌苔厚腻、脉濡或缓等全身症状。

（2）护治原则　清热燥湿，补脾益气。

（3）治疗代表方　调中益气化湿汤。

（三）护理措施

1. 生活起居护理　病房整洁安静，温湿度适宜。保持术后创口清洁干爽。注意无菌操作，保持敷料干洁。根据手术部位、种类的不同，在生命体征平稳和病情允许时，采取舒适的体位，有利于减轻术后疼痛。术后协助患者翻身和拍背，特别是胸腹部手术患者，术后指导患者进行有效咳嗽，咳嗽时用手按压切口，必要时沙袋加压或使用腹带包扎以减少咳嗽时引起切口疼痛，术后当日宜卧床休息，次日病情评估允许后，可按"三三"原则指导患者下地，避免肢体无力、头晕不适跌倒。

2. 病情观察

（1）患者的主诉是评估术后疼痛性质极其程度的可靠依据。认真倾听患者主诉，加强对患者疼痛感受的主动询问，了解患者的疼痛程度，准确及时评估和记录疼痛程度及性质，及时采取必要的治疗和护理措施。

（2）观察患者术后疼痛性质及程度，并及时记录，包括是否有疼痛伴随症状如发热、呕吐等；观察患者整体情况，以及术后的耐受力，严密观察并记录患者术后生命体征。观察手术切口状况：①手术切口的部位有无渗血、渗液、感染，是否清洁干爽，包扎是否完好等情况；②引流管的数目、种类，引流物的色、质、量以及引流是否通畅等并记录，防止术后引流管放置不当和渗血渗液积留加大组织张力而引起的疼痛；③石膏、夹板等特殊治疗，若有这些治疗措施，应注意观察石膏夹板的松紧程度，观察被包扎的肢体动脉搏动情况、肤色、肤温等，防止由于固定过紧影响血液循环，导致组织缺血引起疼痛。

3. 用药护理

（1）建议术后在麻醉药效尚未消失前进行超前镇痛模式，如手术后带 PCA 泵镇痛，减少疼痛对机体的不利影响，以提高患者的术后镇痛效果。

（2）术后常规启用疼痛护理单，评估患者术后疼痛情况。非药物镇痛方法可在患者的 NRS 评分 <4 分时采取，NRS 评分≥4 分时建议遵医嘱使用镇痛药物。

（4）注意镇痛药物、方式、剂量的选择，警惕经椎管内镇痛出现的呼吸抑制、恶心、呕吐、低血压和过度镇静等严重并发症，用药后注意观察患者的反应，准确记录，及时报告，采取积极的处理措施减少并发症的发生。

4. 饮食护理　术后早期辨证，证型为气滞血瘀者，宜给予山楂、陈皮、山药、桃仁等行气活血化瘀食物，如丹参田鸡汤、黄芪炖乌骨鸡、三七瘦肉汤等，腹部术后可加健脾祛湿饮食，促进脾胃运化及胃肠功能恢复，如淮山桂圆肉甲鱼汤、赤小豆薏米鲤鱼汤，陈皮南杏炖瘦肉、陈皮水等；后期辨证，证型为气血两虚证者，宜给予红枣、阿胶、桂圆、黄芪、党参等补气补血的食物，如五红汤、大枣木香汤、木耳炒瘦肉、桃仁红枣乌鸡汤等。如患者术后伤口疼痛绵绵不绝，局部肿胀、糜烂、渗液、瘙痒等，辨证证型为湿热蕴结型者，宜给予山药、薏苡仁、玉米、红小豆、莲子、芡实等清热燥湿健脾的食物，如莲花粥、茅根绿豆饮、绿豆海带汤等。

5. 情志护理　注意倾听患者主诉，主动关心询问患者疼痛情况，耐心讲解病因及治疗过程，消除其紧张、焦虑心理，指导患者学习并掌握如深呼吸、自我放松、分散注意力等自我缓解疼痛的方法。

6. 中医适宜技术护理

（1）穴位贴敷　针对患者术后腹胀腹痛，可于术后返房1小时内遵医嘱予内关、足三里穴位贴敷，穴位贴敷贴敷4~6小时。

（2）揿针　揿针双合谷、上巨虚穴以调理脾胃功能和经络气血，达到行气通腑、促进胃肠功能蠕动和排出肠腔内积气的功效，揿针最长可留置1~3天，腹胀腹痛缓解或有肛门排气后即可拔除；揿针双合谷、上巨虚以行气通腑止术后胀痛。

（3）腕踝针　泌尿术后尿道口疼痛、腹部切口疼痛腕踝针双下肢一区，痔疮、肛周脓肿术后伤口疼痛予腕踝针双下肢六区，留针半小时至 1 小时，疼痛可有效缓解；协同加强镇痛药物效果的中医适宜技术：双下二、五区缓解肾绞痛，效果不佳者可加双下一区；双下二、五区缓解肾绞痛，效果不佳者可加双下一区。

（4）手指点穴循经按摩法　腰麻术后腰痛、腔镜术后高碳酸血症引起的肩膊及双侧胁肋部疼痛，可手指点阿是穴，或者用按、揉、推拿的手法循经络穴位手法按摩 3 分钟，局部皮肤微微发热后予健步消肿止痛油、温通膏等中药外擦，达到活血化瘀、消肿止痛的功效；对于疼痛耐受度低的患者，可于术前术后予王不留行籽耳穴埋豆腹痛点、脾俞点、大肠区、小肠区等以理气通腑止痛，嘱患者每日压 4 ~ 6 次，每次每穴 1 ~ 2 分钟，每隔 3 天重新更换。

（5）五音疗法　取宫调、羽调以健脾益肾，调理脏腑功能。

（6）四子散热熨　热熨以温通经络，行气止痛。

（四）健康教育

1. 生活起居指导　适当卧床休息，生活起居有常，注意保暖，以免吹风受凉，感冒发热而影响术后康复。

2. 用药指导　遵医嘱使用镇痛药物。

3. 饮食指导　根据中医辨证做好食疗处方发放给患者，按不同时期进行不同的食疗，如术后早期予山楂、陈皮、山药、桃仁等活血化瘀的食物，术后后期予红枣、阿胶、桂圆、黄芪、党参、白术等益气健脾、补血养血的食物。湿热蕴结证型的患者予山药、薏苡仁、玉米、红小豆、莲子、芡实等清热燥湿健脾的食物，如莲花粥、茅根绿豆饮、绿豆海带汤等。

4. 情志调节

（1）告知患者及家属镇痛方式、镇痛药物的作用和不良反应等，讲解药物发挥作用的形式等，消除其惧怕镇痛药成瘾心理。

（2）与患者及家属沟通，解释疼痛对人体产生的不利影响、诱发因素，以及负面情绪对疼痛的影响。

5. 疼痛评估指导　教会患者正确、有效地表达疼痛强度、部位、性质、持续时间和伴随症状等，确保有效的镇痛。

6. 减痛宣教指导　应用视频、微课等多模式健康宣教，向患者进行如何减轻术后疼痛的健康宣教，包括自我缓解疼痛的方法，如深呼吸、自我放松、听五行音乐等。

第四节　肛门痛

排便时肛门、直肠下坠痛或平常行走时肛门直肠胀痛、灼热痛，称为肛门痛，又称肛痛，中医又称"魄门痛"。

肛痛指人的肛门发生的疼痛，此证可伴有肛管的皮肤破裂，久不愈合，或肛周肿溃疮疡等表现。肛门痛多见于肛裂、肛周脓肿、肛瘘等疾病。

一、病因病机

（一）病因

1. 实热郁结　过食膏粱厚味，辛辣炙煿，气血壅滞，湿热流注，热结阳明，郁而化热；或心脾有热，下迫大肠，热毒攻于魄门，腐肉为脓，肛痛由生。

2. 湿热下注 素体脾虚湿浊内生，下注肛门，或过饮醇酒，损伤脾胃，致运化失职，湿热聚积肛门，气血逆乱，筋脉横解，肛门坠胀肿疼。

3. 气滞血瘀 久坐血脉不行，又因七情过激，而伤气耗血，以致浊气瘀血下注肛门，气血运行受阻凝聚肛门成核，坚硬青紫疼痛，或抑郁忧思，正气亏损，气滞血瘀，痰火内结，湿毒下注，集结成块，聚于肛门而肿疼。

4. 气血亏虚 负重远行、妊娠多产、精气脱泄，耗伤气血，热毒乘虚下注肛门；或因中气不足、气陷下阻，不能提摄肛门，导致肛门坠胀疼痛。

（二）病机

《医宗金鉴·外科心法要诀·臀部》曰："肛门围绕，折纹破裂，便结者，火燥也。"《奇效良方》谓："大便闭作大痛者，风热瘀滞，弗能通泄，气逼大肠而作也。"肛门疼痛，多由风火燥热之邪，或嗜食肥甘辛辣而感受湿热，或津血衰少等因素，致湿热蕴结胃肠、下注肛门，或筋脉失养而引起。

⊕ **知识链接** --------

性生活后肛周疼痛

性生活时会发生肛周疼痛，这种疼痛一般发生在阴道内，有些女性会感觉到肛门附近也有痛感。女性达到高潮时，肛门括约肌收缩呈规律性，一般持续 8~10 秒。括约肌的活动提供了传入刺激，如果直肠黏膜和皮肤交界处有病变，激发肌肉的各种反射性痉挛，就会发生疼痛。特别是伴有盆底肌痉挛综合征的女性患者在性生活时或之后，其盆底肌肉群持续紧张性收缩可能合并肛门区疼痛，对少数同时存在肛裂、痔等其他疾病的女性，这种不适会更加突出。

除了肛门确实存在炎性疾患外，一般而言，单纯性生活后出现的肛周疼痛多数是一过性的，只要解除精神上的紧张情绪，休息后大多能自行缓解或消失。当女性本身患有急性或慢性肛门、直肠疾病时，肛门及直肠受损伤产生压迫，都会造成性生活后急性疼痛。这种症状多在便秘、腹泻、食用刺激性食物时诱发。

二、诊断与鉴别诊断

（一）诊断

凡以肛门疼痛为主要表现的病症，即可诊断为肛门痛。

（二）鉴别诊断

1. 热痛 痛而灼热，喜冷而恶热，凉药冷敷痛势缓和。多见于肛痈、外痔。

2. 寒痛 痛而怕凉，遇风受凉则痛甚，温药热敷则痛缓。多见于脱肛、内痔脱出。

3. 虚痛 痛势缓和，揉按抚摩则痛缓。见于直肠脱垂、内痔脱出。

4. 实痛 痛势紧张，不论轻重都痛而拒按。见于嵌顿痔、急性肛周脓肿。

5. 气痛 痛而流窜，常因情志变化加重或减轻。见于神经官能症。

6. 血痛 痛点固定不移，痛而拒按，是气血凝结、经络阻隔所致。见于嵌顿内痔、血栓外痔。

7. 湿痛 风盛痒痛不止，湿盛则流水不止。见于肛门湿疹。

三、辨证施护

（一）辨证要点

1. 症状表现

（1）便血　是多种肛肠疾病最常见的症状。血不与大便相混，大便时粘于表面或鲜血点滴而下，或呈线状射下，若无疼痛者，多为内痔；便血少而肛门部有撕裂样疼痛者，多为肛裂；儿童便血，大便次数与性质无明显改变者，多为直肠息肉；血与黏液相混，色晦暗，味恶臭，里急后重者，可能为直肠癌。

（2）疼痛　大便时肛门撕裂样疼痛，常有周期性，多为肛裂；大便干结，用力时突发刺痛，伴有肛缘处青紫肿块者，为血栓性外痔；肛旁肿胀、发热、持续灼痛、跳痛者，为肛周脓肿；肛门胀痛，有异物感者，多为炎性外痔；肛门有块物脱出，不能回缩，疼痛剧烈者，多为内痔脱出嵌顿。

（3）脱垂　肛门有囊性块物脱出多为内痔，自动回缩者为Ⅱ期内痔，需手还纳者为Ⅲ期内痔；若脱出物粗长，呈环状或放射状，为直肠脱垂；脱出物呈卵圆形，有蒂者，为直肠息肉。

（4）流脓及分泌物　脓出黄稠，多为肛痈；气味粪臭者，多为瘘管性肛痈；脓水稀薄，杂有干酪样物，溃口空虚塌陷者，多属结核性肛痈。

（5）便秘　是痔、肛裂、肛痈等许多肛门直肠疾病的常见症状，可与疾病互为因果，相互影响。长期便秘者如厕时用力排便，长期直肠下端可形成痔核；大便干结，数日一行，并无其他特殊症状，多见于老人、孕妇、身体虚弱者，多因年老体弱、气血不足导致肠道津液亏虚；肛裂患者因惧怕大便时疼痛而强忍大便以致便秘；中年以上便秘，可触及肿块隆起、质硬，表面不平，呈菜花状，且粪便变细，带有黏液脓血者，多为直肠癌或溃疡性结肠炎，结合肠镜及病理切片可确诊。

2. 辨虚实

（1）实证　多由燥火伤津或湿热蕴结所致，疼痛剧烈，便后可稍减，继则如旧，伴心烦、口苦、咽干，或发热恶寒，食欲不振，治宜清热泻火利湿；或由血虚肠燥、筋脉失养所致，便时疼痛，伴口舌干燥，心烦失眠，午后潮热等，治宜养血润燥为主。

（2）虚证　脾胃失运，气血生化不足，失血过多或脾虚生血乏源所致或消耗太过，则气虚不固，中气下陷致全身气血不足。临床上出现肛脱不收，或痔出不纳，或漏口不敛或大便燥结，便时损伤肛门而致肛裂，或擦伤内痔而便血；全身可见少气懒言、纳差、不思饮食，舌淡，苔白，脉弱等，治宜益气补血为主。

（二）证候分型

1. 燥火内结

（1）证候表现　便时肛门剧痛，便后稍有减轻，继则持续疼痛数小时，甚至整日；大便秘结，口苦咽干，心烦失眠，舌红少津，苔黄燥，脉弦数。

（2）护治法则　清热泻火，润肠通便。

（3）治疗代表方　栀子金花丸加减。

2. 湿热蕴结

（1）证候表现　便时疼痛，鲜血点滴而下，或肛裂，裂口内有少量脓汁，发热恶寒，食欲不振，大便困难，肛门坠胀，身重肢倦，舌苔黄腻，脉濡数或滑数。

（2）护治法则　清热祛湿，润肠通便。

（3）治疗代表方　内疏黄连汤加减。

3. 气滞血瘀

（1）证候表现　肛门疼痛，久痛不愈，多为刺痛，痛有定处，痛处拒按，排便、走路时疼痛加重，色为暗紫色，自觉灼热坠胀痛，口渴烦热，舌暗红，苔白或红，脉弦或细涩。

（2）护治法则　行气活血，化瘀止疼。

（3）治疗代表方　止痛如神汤加减。

4. 血虚津亏

（1）证候表现　便时疼痛，流血，便后痛缓，局部不红不肿；面色苍白，神疲乏力，心烦失眠，心悸怔忡，大便干结，口干舌燥，或午后潮热，舌红淡或少苔，脉细数或细弱。

（2）护治法则　以滋阴养血、润肠通便为主。阴津亏损兼滋阴清热，气血虚弱宜益气补血。

（3）治疗代表方　阴津亏损用滋阴地黄丸。

（三）护理措施

1. 生活起居护理　病房安静，温湿度适宜，起居有常，避免劳累。保持肛门清洁卫生，必要时用1∶5000 的高锰酸钾溶液温水坐浴，养成定时排便的习惯。起床前可行腹部顺时针按摩，促进胃肠蠕动，喝蜂蜜水、火龙果汁等润肠通便，或者热水熏洗，促进血液循环。对湿热下注或者中气下陷者，避免久蹲久坐，便后、睡前做深呼吸及缩肛运动。排便时如痔核脱出，应及时回纳；内痔出血量多者，宜卧床休息。内痔脱出嵌顿疼痛剧烈者，取健侧卧位。外痔伴有感染，或发生嵌顿，或突发血栓外痔者应卧床休息，及时通知医生处理。

2. 病情观察　观察患者大便情况，痔核大小及脱出情况，以及是否伴有充血、疼痛表面糜烂情况等；观察出血是否与粪便相混，是否便中带血，或是排便前后滴血或射血；出血多者注意观察面色、脉搏、血压及头晕情况，必要时低流量给氧，卧床休息或做好输血的准备。若行痔疮手术的患者，按术后程序护理，观察心率、脉搏、呼吸、血压、体位及伤口情况等。做好患者肛门痛的护理评估，包括疼痛性质、程度、部位等，及时观察异常情况发生，做好疼痛护理管理。

3. 用药护理　遵照医生开的方药，指导患者正确使用内服、外洗、涂抹等药物，告知其具体使用方法及时间，分开放置，避免混淆出错。润肠通便药宜在早晨空腹或睡前1 小时服用；清热泻火中药汤剂宜凉服，以助药力降泄；中成药宜在睡前服用；消炎药及促进伤口愈合的药宜在饭后服用，观察用药后不良反应。便后及时用高锰酸钾坐浴20~30 分钟，保持伤口干洁，坐浴后及时换药，注意无菌操作，防止交叉感染。用药发现不适及时反馈，如出现皮疹、腹泻等，告知医生及时调整用药治疗方案。

4. 饮食护理　针对本病，饮食护理是关键。易清淡饮食，以五谷杂粮为主，多食新鲜蔬菜及时令水果。长期膏粱厚味、辛辣咸香、醇酒炙煿的饮食习惯可使脾胃功能失调，湿热火毒内生，下注大肠形成痔。根据患者体质辨证饮食，若是阴虚体质、痰湿体质、湿热体质等，宜少食或不食温热燥邪的食物，如葱、姜、蒜、韭菜、辣椒、花椒及酒，以免引起大便干燥、便血疼痛等；燥火内结者宜食性味偏凉的食物，如鲜藕、绿豆汤等；中气下陷者宜食补中益气之品，如黄芪党参鸡汤、莲子、山药排骨汤等；湿热下注者可用鲜菊花、蒲公英等煎水代茶饮；便秘者宜食润肠通便食品，如每日晨起以蜂蜜冲服，多吃香蕉、火龙果、芹菜等。

5. 情志护理　本病缠绵，经久不愈。如有便血，患者往往紧张，恐惧不安，且疼痛让患者坐立难安，烦躁失眠，应予开导，消除其紧张、恐惧感，解释疑惑，指导患者听舒缓的音乐，以转移注意力，使其保持心情舒畅，积极配合治疗。

6. 中医适宜技术护理　内痔嵌顿或肛门肿胀明显者，予中药熏洗坐浴以清热解毒、消肿止痛，根据病症选用苦参汤、银花甘草汤、五倍子汤加减等，或者外敷药物于患处，如九华膏、五倍子散、黄连膏、消痔膏、三黄膏等，具有消炎、止痛、生肌、收敛、止血等作用，也可肛门塞马应龙痔疮栓、九华栓、消炎痛栓等。耳穴埋豆可取直肠下端、神门穴；穴位按摩可选用足三里和肛周阿是穴；疼痛明显者可用艾条灸肛周，或腕踝针双下六区止痛等。

（四）健康教育

1. 生活起居指导 起居有常，经常锻炼身体。避免久站、久坐、久蹲及长期负重远行，导致病情复发。养成定时排便的习惯，预防便秘。保持肛门清洁卫生，便后用温水冲洗，促进血液循环，消肿止痛。手纸、内裤要清洁柔软。

2. 饮食指导 饮食宜清淡、易消化，多食蔬菜、水果，常食易于消化、质地较软的食物，忌辛辣刺激之品及助热生痰之物，戒饮酒，保持大便通畅。

3. 用药指导 按医嘱积极用药治疗和预防肛门病变。

4. 情志调节 保持情志平和，让患者了解引起肛周痛的原发疾病，避免不良情绪干扰。

5. 运动康复指导 加强锻炼，增强体质，促进全身气血流畅和增加肠道蠕动。经常有意识做提肛运动，可有效防治肛门直肠疾病。具体作法是：全身放松，呼吸调匀，吸气时向上提收肛门，然后稍闭一下气，呼气全身放松，此为1次。空闲时就可练习，每组做9的倍数，循序递增，以不感疲乏为宜。

6. 随诊就诊指导 出现肛周疼痛症状加重，应及早就医，防止病情加重。

7. 知识宣教 应用视频、宣传册等方式介绍肛肠科一般护理常规、肛肠手术前后护理常规。具体到每一症，如痔、肛瘘、肛裂、脱肛等的护理方法与内容，可在休息、体位、活动、排便、饮食、并发症、手术前后、用药、出院指导等方面予以重视。

第五节 乳 痛

→ **案例引导**

案例：患者，女，32岁，近半年来乳房反复疼痛，单侧或两侧。洗澡时发现右侧乳房外上方可摸到2颗绿豆大小的结块。疼痛随月经周期改变，月经后疼痛明显减轻。舌红少津，苔薄黄，脉弦细数。

讨论：

1. 本例患者的护理诊断是什么？

2. 中医护理措施有哪些？

乳痛为乳房部位上的疼痛，因气滞、痰阻血瘀或乳汁阻塞不通以及外感邪毒等引起乳房疼痛，临床上因乳痛而牵扯到其他部位的疼痛，亦属乳痛范畴。乳房痛是临床常见病症，女性明显高于男性，以20～40岁妇女发病率较高。有胀痛、刺痛、串痛、牵涉痛、烧灼痛、隐痛等区别，以胀痛为多见，且多与月经、哺乳、情志变化等因素有关。

乳房痛常见于现代医学的急慢性乳房炎症、乳房结核、乳腺增生症、乳房纤维瘤、乳房溢液、乳房异常发育症、真性肿瘤（良性、恶性）等疾病。临床上应注重辨别病情轻重缓急，将辨证施护贯穿于治疗护理过程中。

一、病因病机

（一）病因

1. 气滞   《外科正宗》说："乳头厥阴肝经所属"又肝经布胸胁，有支脉系于乳。肝脉气滞不通，而痛发于乳。又气郁化火，肝火灼伤乳络而生乳房痛。

2. 痰热   过食肥甘厚腻之品，滋生痰火，搏结乳络，而生乳房疼痛。《圣济总录》说："冲脉者起于气街，并足阳明经，夹脐行至胸中而散。妇人以冲任为本，若失于将理，冲任不和阳明经热，或为风邪所客，则气壅不散结聚乳间，或硬或肿，疼痛有核"。房劳过度，生育过多，致肝肾阴亏，火旺灼津为痰，痰结乳中，隐隐作痛。热腐血肉为脓，甚则溃破成痈成漏，痛不可忍。

3. 乳汁淤积   《外科精要》谓："乳子之母不知调养，怒急所逆，郁闷所遏，厚味所酿，以致厥阴之气不行，故窍不通而汁不得出，阳明之血热沸腾，故热甚而化脓"。乳妇如不知调养，郁怒气滞，肝失疏泄，乳汁通行不畅而堵塞乳络；或乳妇露乳受寒气侵袭，乳汁凝结；或乳妇乳头畸形，内陷或外伤，使乳汁分泌不畅，致败乳内蓄，化热聚毒，使乳房肉腐，血败为脓，其痛甚剧。

（二）病机

乳房与肝、胃、心脾诸经关系密切。前人认为，乳头属肝经，乳房属胃经，而乳汁为气血所化。故若七情忧伤，暴怒气结，气血郁滞，或脾胃虚弱，聚湿生痰，痰气阻闭于乳房，或气血虚弱等，均可致乳房胀痛。

乳痛之病因病机，与肝、脾关系最为密切，重点在于气滞、痰阻、气血虚弱三个方面。

⊕ 知识链接

百病生于气

"百病生于气"载于《素问·举痛论》，原文曰："余知百病生于气也，怒则气上，喜则气缓，悲则气消，恐则气下，寒则气收，炅则气泄，惊则气乱，劳则气耗，思则气结。"以上九种气机失调的形式被统称为九气为病，旨在说明许多疾病的发生都是由于脏腑经脉气机失调所致。

张介宾《类经·疾病类》所说："气之在人，和则为正气，不和则为邪气。凡表里虚实，逆顺缓急，无不因气而生，故百病皆生于气。"

二、诊断与鉴别诊断

（一）诊断

凡以一侧或两侧乳房疼痛为主症者，即可诊为乳痛。

乳房疼痛和乳房肿块可同时出现，也可先后出现，或以乳痛为主，或以乳房肿块为主。乳房疼痛以胀痛为主，也有刺痛或牵拉痛。疼痛常在月经前加剧，经后疼痛减轻，或疼痛随情绪波动而变化，痛甚者不可触碰，行走或活动时也有疼痛。乳痛主要以乳房肿块处为甚，常涉及胸胁部或肩背部。有些还可伴有乳头疼痛和刺痒，疼痛严重者影响工作或生活。个别患者还可伴有乳头溢液，呈白色或黄绿色，或呈浆液状。

（二）鉴别诊断

1. 胸痛   乳房位于胸部，故乳痛时，尤其是肝郁气滞型乳痛时，每每牵扯胸部疼痛。而胸痛时，尤其是气滞胸痛时，乳痛亦较明显。临床上应根据疼痛原发部位予以鉴别。

2. 其他乳痛类疾病　乳房疾病多伴见乳痛，有的以乳痛为主症，如乳痈；有的以乳房的其他疾病为主症，而乳痛只是一个兼症而已，如乳汁自出和乳缺中肝郁气滞型之兼症都有乳房胀痛，临床上不可不知。

三、辨证施护

（一）辨证要点

1. 临床表现　以一侧或两侧乳房部位疼痛为主。若乳房红、肿、热、痛，属于乳痈。如乳房有大小不等之结块，推之可动，或痛或不痛者，属于乳核，当与乳痈诊治有别。

2. 审病因，别病位　肝郁气滞者，多在月经前后痛甚，或随情志变动而增减，则病在肝，在气痰气闭阻者多有脾虚不运，由脾湿生痰、痰凝气阻所致，则重点在脾、在痰。气血两虚者，为脾虚，生化不足，乳房失养，其重点在脾气之虚。

（二）证候分型

1. 肝郁气滞

（1）证候表现　乳房胀痛，经前痛甚，经后减轻，随情绪波动增减，胸闷不舒，善太息，如有肿块，质软且推之可移。舌质淡红，苔薄白，脉弦或弦细。

（2）护治法则　疏肝理气，散结止痛。

（3）治疗代表方　柴胡舒肝散加减。

2. 气滞血瘀

（1）证候表现　患乳刺痛，痛处不移，伴痛经、经中夹血块，每因恼怒而加剧，胸胁胀满，心烦痞闷。舌质紫或暗，舌边有瘀斑、瘀点，脉弦或弦涩。证系气滞血瘀，阻闭乳络。

（2）护治法则　疏肝活血，散结止痛。

（3）治疗代表方　逍遥散（《太平惠民和剂局方》）加味。

3. 乳汁淤积

（1）证候表现　患乳肿胀疼痛，拒按，皮肤微红或不红，局部灼热，乳汁排出不畅，恶寒，发热，头痛，口渴，溲黄，便秘。舌苔白或黄，或黄腻，脉弦数或滑数。

（2）护治法则　清热通乳，活血理气。

（3）治疗代表方　瓜蒌牛蒡汤加减。

4. 热毒蕴滞

（1）证候表现　乳房掀肿红痛，按之应指，壮热不退，口干渴、烦躁，甚或神昏谵语。苔黄燥或黄腻，脉弦数或洪数或滑数。

（2）护治法则　清热解毒，托里透脓。

（3）治疗代表方　透脓散合五味消毒饮。

5. 痰热火毒

（1）证候表现　乳房掀红肿痛，已成脓痈按之应指，恶寒战栗，高热不退，口干渴，烦躁，甚则神昏谵语。苔多黄燥或黄腻，脉弦数或洪数或滑数。证系痰热火毒灼伤乳络。

（2）护治法则　清化痰热，解毒透脓。

（3）治疗代表方　仙方活命饮。

6. 阴虚火旺

（1）证候表现　乳房隐痛，经前尤甚，按之有块，皮色不变，伴头昏目眩，口干心烦，手足心热。

舌红少苔或无苔，脉弦细或弦数。证系肝阴不足，虚火窜乳。

（2）护治法则　滋阴柔肝，散结止痛。

（3）治疗代表方　知柏地黄丸或四物汤补气血加减。

7. 气血两虚

（1）证候表现　乳房隐痛或胀痛不休，面色苍白，头晕心悸，气短乏力。舌淡，有齿印，脉细弱。

（2）护治法则　益气养血。

（3）治疗代表方　八珍汤。

（三）护理措施

1. 生活起居护理　生活起居有规律，合理安排工作学习与休息，注意劳逸结合。乳房疼痛者，可用合适胸罩托起，减轻疼痛。减少外界刺激，保持环境安静舒适，避免噪声干扰。保持乳房清洁、干燥。月经失调者及时治疗，调节情志，疏通经脉。

2. 病情观察　根据各证型证候表现，观察患者乳房皮肤情况，触诊检查肿块位置、大小、质地、活动度、表面是否光滑、是否单发、是否与周围组织分界不清等，观察服药后肿块变化的情况，乳房疼痛的性质及程度，有无规律，与情志及月经周期的关系；乳头是否有液体溢出。若结节变大，或增多，或疼痛程度和性质改变，及时报告医生。

3. 用药护理　服用中药或中成药的同时，注意忌生冷黏滑、辛辣、海鲜、牛羊肉、醇酒等食物，以免影响药效。用药期间发现不适及时反馈，以便医生判断是药物反应，还是药物的副作用，及时调整治疗计划。活血化瘀药物在月经期暂停服用。妊娠期禁服行气活血中药，避免流产，有急性病变者，先治疗急性疾病。

4. 饮食护理　向患者解释合理膳食结构的重要性，忌肥甘厚味、辛辣刺激食物。少食高脂肪、高蛋白食物，以免雌激素、催乳素含量增高。少饮酒和咖啡，多食五谷杂粮、新鲜蔬果，肝郁气滞者应多食陈皮、佛手玫瑰汤等，以起到疏肝理气的作用。根据中医四气五味理论，也可多食海带，其味咸，有软坚散结的作用。

5. 情志护理　本病与情绪密切相关，应鼓励患者表达自己的情感，倾诉内心的烦恼、工作压力及消极的情绪，给予积极疏导。耐心向患者讲解疾病的相关知识，强调情绪对该病治疗的影响，使其消除顾虑和紧张情绪，保持心情愉悦。

6. 中医适宜技术护理　耳穴埋豆取皮质下、交感、肝、内分泌、肾、乳腺等。灸法可取乳中、足三里、气海等穴，灸至局部有热、酸、胀感。穴位注射可用当归或川芎注射液注射三阴交、气海等穴，以调理气血和冲任。也可外敷散结止痛膏于痛侧乳房，或穴位贴敷取膻中、乳根、期门及乳房局部阿是穴。腕踝针同侧上2区等。

（四）健康教育

1. 生活起居指导

（1）生活规律，起居有常，劳逸结合，适当参加体有运动。

（2）适龄婚乳喂养。

（3）保持乳房清洁，勤换内衣，以免感染。

2. 饮食指导　饮食多食高维生素、低脂食物，戒烟、戒酒，多食新鲜水果、蔬菜，忌食生冷、油腻、腥发、辛辣之品；忌食咖啡、巧克力等含有大量黄嘌呤食物或燕窝，以免促使乳腺增生。

3. 情志调理　人际关系融洽，保持心情愉快，注意调节情志，少生气，少动怒。解除心理压力，及时缓解紧张、忧郁、恼怒、悲伤等情绪，保持心情舒畅、通达。必要时可咨询心理医生，缓解自己的负面情绪。积极乐观的心态是治疗和预防本病的最佳良药。

4. 用药指导 按医嘱用药治疗月经不调等妇科疾病和其他内分泌疾病。慎用含雌激素的保健品及美容护肤品。

5. 随诊就诊指导 平时进行乳房自我检查，定期体检，发现异常及时就医。

6. 预防乳痛知识宣教 应用视频、健康册等方式宣教易引起乳痛的原因，及如何预防乳痛等知识。

第六节 其他

一、蛇串疮

⇒ 案例引导

> **案例**：患者，男，67岁，5天前无明显诱因右侧头面部出现水疱，伴有阵发性疼痛，影响夜间睡眠。无发热、乏力，无恶心、呕吐等不适。一般状况可，饮食欠佳，睡眠欠佳，大小便正常。近期体重无明显变化。水疱周围皮色鲜红，灼热刺痛，口苦，心烦易怒，小便短赤；舌质红，苔黄腻，脉弦滑数。患者有近15年的高血压病史。
>
> **皮肤科检查**：右侧额部、上眼睑头皮见簇集性水疱，疱壁紧张，疱液浑浊，皮疹呈单侧分布，不过中线。右侧上眼睑水肿，眼裂变窄，睑结膜充血，视力粗测无明显下降。右侧耳前、耳后、下颌下可触及多个肿大淋巴结，表面光滑，移动性可，触痛明显。
>
> **讨论**：
>
> 1. 本例患者的护理诊断是什么？
>
> 2. 中医护理措施有哪些？

蛇串疮是因肝脾内蕴湿热，兼感受邪毒所致，以成簇水疱沿身体一侧呈带状分布，排列宛如蛇形，且疼痛剧烈为特征的皮肤病。多因情志内伤、饮食不节、感染毒邪或年老体虚等而发病。相当于西医的带状疱疹。

本病多发于胸胁部，故又名缠腰火丹。其特点是：皮肤表面出现红斑、水疱或丘疱疹，累累如串珠，排列成带状，沿一侧周围神经分布区出现，局部刺痛或伴淋巴结肿大。多数患者愈后不复发或很少复发，极少数患者可多次发病。好发于成人，老年人病情尤重。是外科常见皮肤病之一。

（一）病因病机

1. 病因 中医认为本病与肝、肺、脾病变及外感湿热邪毒有关，因情绪致病，情志内伤，肝气郁结，气郁久而化火，或伴外因六淫中的湿邪，热邪互结，循经发病，或停留人体的某个部位，伺机发病。本病初期以湿热火毒为主，后期是正虚血瘀兼夹湿邪为患。

2. 病机 肝失疏泄，气郁化火，肝经火毒蕴积，夹风邪上窜头面而发；或夹湿邪下注，发于阴部及下肢；火毒炽盛者多发于躯干。年老体弱者，常因血虚肝旺，湿热毒蕴，导致气血凝滞，经络阻塞不通，以致疼痛剧烈，病程迁延。

ⓐ **知识链接** ┈┈┈┈┈┈┈┈┈┈┈┈┈┈┈┈┈┈┈┈┈┈┈┈┈┈┈┈┈┈┈┈┈┈┈┈┈┈

关于蛇串疮的中医典籍记录

我国历代医家对本病阐述较多。隋·巢元方《诸病源候论·甑带疮候》说:"甑带疮者缠腰生,状如甑带,因此为名。"明·《疡科准绳·缠腰火丹》记载:"或问绕腰生疮,累累如珠,何如?曰是名火带疮,亦名缠腰火丹。"称该病为火带疮。清·《外科大成》称此证"俗名蛇串疮,初生于腰,紫赤如疹,或起水疱,痛如火燎。"在辨证论治方面,《医宗金鉴·外科心法要诀》论述较详:"此证俗名蛇串疮,有干、湿不同,红、黄之异,皆如累累珠形。干者色红赤,形如云片,上起风粟,发痒作热,此属肝心二经风火,治宜龙胆泻肝汤;湿者色黄白,水疱大小不等,作烂流水,较干者多痛,此属脾肺二经湿热,治宜除湿胃苓汤。"

(二)诊断与鉴别诊断

1. 诊断

(1)发病周期　好发于春秋季,潜伏期为7~14天。先可出现低热不适乏力等前驱症状。病程一般2~4周。愈后可获终生免疫,很少复发。

(2)皮肤特点　皮损多发生于身体一侧,一般不超过正中线。

发病初期,其皮损为带状红色斑丘疹,继而出现粟米至黄豆大小簇集成群的水疱,累累如串珠,聚集一处或数处,排列成带状,疱群之间间隔正常皮肤,疱液初澄明,数日后疱液混浊化脓,或部分破裂,重者有出血点、血疱或坏死。轻者无皮损,仅有刺痛感,或稍潮红,无典型的水疱。皮损好发于腰肋部、胸部或头面部,多发于身体一侧,常单侧性沿皮神经分布,一般不超过正中线;发于头面部者,尤以发于眼部和耳部者病情较重,疼痛剧烈,伴有附近淋巴结肿痛,甚至影响视力和听觉。

(3)疼痛特点　疼痛为本病的特征之一,疼痛的程度可因年龄、发病部位、损害轻重不同而有所差异。一般年龄愈大疼痛愈重;头面部较其他部位疼痛剧烈;皮疹表现为出血或坏死者,往往疼痛严重。部分老年患者在皮疹完全消退后,仍遗留神经疼痛,可持续数月之久。

皮损多发于身体一侧,常单侧性沿皮神经分布,一般不超过正中线,可大致判断为本病。

2. 鉴别诊断

(1)热疮　多发生于皮肤黏膜交界处,如口唇、鼻孔周围、外阴等;皮疹为针头大小到绿豆大小的水疱,易破裂,疼痛不明显,常为一群,1周左右痊愈,但易复发。

(2)脓疱疮　好发于四肢暴露部位,皮损分布与神经走形无关,自觉瘙痒,疼痛不明显。

(三)辨证施护

1. 辨证要点

(1)辨虚实　疱疹皮损颜色鲜红,皮薄光泽为实热证,色淡为虚症;疱壁紧张者为实证,松弛者为虚症。

(2)辨病性　根据疼痛性质辨别病因。皮肤焮红、灼热、疼痛,遇冷则痛减者多为热邪。皮肤不红、不热、酸痛,得温则痛减者多为寒邪。痛无定处,游走不定者多为风邪。疼痛隐隐,或不明显者多为气虚。疼痛无常,时感抽掣,喜缓怒甚者多为气滞。初起隐痛,微胀、微热,皮色青紫者多为瘀血。

(3)辨舌象　红而起刺者属热极;红而干燥者属热盛津液不足;舌绛为邪热入于营分;舌红,苔黄，或薄或厚腻为湿热。舌淡者多为气血两虚；舌淡白胖，多属阳虚；舌胖嫩，舌边有齿痕，多属脾气虚、脾阳虚；苔白或腻为寒湿。

2. 证候分型

（1）肝经郁热

1）证候表现　皮损鲜红，灼热刺痛，疱壁紧张。口苦咽干，心烦易怒，大便干燥或小便黄。舌质红，苔黄薄或黄厚，脉弦滑数。

2）护治法则　泻肝火，清湿热，解毒止痛。

3）治疗代表方　龙胆泻肝汤加紫草、板蓝根、玄胡索等。

（2）脾虚湿蕴

1）证候表现　皮损色淡，疼痛不显，疱壁松弛，常有渗出糜烂。口不渴，食少腹胀，便溏。舌淡或正常，苔白或白腻，脉沉缓或滑。

2）护治法则　健脾利湿，祛湿止痛。

3）治疗代表方　除湿胃苓汤加减。

（3）气滞血瘀

1）证候表现　皮疹减轻或消退后局部疼痛不止，放射到附近部位，痛不可忍，坐卧不安。重者可持续数月或更长时间。舌暗，苔白，脉弦细。

2）护治法则　理气活血，通络止痛。

3）治疗代表方　柴胡疏肝散合桃红四物汤加减。

3. 护理措施

（1）生活起居护理　室内宜保持通风干燥，温湿度适宜，避免蚊虫叮咬，勿用热肥皂水洗，病变部位注意清洁，防止骚抓及不良刺激，以防感染。生活有规律，保证充足睡眠，保持床铺衣物清洁、干燥，衣服宽大柔软，以棉织品为宜，渗出较多者，可暴露皮肤，勤换床单、衣被。

（2）病情观察　严密观察全身情况，注意皮疹的部位及进展、疱疹大小、发热趋势、疼痛程度，以及体温、脉象、舌象、大小便等全身情况，有特殊变化报告医生，并配合处理糜烂面分泌的脓液，或出现的继发感染，如病情迁延、症状严重，特别是出现出血性、坏死性和泛发性等特殊类型的皮损，应当警惕有无内脏恶性肿瘤或免疫缺陷性疾病，并报告医生。发于头面部者，观察附近淋巴结增大情况，出现听力、视力障碍时，要立即报告医生，及时用药。

（3）用药护理　本病内服中药多为苦寒之剂，易伤脾胃，不宜久服，以免耗伤正气。一般药物宜在进食后半小时内服用，热重于湿者宜温凉服用，湿重于热者宜温服。服药期间出现食欲减退、胸闷、恶心、腹痛、便溏者，应停服。

局部外治以防止水疱破溃、感染为要。水疱未破者，可选用雄黄酊或2%龙胆紫溶液外涂，动作宜轻柔，避免擦破水疱。若水疱破溃或糜烂，可选用炉甘石洗剂、三黄洗剂或青黛散洗剂外搽。局部外用药不宜选用油膏类。

（4）饮食护理　饮食宜清淡，多食新鲜水果、蔬菜，少食煎烤油炸之品，忌食辛辣、鱼腥等动风发物及肥甘厚味动火之食，禁烟酒。肝经郁热者宜食疏肝益气养阴之品，如食用太子参麦冬瘦肉汤、薏苡仁茯苓煲排骨或菊花金银花代茶饮等，脾虚湿蕴者宜食健脾祛湿之品，如苓车前粥、绿豆薏苡仁百合汤、山药莲子瘦肉汤等；气滞血瘀者宜活血化瘀之品，如食用三七瘦肉汤或山楂田七煲水饮等。

（5）情志护理　本病起因多情志不遂肝胆火旺，加之疼痛剧烈持续时间长，患者多性情急躁、心神不宁。应多加安慰体贴，耐心细微地做好解释工作和生活起居护理，指导患者运用放松术，分散对疼痛的注意力，解释病情相关知识，尽力使其心情舒畅，情绪稳定，积极配合治疗，必要时遵医嘱予镇痛药物，并向其说明积极配合治疗可以尽快消除疼痛症状，促进疾病早日痊愈。

（6）中医适宜技术护理

1）敷药法　初起用二味拔毒散调浓茶水外涂；或外敷玉露膏；或外搽双柏散、三黄洗剂和清凉乳剂（麻油加饱和石灰水上清液充分搅拌成乳状），每天3次；或用青黛膏、鲜马齿苋、野菊花叶、玉簪花叶捣烂外敷。若水疱不破或水疱较大者，可用三棱针或消毒毫针刺破，使疱液流出，以减轻胀痛不适感。

2）针刺法　毫火针或者火针点刺，使疱疹液体排出，结痂，清泄热毒之邪，点刺后加拔火罐效果更佳。

3）温通刮痧　温通刮痧阿是穴，并在疱疹密集处选两点和头尾两点，各施麦粒灸，感到灼痛时即夹去未燃尽艾灶，灸1~3壮，也可艾条沿皮损区行回旋灸。艾灸时多向患者询问温度，及时调整，避免烫伤患者。

4）耳针　取肺、皮质下、内分泌、交感、肾上腺、阿是穴耳廓上，与病灶相应部位压痛明显处等，每次选3~4穴，用毫针刺、施泻法或王不留行籽或磁珠贴压。平时按压耳豆，每个位置3~5分钟，每天3次，配合针刺治疗。

5）皮肤针　取华佗夹脊穴、距皮损边缘1cm的环状区等，先叩刺相应节段的华佗夹脊穴，再叩刺皮损边缘环周线，每条刺激线连叩3遍，注意不可叩刺病灶。注意皮肤消毒，操作结束后覆盖一层纱布，防止感染。

6）火针　取肺俞、胆俞、脾俞、阿是穴，病变在腰上者加支沟穴，病变在腰下者加阳陵泉穴等，将针具在酒精灯上烧灼，至针尖红而发亮，迅速刺入穴位，直刺3mm，快刺快出，注意保持针孔清洁，嘱患者勿用手抓挠。

7）腕踝针　根据痛点选穴，如左腰腹部疼痛，选取左下四区，伴有头痛者再加双上一区。

4. 健康教育

（1）生活起居指导　生活规律，起居有节，睡眠充足，避免劳累，坚持锻炼，选择适宜的锻炼方式，户外活动，呼吸新鲜空气，增强机体免疫力，如散步、慢跑、打太极拳等。

（2）饮食指导　以合理膳食清淡为宜，忌烟酒及辛辣刺激食物和肥甘厚味之品，多食新鲜蔬菜、水果、粗粮等，以免食伤脾胃，酿生湿热而致病。

（3）情志调节　平素宜注意修养，保持良好的精神状态，避免情绪过度激动，做到心境平和、宁静舒畅，以免肝郁化火而发病。

（4）用药指导　遵照医生开的方药，指导患者正确使用内服、涂抹等药物，告知其具体使用方法及时间，分开放置，避免混淆出错。

（5）皮肤护理指导

1）忌用热水烫洗患处，避免搔抓，内衣宜柔软宽松，以减少摩擦，减轻疼痛。

2）皮损患处保持干燥、清洁，勿用刺激性强的膏药涂抹，以防皮损范围扩大或病情加重。

3）发于颜面部，严重者应加用抗病毒药物、肾上腺皮质类固醇激素，并注意防止患侧眼睛感染。

（6）随诊就诊指导　定期于皮肤科门诊随诊，局部遗留神经疼痛者，应及时就医，给予积极治疗。

二、颜面疔疮

→ 案例引导

　　案例：患者，男，26岁，一天前发现左眉棱和左眼睑处各有一小米大小的小红包，皮肤绷紧发亮，顶高突起明显，胀痛明显，四周漫肿，肿势不定，引及面颈皆肿。疼痛加剧，前来就诊。症见寒热交替，口渴引饮，心烦胸闷。舌红，苔黄，脉数。患者平时下班回家后，喜欢熬夜打游戏，经常吃烧烤。

　　讨论：
　　1. 本例患者的护理诊断是什么？
　　2. 中医护理措施有哪些？

　　颜面疔疮是发生在颜面部的急性化脓性感染，包括现代医学中面部的疖与痈等。其特点是疮形如粟，坚硬根深，发病快，反应剧烈，若不及时治疗或处理不当，容易引起疔毒扩散，发生"走黄"，危及生命。因发病部位不同，名称各异，如出现在眉心，叫眉心疔，也称印堂疔；发于两眉棱者，叫眉棱疔；发于眼胞者，叫眼胞疔；发于颧骨者，叫颧疔；发于人中者，称人中疔；发于人中两旁者，叫虎须疔；发于口角者，叫锁口疔。虽然名称复杂，但其病因、辨证施护原则相同。

（一）病因病机

1. 病因

（1）感受火毒，毒蕴肌肤　由于感受火热之气，烈日暴晒，毒邪内侵，或因昆虫咬伤，或搔抓破皮肤染毒，蕴蒸肌肤，经络阻塞，气血凝滞而成。

（2）脏腑蕴热，火毒内发　在内，饮食不节，嗜食膏粱厚味、辛辣炙脍、醇酒、油炸食物，致脏腑内生湿热；在外，外感风热火毒，或皮肤破损染毒，使热毒层层深入，经腠理、循经络、入脏腑。

2. 病机　火热之毒蕴蒸肌肤，以致气血凝滞，火毒结聚，热胜肉腐而成；若火毒炽盛，内燔营血，则成走黄重证，危及生命。

🌐 知识链接

典籍里的疔

　　疔疮在《内经》中称"丁"，《素问·生气通天论》说："高粱之变，足生大丁。"这是疔疮最早的文字记载，但此处"丁"泛指一切外疡。华佗《中藏经·卷中·论五疔状候第四十》始将面部疮疡定名为疔，对病因、机理、预后均有阐明，指出："五疔者，皆由喜怒忧思，冲寒冒热，恣饮醇酒，多嗜甘肥，青鱼酢浆，色欲过度之所为也。蓄其毒邪，浸渍脏腑，久不摅散，始变为疔。"并告诫："五疔之候，最为巨疾。"《诸病源候论·丁疮候》则云："初作时，突起如丁盖，故谓之丁疮。"另记述了疔疮走黄的症状和预后："犯丁疮，谓丁疮欲瘥，更犯触之，……则更剧，乃甚于初。更令热焮肿，先寒后热，四支沉重，头痛心惊，呕逆烦闷，则不可治。"

（二）诊断与鉴别诊断

1. 诊断

（1）临床表现　多发于前额、眉、颧、鼻、唇等处。

初期，在颜面部的某处皮肤上突起一粟米样脓头，或痒或麻，渐渐红肿热痛，肿胀范围在 3～6cm，根深坚硬，状如钉丁。重者可伴恶寒发热。

中期，发病后5～7天，肿势逐渐增大，四周浸润明显，疼痛加剧，脓头破溃。伴发热、口渴、便秘、溲赤，舌质红，苔黄为脏腑蕴热，火毒炽盛成脓阶段。

后期，发病后7～10天，顶高根软溃脓，脓栓（疔根）随脓外出，随之肿消痛止，身热减退而愈。

凡颜面疔疮，症见顶陷色黑无脓，四周皮肤暗红，肿势扩散，失去护场，以致头面、耳、项俱肿，伴壮热烦躁，神昏谵语，胁痛气急，舌红绛，苔黄燥，脉洪数等症状，此乃疔毒走散，有越出局限范围之象，是"走黄"之象。走黄包括现代医学之血症、脓毒血症及败血症等。因头面为诸阳之会，面部血管与淋巴管丰富，目内眦及口角处为临床之"危险三角区"，因其静脉直接与颅内静脉窦相通，如治疗不当、挤压、碰伤或过早地切开，毒邪走散，护场被破坏，毒邪侵入营血。内攻脏腑而引起走黄。

（2）辅助检查　必要时借助西医实验室检查，明确诊断。查血常规，显示血白细胞总数及中性粒细胞增高。根据情况可做血培养及脓培养可查菌种的感染。

2. 鉴别诊断

（1）疖　好发于面部，其突起根浅，肿势限局，范围较小，无明显根脚，一般无全身症状。

（2）有头疽　初起即有粟粒样脓头，红肿、焮热、胀痛，脓头逐渐增多，溃后呈蜂窝状，红肿范围常超过9～12cm；多发于项背部，发展缓慢，病程较长。

（3）疫疔　初起皮肤患处为一小片红斑丘疹，痒而不痛，其后周围迅速肿胀，中央呈暗红色或黑色坏死，坏死周围有成群灰绿色小水疱，形如脐凹，像牛痘，局部肿势散漫逐渐扩散到全身；具有传染性、职业性，从事畜牧业、屠宰或皮毛制革等人发病为多。

（三）辨证施护

1. 辨证要点

（1）病因辨证

1）外感六淫　火热属阳邪，热为火之轻，火为热之重，两者在程度上有差别。火热致病多为阳证，特点是发病迅速，来势猛急，红肿热痛，皮薄光泽，疼痛剧烈，容易化脓溃烂，常伴有口渴喜饮，面红目赤，大便干，小便短赤等。

2）饮食不节　平时喜食肥甘厚味、醇酒炙煿或辛辣刺激之品者，可使脾胃功能失调，湿热火毒内生，同时感受外邪易发生本病。

（2）辨顺逆　发病急，皮肤鲜红，焮热疼痛，疔疮高肿突起，根盘收紧，软硬适度，疼痛剧烈，发在皮肤、肌肉间，若疮口破溃，肉芽红活润泽，病程较短，全身症状可出现形寒大热，疔疮溃后热退，舌红苔黄脉有力，易消、易溃、易收敛，此多为顺证。

发病缓慢，皮肤苍白或暗紫或不变色，皮温凉或不热，疔疮平塌下陷，根盘散漫，坚硬如石或柔软如棉，疼痛隐隐、不痛或酸麻，发在血脉、筋骨处，疮口肉芽苍白或紫暗，病程较长，初期无明显全身症状，或伴虚寒，溃脓后伴虚热，精神差，神疲乏力，舌淡，苔少，脉不足，难消、难溃、难收敛，此多为逆证。

2. 证候分型

（1）热毒蕴结

1）证候表现　疮形如粟粒，或痒或麻，可见红肿热痛，顶高根深坚硬。伴恶寒发热，或但热不寒、或壮热心烦。舌红，苔黄，脉数。

2）护治法则　清热解毒。

3）治疗代表方　五味消毒饮加减合黄连解毒汤加减。

（2）火毒炽盛

1）证候表现　疗肿增大，四周浸润明显，皮色红肿，疼痛加剧，出现脓头。伴发热口渴，大便干结，小便短赤。舌红，苔黄腻，脉洪数。

2）护治法则　清热凉血解毒。

3）治疗代表方　五味消毒饮合犀角地黄汤加减。

3. 护理措施

（1）生活起居护理　病室保持清洁、安静、舒适，温湿度不宜过高，注意通风，使室内空气清新凉爽，但要避免对流风。急性期伴全身症状的患者，应卧床休息，保持局部清洁，防止碰撞，并严禁挤压或过早切开患处，以免毒邪扩散。

（2）病情观察　注意观察疗疮的部位、形态、颜色、肿胀范围，及全身症状变化。若出现疮顶陷黑无脓，根脚走散，头面肿胀，全身高热寒战，神昏谵语者，谓之"走黄"应报告医生，及时采取抢救措施。

根据病情定时测量体温、脉搏、呼吸。有高热者可卧床休息，及时给予物理降温或根据医嘱给予药物降温。已切开引流者，要保持引流通畅，局部清洁干燥，及时给予换药。

（3）用药护理　该病的治法是以清热凉血解毒为主，药性多为寒凉，汤剂煎好后，宜放凉服用，以增加药效。病情发展迅速者，或身热不退者可随煎随服或频服，使药力持久。

（4）饮食护理　饮食宜清淡，忌食辛辣、肥甘、鱼腥发物。宜流质或半流质饮食，以尽量减少咀嚼动作，既可避免牵引作痛，又可有利于保护"护场"，使病灶局限。饮食以清淡易消化为主，以减轻脾胃运化水谷的负担，同时可减少因饮食对身体产生火热伤津，以免加重病情。如绿豆汤、苦瓜、莴苣等，可用金银花、荷叶泡水，内服，当茶饮。

（5）情志护理　患者宜少说话，避免情绪过于激动，劝导安慰患者，使其保持心情舒畅，积极配合治疗。

（6）中医适宜技术护理

1）局部疼痛甚者，可冷湿敷；或用新鲜紫花地丁、苍耳草、半枝莲等洗净，捣烂外敷，以清热解毒；或针刺合谷、外关、曲池等穴，以清泄热毒。

2）初起箍围消肿，用玉露散、金黄散以金银花露或水调敷，或千捶膏盖贴，或紫金锭、六神丸研碎水调外敷。

3）脓成则提脓去腐，用九一丹、八二丹撒于疮顶部，再用玉露膏或千捶膏敷贴。若脓出不畅，用药线引流；若脓已成熟，中央已软，有波动感时，应切开排脓。

4）脓尽宜生肌收口，用生肌散、太乙膏或红油膏盖贴。

4. 健康教育

（1）生活起居指导　注意休息，不要熬夜，充足的睡眠，注意体育锻炼，提高机体抵抗力。

（2）饮食指导　平素清淡饮食，不要过食膏粱厚味、辛辣咸香、油炸食品。发病期间忌食烟酒、辛辣、鸡肉飞禽等热性食物，以免助火毒更甚。

（3）情志调节　避免情绪过于激动，保持心情舒畅，积极配合治疗。

（4）用药指导　遵照医生开的方药，指导患者正确使用内服、外涂等药物，告知其具体使用方法及时间，分开放置，避免混淆出错。

（5）皮肤护理　保持皮肤清洁，保护皮肤不受损伤，避免在阳光下暴晒。如有昆虫叮咬，应及时用乙醇或碘酊涂擦，避免搔抓。发生在口唇、鼻四周"危险三角区"切忌挤压，针挑，以免疗毒走散入血，发为"走黄"。

答案解析

目标检测

一、选择题

（一）A1／A2 型题（最佳选择题）

1. 患者，男，80 岁，腹部探查术术后第一天。当进入病房时，患者眉头紧锁，烦躁不安，测量生命体征结果：BP 145/85mmHg，P 90 次/分，R 21 次/分，他给自己 NRS 评分为 5 分。根据患者的诉说，你认为患者的疼痛数值为（　　）

    A. 2 分 　　　　　　　　B. 4 分 　　　　　　　　C. 5 分

    D. 8 分 　　　　　　　　E. 10 分

2. 内痔的主要症状是（　　）

    A. 便血、脱出、周期性疼痛 　　B. 便血、便秘、脱出 　　C. 便血、周期性疼痛、便秘

    D. 肛门肿痛、流脓 　　　　　　E. 肛门疼痛、脱垂、血栓形成

3. 乳房与脏腑经络的关系，错误的是（　　）

    A. 女子乳房属胃 　　　　B. 男子乳房属肾 　　　　C. 男子乳房属脾

    D. 女子乳头属肝 　　　　E. 男子乳头属肝

4. 乳房疼痛以胀痛为主，常在月经期加重，是何种乳房疾病的特点（　　）

    A. 乳癖 　　　　　　　　B. 乳痨 　　　　　　　　C. 乳岩

    D. 乳痛 　　　　　　　　E. 以上都不是

5. 疗疮脓尽外治用（　　）

    A. 生肌散（脓尽可生肌收口） 　B. 玉露散 　　　　　　C. 九一丹

    D. 八二丹 　　　　　　　　　　E. 白玉膏

6. 颜面疗疮忌内服发散药的原因是（　　）

    A. 无外感邪毒 　　　　　B. 邪毒深在肌肉 　　　　C. 芳香走窜，易使疗毒走散

    D. 邪发于脏腑 　　　　　E. 正气内虚

7. 颜面疗疮的早期临床特征是（　　）

    A. 疮形如粟，肿势局限，顶高根软

    B. 疮形如粟，疼痒相兼，肿势弥漫

    C. 疮顶四陷，红热灼痛，肿势弥漫

    D. 疮形如粟，根深坚硬，如钉丁状

    E. 疮形粟粒状脓头，或麻或痒，肿势弥漫

8. 颜面部疗的特点为（　　）

    A. 易脓、易溃、易敛 　　B. 易成走黄之势 　　　　C. 易内陷

    D. 易溃而不易敛 　　　　E. 多伴全身症状

（二）A3 型题（病例型最佳选择题）

患者，男，40 岁，烧伤后 3 小时入院。疼痛剧烈，感口渴。面色苍白，心率 150 次/分，血压 85/65mmHg，头颈部、躯干部布满大小不等水疱，可见潮红创面，两上肢呈焦黄色，无水疱。

9. 该患者的烧伤总面积估计为（　　）

    A. 7 ×9% 　　　　　　　B. 6 ×9% 　　　　　　　C. 5 ×9%

    D. 4 ×9%   E. 3 ×9%

10. 该患者Ⅲ度烧伤面积为（　　）

    A. 1 ×9%   B. 2 ×9%   C. 3 ×9%

    D. 4 ×9%   E. 5 ×9%

（三）X 型题（多项选择题）

11. 创伤疼痛的全身症状包括（　　）

    A. 疼痛   B. 肿胀

    C. 功能障碍   D. 体温升高伴有口干、心烦、尿赤、便秘、夜寐不安

    E. 合并内脏损伤时，常引起休克

12. 烧伤疼痛的发生发展与以下内容有关（　　）

    A. 热毒   B. 瘀血   C. 津伤

    D. 气损   E. 气滞

13. 肛门痛的症状表现有哪些？（　　）

    A. 便血   B. 疼痛   C. 脱垂

    D. 流脓及分泌物   E. 便秘

二、名词解释

1. 蛇串疮

2. 烧伤疼痛

3. 烧伤深度

4. 肛门痛

三、填空题

1. 术后疼痛感受可分为_____、_____、_____三个时期。

2. 颜面疔疮多发于_____、_____、_____、_____、_____等处。

（黎小霞　许慧红）

书网融合……

    本章小结   微课   题库

第七章 骨伤科疼痛的中医护理

PPT

📓 **学习目标**

知识要求：

1. 掌握 颈椎病、落枕、肩关节周围炎、急性腰扭伤、腰肌劳损、腰椎间盘突出症、膝骨关节炎、类风湿关节炎的概念。

2. 熟悉 颈椎病、落枕、肩关节周围炎、急性腰扭伤、腰肌劳损、腰椎间盘突出症、膝骨关节炎、类风湿关节炎的辨证施护。

3. 了解 颈椎病、落枕、肩关节周围炎、急性腰扭伤、腰肌劳损、腰椎间盘突出症、膝骨关节炎、类风湿关节炎的病因病机、诊断与鉴别诊断。

技能要求：

1. 能判断患者证型，并根据不同证型实施护理措施和健康指导。

2. 能运用适宜中医护理技术给予患者疼痛护理。

素质要求：

1. 形成中医护理整体观。

2. 具有高度的责任感、同情心，体现人文关怀意识。

第一节 颈肩部疼痛

➡ **案例引导**

案例： 患者，男，52岁。1年前出现颈项部疼痛、不适，有时伴有肩背部疼痛及头痛。3周前上述症状加重，夜间明显，入睡困难，遂就诊。查体：颈椎活动轻度受限，右侧椎旁、右侧肩部压痛。颈椎X线片示：颈3～4、颈5～6、颈6～7椎间隙变窄，椎体前后缘骨质增生。

讨论：

1. 该患者的临床诊断是什么？

2. 如何帮助该患者缓解疼痛？

颈肩痛是骨伤科患者常见症状之一，是指由颈肩部关节、韧带、肌肉、筋膜病变以及颈肩部软组织劳损而引起的颈痛、肩痛、上背部痛、上肢放射性痛等颈肩部位疼痛症候群。颈肩痛病因复杂，现代医学认为，颈肩痛可由组织退化，肌肉劳损，撞击、牵拉、扭挫等外伤，姿势不良，组织结构畸形等原因引起。中医学将颈肩痛归属于"痹证"范畴，认为本病通常是由于外伤、劳损、风寒湿邪侵袭、气血不和、经络不通等所致，本病的病机主要为经络痹阻，气血阻滞，久则肌筋挛缩，关节活动功能障碍。目前，颈肩痛的发病率呈上升趋势，发病群体日趋年轻化，严重影响患者的生活质量。颈肩部病因复杂，在临床上，多种疾病都可引起颈肩痛，本节仅以颈椎病、落枕、肩关节周围炎为代表进行概述。

一、颈椎病

颈椎病是指因颈椎间盘退行性变及其继发性病理改变，刺激或压迫邻近的神经、脊髓及血管等组织而引起一系列临床症状和体征的综合征。主要表现为颈肩部疼痛、发僵，头痛、头晕，上肢疼痛、麻木等。颈椎病好发于 40 岁以上中老年人，近年来呈现年轻化趋势。中医学并无颈椎病的病名，其部分症状属于"痹证""痿证""项强""眩晕"等范畴。

（一）病因病机

西医认为，颈椎病的发生主要与颈椎退行性改变、慢性劳损、外伤等原因有关，颈椎先天发育不良或畸形也是导致颈椎病的原因之一。颈椎病的发生常为多种因素共同作用的结果。上述原因导致颈椎间盘退变、颈椎骨质增生、椎体节段失稳、椎管变形狭窄等病理改变进展到一定程度，刺激和压迫神经根、脊髓、椎动脉及与之伴行的交感神经丛，导致出现明显的疼痛症状。根据病变部位、范围及受压组织的不同，西医将颈椎病分为颈型、神经根型、脊髓型、椎动脉型、交感神经型和混合型。

中医认为，颈椎病的发病，不外乎内因和外因两个方面。中年以后，体质减弱，肝肾亏虚，筋骨失养，筋骨痿软退化增生和先天不足、颈椎畸形是本病发生的内因。外感风寒湿邪，或跌、仆、闪、挫及劳损等伤及筋骨、气血经络，致气血瘀滞、经脉痹阻等是本病发生的外因。

⊕ **知识链接**

不同临床分型颈椎病的疼痛特点

不同分型的颈椎病，其疼痛特点略有不同。①颈型颈椎病：以颈项部强直、疼痛为主要临床表现。②神经根型颈椎病：颈痛伴上肢放射痛或麻木，疼痛和麻木范围沿着受累神经根和支配区放射，称为根性痛；颈部活动、咳嗽、打喷嚏等可造成症状加重。③脊髓型颈椎病：一般疼痛症状不明显，多数患者首先出现下肢发沉、发麻的症状，随后出现行走困难，双足有踩棉花感。④交感神经型颈椎病：可出现头痛或偏头痛、头晕，伴视物模糊、心动过速、心前区痛等。⑤椎动脉型颈椎病：以发作性眩晕为主要特征，可出现头痛，以跳痛和胀痛多见。

（二）诊断与鉴别诊断

1. 诊断

（1）本病多有慢性劳损史或外伤史，或颈椎退行性病变，或先天性畸形。

（2）多发于 40 岁以上的中年人、长期低头工作者，往往呈慢性发病。

（3）具有颈肩背疼痛，或头痛头晕，或上肢麻木等各型颈椎病的临床症状。

（4）影像学检查　X 线示，颈椎有退变或不稳等改变，颈椎曲度变直，椎间隙变窄，椎体有骨赘形成，或项韧带钙化。CT 及 MRI 检查对定性定位，尤其是椎管狭窄、脊髓受压等情况的诊断有意义。

诊断时，必须坚持临床症状、体征和影像学表现三者结合且相互印证的原则，必须同时包含以下条件方可确立颈椎病的诊断：①具有颈椎病的临床症状。②影像学检查提示颈椎椎间盘或椎间关节有退行性改变。③影像学检查能解释临床症状。单纯依据临床症状或影像学表现皆不能诊断颈椎病。

2. 鉴别诊断　颈椎病应注意与肌筋膜炎、脊髓肿瘤、冻结肩、肩袖损伤、颈椎骨关节炎、脑血管病变、冠状动脉供血不足和胸廓出口综合征等相鉴别。

（三）辨证施护

1. 辨证要点　风寒湿之邪明显者，可辨为实证；病久入深，气血亏耗，损及脏腑，肝肾亏损，筋骨失养，可辨为虚证。若出现颈项窜痛或刺痛，头晕目眩，头有沉重感，伴有肢体麻木，舌质红或者暗红，多为风寒、血瘀、痰湿留着颈项，可辨为实证；若出现颈肩隐痛，眩晕头痛，耳鸣耳聋，失眠多梦，多为肝肾不足，可辨为虚证；若出现颈肩酸痛，头晕目眩，面色㿠白，心悸气短，多为气血亏虚，可辨为虚证。临床往往虚实夹杂，以邪实为主者多见。

2. 证候分型

（1）风寒湿型

证候表现：颈、肩、上肢窜痛麻木，以痛为主，头有沉重感，颈部僵硬，活动不利，恶寒畏风。舌淡红，苔薄白，脉弦紧。

护治法则：祛风散寒，除湿通络。

治疗代表方：桂枝附子汤加减。

（2）气滞血瘀型

证候表现：颈肩部、上肢刺痛，痛处固定，伴有肢体麻木。舌质暗，脉弦。

护治法则：活血化瘀，理气通络。

治疗代表方：活血止痛汤加减。

（3）痰湿阻络型

证候表现：头晕目眩，头重如裹，四肢麻木不仁，纳呆。舌暗红，苔厚腻，脉弦滑。

护治法则：化痰行瘀，蠲痹通络。

治疗代表方：羌活胜湿汤加减。

（4）肝肾不足型

证候表现：眩晕头痛，耳鸣耳聋，失眠多梦，肢体麻木，面红目赤。舌红少津，脉弦。

护治法则：培补肝肾，通络止痛。

治疗代表方：独活寄生汤加减。

（5）气血亏虚型

证候表现：头晕目眩，面色苍白，心悸气短，四肢麻木，倦怠乏力。舌淡，苔少，脉细弱。

护治法则：益气养血，和营通络。

治疗代表方：归脾汤加减。

3. 护理措施

（1）病情观察　观察疼痛的部位、持续时间、性质、特点、诱发因素等。观察四肢感觉、活动情况，有无出现眩晕、肢体麻木、视物不清、心律失常等症状。

（2）生活起居护理　①注意休息，避免劳累。病室应保持安静舒适，温度、湿度适宜，空气清新。②纠正不良姿势。采取正确的睡姿，枕头应枕于颈部的后方，不宜放在后枕部，避免颈部悬空，使颈椎生理曲度改变。应选择柔软的圆枕，宽度应超过肩宽10～20cm，高度不宜过高或过低，以平卧后握拳高度为宜，枕头的颈部应稍高于头部，以符合颈椎的生理弯曲。睡觉时避免俯卧。生活中避免长时间低头，不宜多做颈部旋转动作。③注意颈部的保暖，忌风吹受寒或淋雨受湿。④急性期颈部制动，避免进行功能锻炼，防止症状加重。指导患者正确佩戴颈托，佩戴颈托可解除颈部肌肉痉挛，缓解疼痛。颈托的大小、高低要适宜，松紧以能放入2个手指为宜，高度为限制颈部活动、保持平视为宜。使用时应注意观察患者的颈部皮肤状况，防止颈部及耳廓、下颌部皮肤受压，必要时可在颈托内衬垫小毛巾、软布等，定时清洁颈托和局部皮肤。建议患者白天佩戴颈托3周，并尽可能多休息；3周后，间断佩戴颈托；6周后建议完全摘下颈托。

（3）用药护理　①急性发作期疼痛剧烈患者，遵医嘱正确应用镇痛药，并观察用药后效果及副作用。②遵医嘱服用药物，勿随意增减药量或停药。③祛风散寒类药物宜饭后热服，活血化瘀类药物宜饭后温服，补益类药物宜饭前服用。④外敷金黄散等药物时，应注意观察有无过敏反应。

（4）饮食护理　①一般饮食：饮食宜清淡、易消化，多进食富含蛋白质、维生素、钙的食物，如牛奶、鱼、猪尾骨、黄豆、黑豆等。多食新鲜蔬菜、水果。忌辛辣刺激、肥腻、生冷的食物。②辨证施食：风寒痹阻者饮食宜偏温性，如大豆、生姜、山柰、胡椒、花椒等；忌食凉性食物及生冷瓜果、冷饮，多饮温热茶饮。气滞血瘀者宜进食行气活血、化瘀解毒的食物，如山楂、白萝卜、木耳等；忌肥腻、厚味、煎炸之物。痰湿阻络者宜进食健脾利湿的食物，如山药、薏苡仁、赤小豆等；忌食辛辣、肥甘厚腻、生冷荤腥之物。肝肾不足者，宜食滋补肝肾之物，其中阴虚者宜进食滋阴填精、滋养肝肾之品，如枸杞子等，忌辛辣香燥之品；阳虚者宜进食温壮肾阳，补精髓之品，如黑豆、核桃、杏仁、腰果等，忌生冷瓜果及寒凉食物。气血亏虚者宜进食健脾胃、补益气血之物，如猪肝、瘦肉、当归、阿胶等，但应避免饮食过量，且忌生冷食物。

（5）情志护理　颈椎病病程较长，症状易反复，患者易情绪低落、急躁，因此要注意情志护理。向患者介绍本疾病的发生、发展及转归，取得患者理解和配合，多与患者沟通，及时消除不良情绪。介绍成功病例，帮助患者树立战胜疾病的信心。给予患者必要的生活协助，鼓励家属参与。

（6）适宜中医护理技术　根据患者证型采用中药熏蒸、中药塌渍、中药外敷、中药离子导入、拔罐、艾灸等中医护理技术，以缓解疼痛。对风寒湿型患者，可给予中药熏蒸、艾灸，如用艾条灸大椎、风池、足三里穴各15分钟。对气滞血瘀型患者，可给予艾灸、穴位按摩，如用艾条灸中脘、气海、足三里各15分钟，或用示指、中指指腹点按鸠尾、中脘及脐周1cm的阿是穴，各3分钟。气血亏虚型可给予艾灸、耳穴压豆；对痰湿阻络型患者，可给予中药熏蒸和中药塌渍；对肝肾不足型者可给予艾灸和足浴。

4. 健康教育

（1）注意颈部保暖，避免空调、电风扇直吹颈部，防风寒湿邪侵袭。

（2）改变不良姿势。避免长时间伏案工作、低头玩手机、卧床屈颈看书等。保持良好坐姿，坐位时头正、身直，不扭曲颈部；座椅高度要适中，以端坐时双脚刚能触及地面为宜，双肩后展，视线应与电脑屏幕平齐；每隔1~2小时活动颈部，以减轻颈部肌肉紧张。

（3）保持良好睡眠体位。睡眠时头颈与躯干在一条直线上，避免颈部扭曲、过伸。合理用枕，选择合适的高度、宽度和硬度，避免颈部悬空。

（4）坚持颈部功能锻炼。缓解期可在颈托保护下行颈部拔伸、项臂争力、耸肩、扩胸等锻炼。康复期可间断佩戴颈围，开始进行仰首观天、翘首望月、项臂争力等锻炼，每天2~3次，每次2~3组动作，每个动作10~15次。康复后要长期坚持做耸肩、扩胸、项臂争力、颈部的保健"米字操"等锻炼，保持颈部肌肉的强度及稳定性，预防复发。各种功能锻炼动作要缓慢，以不疲劳为度，注意循序渐进，防止因过度活动而导致颈部拉伤。

（5）做好自我保护，避免颈部受伤。乘车、体育锻炼时做好自我保护，避免头颈部受伤。开车、乘车时注意系好安全带或扶好扶手，防止急刹车致颈部受伤，避免头部猛烈扭转。如发生颈部外伤，应及时就医治疗。

🧬 课程思政

冬奥村的中医热

2022年2月，第24届冬奥会在北京成功举办。来自世界各国的冰雪健儿奋勇拼搏的英姿给人们留下了深刻印象。但是高强度训练和比赛也使运动员成为运动损伤的高发人群。冰雪运动大多是高速运动，运动中更容易造成关节损伤和肌肉拉伤。为便于应急处理运动员的各种伤病，冬奥村设置了综合诊所，其中包括中医科，提供具有中医特色的诊疗服务。

开村后，不少国家的运动员慕名而来，体验中医疗法的神奇。针灸、推拿、八段锦成为最受欢迎的项目，这些传统中医疗法可以帮助他们缓解疼痛、稳定情绪，从而更好地进行训练和比赛。而冬奥村的中医药体验馆也向世界展示了中医的魅力。

中医的高质量发展离不开传承与创新。充分继承和发扬传统医学优势、全面促进传统医学的现代化，需要所有中医人共同努力。

二、落枕

落枕又称失枕，是颈部肌肉因睡眠姿势不良或感受风寒而致晨起后出现以颈项疼痛、僵硬、活动受限为主要表现的颈部软组织损伤。本病起病较快，病程较短，1周内多能痊愈，但若恢复不彻底，易复发。落枕好发于青壮年，男性多于女性，冬春两季多发。

（一）病因病机

中医学认为，落枕多由三个方面的原因造成。一是睡眠时姿势不良，头颈过度偏转，或睡眠时枕头过高、过低或过硬，使颈部肌肉长时间受到牵拉，处于过度紧张状态，导致局部经筋受损。二是颈项部遭受风寒侵袭，致经络不舒，颈部肌肉气血凝滞，经络痹阻，不通则痛。损伤往往以累及一侧软组织为主，常见受累的肌肉有胸锁乳突肌、斜方肌或肩胛提肌等，并可出现颈肩部或一侧上肢的反射性疼痛。正如《诸病源候论·失枕候》记载："头项有风，在于筋之间，因卧而气血虚者，值风发动，故失枕。"三是肝肾亏虚，平素缺乏锻炼，身体衰弱，气血不足，气血运行不畅，筋肉舒缩活动失调者，易患落枕。

（二）诊断与鉴别诊断

1. 诊断

（1）一般无外伤史，多因为睡眠姿势不良或感受风寒所致。

（2）睡醒后突感颈部疼痛不适，多为一侧，头常歪向患侧，活动受限，不能自由旋转后顾，转头时须整个躯干同时转动。

（3）颈项部肌肉痉挛压痛，触之如条状或块状，斜方肌及大小菱形肌部位亦常有压痛。因风寒外袭，颈项强痛者，可有恶寒头痛等表证。

（4）由于颈部肌肉痉挛，头颈部可歪斜，X线片可见颈椎侧弯、颈椎生理弧度改变为平直甚至反张，但随着症状的缓解，这些异常改变可消失。

2. 鉴别诊断 本病若久延不愈，应与颈椎小关节紊乱症、颈椎半脱位等其他疾病引起的颈肩痛相鉴别。X线片可帮助鉴别。

（三）辨证施护

1. 辨证要点 疼痛剧烈，遇寒痛剧，得温痛减，舌淡苔白，脉弦紧，多为寒邪所致。痛有定处，舌紫暗，有瘀斑或瘀点，多以血瘀为主。

2. 证候分型

（1）瘀滞型

证候表现：晨起颈项疼痛，活动不利，活动时患侧疼痛加剧，头部歪向患侧，局部有明显压痛点。舌紫暗，苔薄黄，脉弦数。

护治法则：活血舒筋，行气止痛。

治疗代表方：和营止痛汤或活血舒筋汤加减。

（2）风寒型

证候表现：颈项背部僵硬，拘紧麻木，可兼有恶风、发热、头痛等表证。舌淡，苔薄白，脉浮紧或浮数。

护治法则：疏风散寒，除湿止痛。

治疗代表方：桂枝汤或葛根汤加减。

3. 护理措施

（1）病情观察　观察疼痛的部位、持续时间、性质、特点、诱发因素等。

（2）生活起居护理　①注意颈项部保暖，勿直吹空调，避免受寒。②保持正确的睡眠姿势。枕头不宜过高，以侧卧位时头部与身体能平直为佳。③夜间睡眠不宜打开门窗，防止被风吹袭而受凉，并产生落枕。

（3）用药护理　疼痛剧烈患者，遵医嘱正确应用镇痛药，并观察用药后效果及副作用。外贴伤湿止痛膏、风湿跌打膏时，应注意观察有无皮肤过敏反应。

（4）饮食护理　①以清淡、易消化为原则，忌生冷油腻。②辨证施食：风寒型落枕者可选择生姜红糖茶、桂枝大枣茶等疏风散寒之品。瘀滞型落枕者选择陈皮、佛手等行气散瘀之品。

（5）情志护理　向患者耐心解释病情、治疗护理方案，使患者情绪稳定，保持心情开朗。

（6）适宜中医护理技术　可采用灸法、推拿按摩、拔火罐等中医护理技术，以疏通经络，缓解疼痛。灸法主要适用于风寒型落枕，取穴：落枕穴、阿是穴，每穴灸 10～15 分钟。或采用拔火罐法，取大椎、肩井、天宗、阿是穴；疼痛轻者，可直接拔罐；疼痛较重者，可先在局部用皮肤针扣刺出血，然后再拔火罐；也可行走罐法。采用推拿法，按揉患侧颈项及肩部肌肉，提拿颈项部患处，或采用颈部拔伸法，可快速缓解肌肉痉挛，消除疼痛。运用此手法时，动作要轻柔，用力要适当，以免加重疼痛或损伤。

4. 健康教育　避免不良的睡眠姿势，枕头不宜过高、过低或过硬，枕头要置于颈项部，尽量不要在床上看书、看电视，避免颈部过屈、过伸，造成颈部肌肉紧张。睡眠时不要贪凉，避免凉水沐浴或冷风直吹颈项部，以免受风寒侵袭。长期伏案工作时，注意颈部保健，经常起身抬头活动颈部，防止颈部慢性劳损。积极进行颈部的功能锻炼，可做颈部前屈、后仰、左右侧弯、左右旋转等活动锻炼。运动时注意强度要适宜，不做剧烈运动，避免损伤颈部。

三、肩关节周围炎

肩关节周围炎简称"肩周炎"，是指以肩痛、肩关节活动受限为主要特征的肩关节周围肌肉、肌腱、滑膜囊及关节囊的慢性损伤性炎症。中医学将肩周炎归属于"痹症"范畴。根据其发病原因、临床表现和发病年龄等特点，肩周炎有不同病名，因睡眠时肩部受凉引起的称"漏肩风"或"露肩风"；因肩部活动明显受限，形同冻结而称"冻结肩"；因多见于 50 岁以上患者，又称"五十肩"；还有人称其"肩凝风""肩凝症"。肩周炎早期，以肩部疼痛为主，肩部活动可出现不同程度的障碍。中后期因肩关节周围广泛粘连而使肩关节活动明显受限，部分患者肩部可出现三角肌肌肉萎缩。该病的发病率女性高于男性，右肩多于左肩，呈慢性病程。

（一）病因病机

肩周炎的主要病理变化为肩关节及其周围组织的损伤性、退行性慢性炎症反应。主要与肩关节周围组织的退变、创伤、慢性劳损、感受风寒湿邪等因素有关。在肩关节周围软组织退行性变的基础上，加之肩部受到轻微的外伤、积累性劳损、受凉等因素的作用后，未能及时治疗和进行功能锻炼，肩部功能活动减少，以致肩关节粘连，出现肩痛，活动受限，而致本病。

中医学认为，中老年人肝肾亏虚、气血不足、筋肉失于濡养、局部组织退行性变是本病的内因。加之肩部外伤劳损、风寒湿邪侵袭或因伤长期制动，易致肩部筋脉不通，气血凝滞，肩关节疼痛、肌肉痉挛、活动不利，久则气血运行不畅，筋肉失养，致肩部肌肉萎缩。本病亦常见于肩部外伤后的患者，局部瘀血内阻，经行不畅，致经脉痹阻而致本病。外伤劳损为其外因，气血虚弱、血不荣筋为其内因，内外因相互作用，共同影响，引起肩关节周围炎。

（二）诊断与鉴别诊断

1. 诊断

（1）肩周疼痛，肩关节活动受限或僵硬。

（2）疼痛部位多在肩部，少数向上臂及前臂放射，呈阵发或持续性疼痛。

（3）肩部有明显触痛点，以喙突下、肱骨大结节、结节间沟等处多见，严重者可见肩部肌肉萎缩。

（4）X线检查多为阴性，病程久者可见骨质疏松、关节间隙狭窄等变化。

2. 鉴别诊断　肩周炎应与风湿性关节炎、冈上肌肌腱炎、颈椎病相鉴别。风湿性关节炎有游走性疼痛，可波及多个关节，肩关节活动多不受限，活动期血沉、抗链球菌溶血素"O"升高，用抗风湿药物显效。冈上肌肌腱炎痛点以大结节处为主，在肩关节外展60°～120°时产生疼痛。颈椎病虽有肩臂放射痛，但在肩部往往无明显压痛点，仅有颈部疼痛和活动障碍，肩部活动尚好。临床上亦有在患颈椎病的基础上患肩周炎者，一般将此统称为"颈肩综合征"。

（三）辨证施护

1. 辨证要点

（1）辨虚实　病之初期以感受外邪或外伤引起，多属实证，表现为风寒痹阻、寒凝血瘀；痹久邪留伤正而致虚，且正虚每易反复感邪而致急性发作，表现为虚实夹杂；久病迁延或素体虚弱，多属虚证，表现为肝肾亏虚，或肺气不足。

（2）辨病邪　风邪侵袭多表现为疼痛呈游走性；寒邪所致多表现为疼痛剧烈，痛有定处，遇寒痛增；湿邪所致多表现为重着、酸困疼痛，缠绵不愈；热邪或久而化热所致者，多表现为疼痛伴热感，遇热加重。

2. 证候分型

（1）风寒湿阻型

证候表现：可见肩部串痛，遇风寒痛增，得温痛缓，畏风恶寒，或肩部有沉重感。舌质淡，苔薄白或腻，脉弦滑或弦紧。

护治法则：祛风散寒，舒筋通络。

治疗代表方：三痹汤或桂枝附子汤加减。

（2）气血瘀滞型

证候表现：可见肩部肿胀，疼痛拒按，以夜间为甚。舌质暗或有瘀斑，苔白或薄白，脉弦或细涩。

护治法则：活血化瘀，行气止痛。

治疗代表方：身痛逐瘀汤加减。

（3）气血亏虚型

证候表现：可见肩部酸痛，劳累后疼痛加重，伴头晕目眩，气短懒言，心悸失眠，四肢乏力。舌质淡，苔少或白，脉细弱或沉。

护治法则：益气养血，舒筋通络。

治疗代表方：当归鸡血藤汤或黄芪桂枝五物汤加减。

3. 护理措施

（1）病情观察　注意观察疼痛的部位、持续时间、性质、程度、放射的部位及缓解情况，压痛及肩关节活动受限的范围、程度等。

（2）生活起居护理　注意休息，病室环境应安静、舒适、阳光充足、空气新鲜流通。注意肩关节的保暖，避免风寒湿邪侵袭。急性期应减少肩关节活动，患肢不宜提重物，以免加重病情。

（3）用药护理　急性发作期患者，应遵医嘱及时给予镇痛药物。遵医嘱服药，勿随意增减药量或停药。注意观察药物疗效及不良反应。

（4）饮食护理　①一般饮食护理：选择清淡、营养丰富、易消化的食物。可适当多食富含钙，具有补益肝肾、滋养筋脉之食物。忌生冷、肥腻，忌烟酒。②辨证施食：风寒湿者宜食温热之品，如小米、西红柿、排骨、瘦肉等，并配以扁豆、赤小豆等利湿之品，忌寒性和偏凉食物。瘀滞者宜食活血化瘀之品，如山楂、桃仁等。气血虚者宜食补益气血之品，如牛肉、母鸡、蛋类、大枣、香菇、胡萝卜等。

（5）情志护理　肩周炎自然病程长、疗效慢、功能恢复不全，且治愈后有可能复发，患者容易出现低落情绪。部分患者因担心活动导致疼痛加重而对运动锻炼缺乏信心，容易急躁、焦虑。因此，要关心患者，给予其安慰和正面引导鼓励，帮助患者树立信心，配合治疗，加强自主锻炼，以增进疗效，缩短病程，加速痊愈。

（6）适宜中医护理技术　可根据患者证型采用灸法、推拿按摩、拔火罐、耳穴压豆、穴位贴敷等中医护理技术，以缓解疼痛。①灸法：取肩髃、肩前、肩贞、曲池、阿是穴等穴。气滞血瘀者加内关、膈俞穴，气血虚者加足三里、气海穴。每穴灸 10 ~ 15 分钟。②推拿法：以选择手三阳经腧穴为主。主穴：肩井、肩髃、秉风、天宗、肩贞、曲池、手三里、合谷及肩臂部。初期对疼痛较甚者，宜改善局部血液循环，加速渗出的吸收和排泄，促进病变组织的修复；后期以改善肩关节活动为主，松解关节粘连，加大关节活动度，滑利关节，促进关节功能恢复。常采用滚法、揉法、拿捏法、点压法、弹拨法、摇法、扳法、拔伸法等手法。肩颈部推拿、按摩时，手法宜轻柔缓和，并注意观察患者的反应和局部变化情况，随时询问患者对推拿力度的感觉并及时调整。③拔罐法：在肩前穴和肩贞穴处拔罐，并走罐于肩关节周围。对肩部肿胀疼痛明显而瘀阻浅表者，可用皮肤针中、强度叩刺患部，使局部皮肤微微渗血，再加拔火罐；如瘀阻较深者，可用三棱针点刺 2 ~ 3 针，致少量出血，再加拔火罐，使瘀血外出，邪去络通。④耳穴压豆：风寒湿者选取肩、锁骨、神门、肾上腺、压痛点等穴；气血虚者选取肩、锁骨、肝、肾、压痛点等穴。⑤穴位贴敷：风寒湿者，可将白芥子、斑蝥研末调成软膏贴敷于大椎、肩髃、肩贞、外关、合谷等穴；气滞血瘀者，可将制乳香、没药、冰片、血竭等药物研末，用药酒调和贴敷于肩关节周围阿是穴。

4. 健康教育

（1）避免过度劳累，注意肩部保暖，避免久居潮湿环境，避免久吹风扇，防止风寒湿邪侵袭。

（2）避免肩关节过度劳累及提重物，防止意外受伤。肩关节若发生骨折、脱位等外伤，应及时治疗，并在医生指导下及早行肩关节功能锻炼，防止周围软组织粘连，迁延不愈而形成肩关节周围炎。

（3）适当进行肩关节功能锻炼。疾病早期患者肩关节的活动减少，主要是由于疼痛和肌肉痉挛所引起，此时可进行患肢的外展、上举、内旋、外旋等功能锻炼。疾病中后期出现肩关节周围粘连僵硬时，可指导患者反复做外展、上举、内旋、外旋、前屈、后伸、环转等功能锻炼，如"内外运旋""叉手托上""手拉滑车""手指爬墙"等动作。锻炼应以持之以恒、循序渐进、量力而行为原则，运动次数及运动量因人而异，动作要适度，切忌用力过猛。恢复期可选择肩部运动较多的运动方式，如游泳、球类运动、太极拳、五禽戏等，以增强肩关节周围肌肉和肌腱的强度。

第二节　腰腿痛

⇒ 案例引导

案例：患者，男，45 岁。2 周前搬运重物后出现腰痛，并引起左下肢疼痛、麻木。其痛休息后减轻，劳累后加重。近 3 天来，上述症状加重，遂来诊治。查体：腰 3 至骶 1 棘突及棘间轻度压痛，轻度叩击痛，叩击时左侧有放射痛。腰椎活动明显受限，直腿抬高试验阳性。CT 示：腰 3～4 椎间盘膨出，腰 4～5 椎间盘突出（中央偏左型）。

讨论：

1. 患者的临床诊断是什么？

2. 如何对患者进行健康指导？

腰腿痛是骨伤科患者最常见的症状之一。先天畸形、退变性变、外伤、劳损、炎症、肿瘤、内脏病变、心理因素等原因，均可引起腰腿痛。因此，腰腿痛可分为先天性、退变性、外伤和劳损性、炎症性、肿瘤性、内脏源性和心理性七种。其中，退行性变、外伤、劳损及急慢性炎症是引起腰腿痛的常见原因。腰腿痛的病因与发病年龄有关，不同年龄段患者出现腰腿痛的病因不同。儿童以脊柱结核、椎体软骨炎多见，青年以急性腰扭伤、类风湿关节炎多见，中老年人以腰椎间盘突出症、退行性骨关节炎、骨质疏松症等多见。

中医学对腰痛早有认识，有"腰为肾之府""肾主腰脚""凡腰痛病有五"等论点。腰痛有多种病因，与肾虚、外伤劳损、外感风寒湿邪、脏腑经络有密切关系。古代医籍和现行中医教材多将"腰痛"单独论述，而"腿痛"多并入"痹症""筋伤"等中记述。

中医学认为，腰腿痛的病因主要有外感六淫、疫气内侵、七情所伤、外伤筋骨、瘀痰阻滞等。其病机主要包括"不通""不荣"和"心因"三个方面。腰腿部经脉或经脉所连属的脏腑、器官，因气滞、瘀血、寒凝、湿阻、热结、痰凝、外伤等因素作用，使经脉中的气血津液运行不畅，则见"不通则痛"。若正虚邪乘，或脏腑功能不足，致使人体阴阳、气血（精）津液等营养物质匮乏，腰腿部组织及与之相应的脏腑经络失养，则见"不荣则痛"。"心因"即心理因素，腰腿痛的产生、加重和复发往往与精神情绪有关。此外，《诸病源候论·腰背诸病·腰脚痛病候》说："肾气不足，受风邪之所为也，劳伤则肾虚，虚则受于风冷，风冷与正气交争，故腰脚痛。"

一、急性腰扭伤

急性腰扭伤是指腰部肌肉、筋膜、韧带和关节（椎间关节、腰骶关节）的急性损伤，俗称"闪腰""岔气"。本病易发生于下腰部，多见于体力劳动者，尤其是青壮年，平时缺乏锻炼、肌肉不发达的人群也可发生，男性多于女性。

腰痛是急性腰扭伤的最主要的症状，表现为伤后腰部一侧或两侧剧烈疼痛，腰部活动、咳嗽、打喷嚏、深呼吸时均可使疼痛加剧。轻者伤时疼痛不很明显，数小时后或次日症状加重。严重者腰部当即呈撕裂样疼痛，不能坐立、行走，疼痛有时可牵涉一侧或两侧臀部及大腿后侧。腰肌呈现紧张状态，腰部活动受限。

急性腰扭伤发生后，若早期能够治疗，一般多能痊愈。但若治疗不及时或处理不当，可转变为慢性劳损。慢性劳损可稍受外力损伤而继续急性发作，二者可相互转化。本病属于中医学"腰部筋伤"范畴。

（一）病因病机

急性腰扭伤多因突然遭受外来间接暴力或肌肉强烈收缩而致。如搬运重物时动作不协调或姿势不正确，不慎跌倒时重心不稳、身体突然失去平衡，或在弯腰、起身等无准备情况下，腰部肌肉突然收缩，致腰部肌肉、筋膜、韧带损伤或小关节错缝。

中医学认为，气滞血瘀、脉络不通是急性腰扭伤的主要病机。跌仆挫伤导致筋脉、肌肉受损，瘀血阻滞，气机受阻，不通则痛，则发腰痛、活动受限。筋脉损伤、外力性质与受伤姿势的不同，所造成的扭伤部位和受伤组织也有所不同。当脊柱屈曲时，两侧骶棘肌收缩，以抵抗体重和维持躯干的位置，此时若负重过大或用力过猛，致使腰部肌肉强烈收缩，多引起肌纤维或筋膜撕裂。当脊柱完全屈曲时，主要靠棘上韧带、棘间韧带、髂腰韧带等来维持躯干的位置，此时若负重过大或用力过猛，则引起韧带损伤。腰部活动范围过大、过猛，弯腰转身突然闪扭，致使脊柱椎间关节受到过度牵拉或扭转，多引起椎间小关节错缝或滑膜嵌顿。

（二）诊断和鉴别诊断

1. 诊断

（1）有明确的外伤史。患者多有行走滑倒、跑跳跌仆、闪扭身躯等明显腰部外伤史。有的患者主诉伤时可听到响声或有"撕裂感"。

（2）伤后腰部即出现剧烈疼痛，其疼痛为持续性，深呼吸、咳嗽、打喷嚏等用力时均可使疼痛加剧，常以双手撑住腰部，防止因活动而发生更剧烈的疼痛。

（3）腰部僵硬，腰肌紧张，腰椎生理前凸消失，不能挺直，仰俯转侧均感困难。严重者不能坐立、行走，或卧床难起，有时伴下肢牵涉痛。腰肌及筋膜损伤时，在棘突旁骶棘肌处、腰椎横突或髂嵴后部有压痛，腰部各方向活动均受限制。棘上、棘间韧带损伤时，多在棘突上或棘突间有压痛，在脊柱屈曲受牵拉时疼痛加剧。髂腰韧带损伤时，压痛点在髂嵴部与第5腰椎间三角区，屈曲旋转脊柱时疼痛加剧。椎间小关节损伤时，在棘突两侧较深处有压痛，可有脊柱侧弯和棘突偏歪，腰部被动旋转活动受限并使疼痛加剧。

（4）X线片检查可见脊柱腰段生理前凸消失或有轻度侧曲，其他无异常。

2. 鉴别诊断　急性腰扭伤一般无下肢痛，但有时可出现下肢反射性疼痛，多为屈髋时臀大肌痉挛，骨盆有后仰活动，牵拉腰部的肌肉、韧带所致。所以，直腿抬高试验阳性，但加强试验为阴性，局部封闭后检查，疼痛明显减轻或消失，可与腰椎间盘突出神经根受压的下肢痛相鉴别。

（三）辨证施护

1. 辨证要点　有明显扭挫伤史，病程短，扭伤局部或红肿热痛，或拒按，或关节活动受限，舌质红，苔黄，脉弦紧，多为实证；病程在1~2周，局部胀痛、压痛明显，无明显关节活动受限，舌淡红，脉弦，多为虚实夹杂之证。

2. 证候分型

（1）气滞血瘀型

证候表现：闪挫及强力负重后，腰部剧烈疼痛，腰肌痉挛，腰部不能挺直，俯仰屈伸转侧困难。舌暗红或有瘀点，苔薄，脉弦紧。

护治法则：活血化瘀，行气止痛。

治疗代表方：舒筋活血汤加减。

（2）湿热内蕴型

证候表现：劳动时姿势不当或扭闪后腰部板滞疼痛，有灼热感，可伴腹部胀痛，大便秘结，尿黄赤。舌苔黄腻，脉濡数。

护治法则：清热利湿，舒筋通络。

治疗代表方：四妙散加减。

3. 护理措施

（1）病情观察　观察腰部疼痛、肿胀及活动受限的程度。

（2）生活起居护理　①病室环境应安静，舒适，阳光充足，空气新鲜流通，避免潮湿。②急性期应限制腰部活动，症状严重者应卧硬板床休息，或佩戴腰围固定，以减轻疼痛，缓解肌肉痉挛，防止进一步损伤，以利于腰部软组织损伤的修复；轻症者休息数天后，可在腰围保护下活动，坐起或下床时应有人搀扶，以防再次受伤。③扭伤部位应注意保暖，避免寒冷、潮湿侵袭，引起病情加重。

（3）用药护理　急性期，遵医嘱使用活血化瘀、行气止痛的中药，或外贴活血止痛类膏药，外搽红花油、正骨水等。后期外贴跌倒风湿类膏药。注意观察患者用药后的反应。

（4）饮食护理　①急性期以清淡为原则，忌生冷油腻；恢复期可选择高蛋白、高纤维素、易消化的食物，可增加钙的摄入，可食奶制品、鱼、虾、骨头汤等；多食新鲜的蔬菜、水果，保持大便通畅；禁烟、酒及辛辣刺激性食品等。②辨证施食：气滞血瘀者可食用行气散瘀之品，如冬瓜、桃仁等；湿热内蕴者可用清热化湿的食物，如苦瓜、丝瓜、冬瓜等。

（5）情志护理　急性腰扭伤发病时疼痛剧烈难忍，应告知患者本病的病因、诱发因素及预后。帮助患者建立战胜疾病的信心，缓解其焦虑情绪，使患者积极配合治疗。

（6）适宜中医护理技术　可采用拔火罐、中药热敷、中药离子导入等中医护理技术，以活血化瘀、消肿止痛。

4. 健康教育

（1）向患者介绍本病的诱因，指导患者做好预防措施。在体力劳动或运动前应充分做好准备活动，量力而行。避免长时间弯腰。弯腰、搬重物等时，采用正确的姿势，如扛、抬重物时要尽量让胸、腰部挺直，髋膝部屈曲，起身应以下肢用力为主，站稳后再迈步；搬、提重物时，应取半蹲位，使物体尽量贴近身体。

（2）加强劳动保护和防护。腰部肌肉肌力较弱或活动强度较大者，劳动时最好使用腰围。劳动出汗时注意腰部保暖，避免风寒湿邪的侵袭。

（3）加强腰背肌的锻炼。恢复期可做腰部前屈后伸、左右侧屈、左右回旋、飞燕点水等各种功能锻炼，以促进气血循行，防止粘连，增强肌力。

（4）外伤后应注意休息和腰部保暖，勿受风寒，可佩戴腰围保护。后期应加强腰部的各种功能锻炼，以增强肌力，防止粘连而导致慢性损伤。

二、腰肌劳损

腰肌劳损是腰部软组织慢性损伤，指因积累性外力，或急性损伤后未获得及时有效治疗而转为慢性病变，导致腰部肌肉、韧带、筋膜等软组织无菌性炎症，而引起以腰痛为主要症状的慢性伤病。本病具有腰痛时轻时重、反复发作的特点，是慢性腰腿痛最常见的原因之一。多见于中老年人，近年来发现青壮年发病也占相当比例，常与职业或工作环境有密切关系。中医称本病"腰痛"，属于"痹症"范畴。

腰肌劳损患者疼痛的部位在腰部或腰骶部的一侧或两侧，疼痛的特点呈隐隐作痛，反复发作，劳累后加重，休息后缓解。常感到弯腰困难，稍有持久弯腰或活动过度则使疼痛加剧；变换体位、双手捶腰、热敷等能减轻腰痛症状。

（一）病因病机

引起腰肌劳损的病因较多，而主要原因是积累性损伤，其次是急性外伤迁延、风寒湿邪侵袭和先天性畸形等。

积累性损伤多由于腰部肌肉疲劳过度，如长时间的弯腰工作，或由于习惯性姿势不良，或由于长时间处于某一固定体位，致使肌肉、筋膜及韧带持续牵拉，肌肉内的压力增加，血供受阻，肌纤维在收缩时消耗的能量得不到补充，产生大量乳酸，加之代谢产物得不到及时清除，积聚过多，而引起炎症、粘连。如此反复，日久即可导致组织变性、增厚及挛缩，并刺激相应的神经而引起慢性腰痛。急性损伤之后失治或误治，或反复多次损伤，致使受伤的腰肌筋膜不能完全修复，因慢性无菌性炎症，受损的肌纤维变性或瘢痕化，可刺激或压迫神经末梢而引起慢性腰痛。先天性畸形，如骶椎隐裂，使部分肌肉和韧带失去附着点，从而减弱了腰骶关节的稳定性，一侧腰椎骶化或骶椎腰化，两侧腰椎间小关节不对称使两侧腰骶肌运动不一致，造成部分腰背肌代偿性劳损。

中医认为，瘀血内阻日久，而致气血津液运行失常，津液停聚生痰，造成痰瘀互结，经脉阻滞；或风寒湿之邪闭阻经络，妨碍局部气血运行；或素体肝肾不足，筋脉失养，促使和加速腰骶部肌肉、筋膜和韧带紧张痉挛而变性，而出现疼痛反复发作，肌肉僵硬，功能障碍，从而引起慢性腰肌劳损。

（二）诊断和鉴别诊断

1. 诊断

（1）多有腰部急性损伤迁延或腰部慢性劳损史。

（2）腰部隐痛反复发作，劳累后加重，休息后缓解。弯腰困难，若勉强弯腰则疼痛加剧，适当活动或经常变换体位后腰痛可减轻。腰部喜暖怕凉，腰痛常与天气变化有关。常喜两手捶腰，以减轻疼痛。

（3）脊柱外形一般无异常，有时可见腰椎生理性前曲变浅，严重者腰部功能可略受限。单纯性腰肌劳损的压痛点，常位于棘突两旁的竖脊肌处、髂嵴后部或骶骨后面的竖脊肌附着点处。若有棘上或棘间韧带劳损，压痛点则位于棘突上或棘突间。直腿抬高试验阴性，神经系统检查无异常。

（4）X线摄片检查多无异常改变，部分患者可有脊柱腰段的轻度侧弯，或有腰椎骶椎先天性畸形，或伴有骨质增生。

2. 鉴别诊断　腰肌劳损应注意与腰部扭伤、强直性脊柱炎、第三腰椎横突综合征相鉴别。腰部扭伤短期内有外伤史，压痛局限，疼痛较重，腰部活动受限。强直性脊柱炎腰痛广泛，无固定压痛点；X片可见骶髂关节增生，呈融合趋势，实验室检查可见 HLA－B27 呈阳性。第三腰椎横突综合征表现为腰部一侧或两侧疼痛，程度不一，以慢性间歇性疼痛、酸胀、乏力为主；弯腰直起时疼痛较重且有困难，有局限性压痛，可触及纤维性软组织硬节，X线检查示第三腰椎横突过长或左右不对称。

（三）辨证施护

1. 辨证要点　有劳累病史，或急性损伤失治误治，病程长，呈酸痛、紧痛，关节功能活动无明显受限，局部喜温、喜按，舌苔白，脉沉细，多为虚证。

2. 证候分型

（1）风寒湿痹型

证候表现：腰部疼痛、僵硬，转侧不利，静卧不减，遇寒加重，恶寒畏风。舌质淡红，苔薄白，脉弦紧。

护治法则：祛风除湿，温通经络。

治疗代表方：羌活胜湿汤或独活寄生汤加减。

（2）湿热蕴结型

证候表现：腰部灼痛，遇热加重，活动后减轻，尿赤。舌苔黄腻，脉濡数。

护治法则：清热利湿，舒筋通络。

治疗代表方：四妙散加减。

（3）肝肾亏虚型

证候表现：腰部酸痛乏力，喜按喜揉，足膝无力，劳累后加重，卧则减轻，常反复发作。偏阳虚者面色白，手足不温，少气懒言，腰腿发凉；舌质淡，脉沉细。偏阴虚者心烦失眠，咽干口渴，面色潮红，倦怠乏力；舌红少苔，脉弦细数。

护治法则：补益肝肾，强壮筋骨。

治疗代表方：金匮肾气丸、左归丸、大补阴丸加减。

（4）气滞血瘀型

证候表现：腰部刺痛，痛有定处，轻则俯仰不便，重则因痛剧不能转侧，拒按。舌质紫暗，苔白，脉弦。

护治法则：行气活血，舒筋止痛。

治疗代表方：活血舒筋汤加减。

3. 护理措施

（1）病情观察　观察腰部疼痛、活动受限的程度。

（2）生活起居护理　①病室环境应安静、舒适、阳光充足，空气新鲜流通，避免对流风。②疼痛严重者，应卧硬板床休息，站立时戴腰围进行保护。③注意腰部用力适当，不可强力举重，不可负重久行，坐、卧、行走保持正确姿势。

（3）用药护理　遵医嘱服药，勿随意增减药量或停药。中药汤剂宜温热服，局部可外贴伤湿止痛膏等，或外擦正红花油、正骨水等。注意观察药物疗效及不良反应。

（4）饮食护理　①一般饮食：以清淡、易消化为原则。②辨证施食：风寒湿痹者宜多食平性、温性食物，如山药、莲子、地瓜、生姜等；少食寒凉性食物，避免生食、冰品等。湿热蕴结者饮食上宜用清热泻火、化湿利水的食物进行调理，如苦瓜、冬瓜、藕、丝瓜、绿豆等；忌食燥烈、辛温、油腻的食物，以免加重湿热症状。气滞血瘀者宜选用健脾益气、行气活血、温经散寒的食物；忌食酸涩、寒凉的食物，以免加重瘀血的形成。

（5）情志护理　本病病程较长，呈慢性发展，引起的疼痛、功能障碍等会使患者产生焦虑、抑郁、失望等不良情绪。部分患者不重视预防和功能锻炼，易造成疾病迁延不愈。护理人员可指导患者采取分散注意力的方法如听音乐、看电视，转移其对疼痛的注意力，以缓解疼痛和负性情绪。加强与患者沟通，主动了解和掌握患者心理变化，耐心解答患者提出的问题，消除患者顾虑，鼓励患者参与功能锻炼，帮助患者建立战胜疾病的信心。

（6）适宜中医护理技术　①灸法：对于风寒湿痹型腰肌劳损和肝肾亏虚型腰肌劳损患者，可采用灸法，取肾俞、腰阳关、命门、足三里穴，每穴灸 10～15 分钟。②拔火罐法：取肾俞、大肠俞、阿是穴，拔罐后留罐15分钟或于背部督脉、足太阳膀胱经循经线用闪罐法，亦可于背部膀胱经走罐。也可用中药热熨、中药熏蒸、中药离子导入等配合治疗，以减轻疼痛。

4. 健康教育

（1）注意劳动姿势，避免损伤腰部，若从事需腰部用力或弯曲的工作，应定时松弛腰部肌肉。

（2）注意腰部保暖，避免寒湿、湿热侵袭，避免长时间处于阴冷潮湿的生活、工作环境，劳作出汗后及时擦拭身体，更换衣服，或饮姜汤水祛散风寒。

（3）劳逸适度，节制房事。

（4）坚持腰背肌锻炼，如仰卧位的拱桥锻炼或俯卧位的飞燕锻炼等。

三、腰椎间盘突出症

腰椎间盘突出症是骨伤科常见病、多发病，也是引起腰腿痛最常见的原因之一。腰椎间盘突出症是指因腰椎间盘变性、纤维环破裂、髓核突出压迫或刺激相应水平的神经根、马尾神经或脊髓所表现的综合征。本病好发于30~50岁，男性多于女性，突出部位多发生在腰4~5、腰5~骶1间隙。中医学将腰椎间盘突出症归属于"腰痛""痹症"范畴。

腰痛和坐骨神经痛是腰椎间盘突出症最主要的症状。疼痛的程度与突出物的大小及对神经根压迫和炎症的轻重不同有关。严重者痛如闪电状，患者稍一活动立即发生，以致患者不敢活动。咳嗽、喷嚏、排便等均可使疼痛加重。

（一）病因病机

本病发病与外伤、慢性劳损、感受风寒湿邪、椎间盘退行性改变等因素有关。椎间盘退变是内因，在此基础上受到外伤、慢性劳损以及感受寒湿等外在因素的作用，使纤维环在薄弱的部位发生破裂，髓核由破裂处突（脱）出，突（脱）出的髓核和碎裂的纤维环组织进入椎管，压迫脊髓圆锥、脊神经根或马尾神经，引起坐骨神经痛或股神经痛。此外，脊柱畸形、长期震动、妊娠、遗传等因素也与腰椎间盘突出症的发病有关。西医对腰椎间盘突出后产生症状的机制主要有三种观点：机械压迫学说、化学性神经根炎学说、自身免疫学说。

中医学认为，扭挫、跌仆外伤或劳损，致使腰部经脉筋肉受损，瘀血阻滞，或感受风寒湿邪，导致经脉痹阻，气血运行不畅是外因。老年体弱，久病体虚或禀赋不足，肝肾亏虚，筋骨失养，是内因。

本病的病机关键在于"邪实正虚"，邪实是外力所伤、瘀血内滞和外邪侵袭、经脉痹阻；正虚是指肾元亏虚，肝血不足，肾虚则骨失所养，肝虚则筋失滋荣，加之外伤瘀血和外邪侵袭即可诱发和加重病情。

（二）诊断与鉴别诊断

1. 诊断

（1）腰部疼痛及下肢放射性疼痛。腰痛、下肢痛可同时存在，也可单独发生。腰腿痛可因咳嗽、打喷嚏、伸懒腰、用力排便、行走或站立过久加重，卧床休息或采取屈膝屈髋体位可减轻。

（2）受累神经根所支配区域的皮肤感觉异常，肌肉可出现肌力减退、肌萎缩。

（3）腰椎生理前凸减少或消失，甚至出现后凸畸形。突出的椎间隙棘突旁有压痛和叩击痛。腰椎活动受限，尤以后伸受限最大。直腿抬高试验阳性，屈颈试验阳性。

（4）X线侧位片检查显示受累椎间隙变窄，椎体上下缘骨质增生或腰椎前凸消失，正位片可见脊柱侧凸。CT、MRI检查可清晰地显示出椎管形态、髓核突出的解剖位置和硬膜囊、神经根受压的情况，明确临床诊断。

2. 鉴别诊断　凡可出现腰痛、腿痛或腰腿痛并存的疾病都应与之相鉴别。其中较常见者主要有腰椎椎管狭窄症、腰椎结核、腰椎骨关节炎、强直性脊柱炎、脊柱转移肿瘤等。

（三）辨证施护

1. 辨证要点

（1）辨虚实　感受外邪、跌仆损伤所致者，病程短，发病急骤，疼痛剧烈拒按，多属表、属实。起病缓慢，反复发作，痛势绵绵而喜按揉，多属里、属虚。

（2）辨寒热　腰部重痛无力，卧时不能转侧者，属湿；腰部冷痛，得热则舒者，属寒；腰部热痛，遇冷痛减者，属湿热；刺痛拒按，痛处固定者，属血瘀。

本病具有本虚标实的临床特点。引起腰痛的原因有风、寒、湿、热、闪挫、血瘀、气滞、痰饮等，而其根本原因在于肾虚。

2. 证候分型

（1）血瘀型

证候表现：腰腿痛如刺，痛有定处，日轻夜重，腰部板硬，俯仰旋转受限，痛处拒按。舌质暗紫，或有瘀斑，脉弦紧或涩。

护治法则：行气活血，祛瘀止痛。

治疗代表方：身痛逐瘀汤加减。

（2）寒湿型

证候表现：腰腿冷痛重着，转侧不利，静卧痛不减，受寒及阴雨加重，肢体发凉。舌质淡，苔白或腻，脉沉紧或濡缓。

护治法则：温经散寒，祛湿通络。

治疗代表方：独活寄生汤加减。

（3）湿热型

证候表现：腰部疼痛，腰软无力，痛处伴有热感，遇热或雨天痛增，活动后痛减，恶热口渴，小便短赤。苔黄腻，脉濡数或弦散。

护治法则：清利湿热，通络止痛。

治疗代表方：大秦艽汤加减。

（4）肝肾亏虚型

证候表现：腰酸痛，腿虚乏力，劳累更甚，卧则减轻。偏阳虚者面色㿠白，手足不温，少气懒言，腰腿发凉，或有阳痿、早泄，妇女带下清稀，舌质淡，脉沉细。偏阳虚者，咽干口渴，面色潮红，倦怠乏力，心烦失眠，多梦或有遗精，妇女带下色黄味臭，舌红少苔，脉弦细数。

护治法则：补益肝肾，通络止痛。

治疗代表方：右归丸（阳虚证）、虎潜丸（阴虚证）加减。

3. 护理措施

（1）病情观察　①对急性发作期的患者，观察和评估疼痛发作的部位、时间、特点、性质与强度，腰痛放射的部位、时间等。②观察腰腿痛与气候变化的规律，是否与冷、热、阴、晴等气候因素相关，并做好记录。

（2）生活起居护理　①病室环境安静，保证患者充足的休息时间。②卧床休息。急性期患者应卧硬板床休息，以减轻体重对破裂的腰椎间盘的压力，减少损伤对神经根的刺激，使早期突出的髓核还纳。要求绝对卧床休息至少3周。采用屈髋屈膝的保护性体位。腰痛及坐骨神经痛时，平卧抬高床头30°，同时取屈膝位，有利于减少脊椎前凸，缓解背肌痉挛，减轻疼痛的程度。协助患者定时翻身，翻身时注意保持躯干上下一致，切忌脊柱扭转或屈曲。③不宜久坐。坐位应使髋、膝关节处于同一水平，并且要足底踏于地面。若坐位过高，足不着地，容易因疲劳而引起疼痛。④指导患者正确咳嗽、喷嚏的方法，注意保护腰部，避免诱发和加重疼痛。⑤急性期过后，可适当下床活动。下床活动时做好腰部保护，佩戴腰围加以保护和支撑。⑥起床时由侧卧位起床较为安全，不易引起疼痛，正确的动作是下床前患者先取侧卧位，两膝半屈位，用手抵住床板，同时用肘关节将半屈的身体支起，当身体离床，半屈的髋膝关节即可移于床边坐起；不正确的下床动作，常引起症状加重。

（3）用药护理　急性发作期患者，应遵医嘱及时给予患者镇痛药物。遵医嘱服药，勿随意增减药量或停药。辨证施药：寒湿腰痛者，中药汤剂宜饭后热服；湿热腰痛及血瘀腰痛者，中药汤剂宜饭后温服；肾虚腰痛者，中药汤剂宜饭前空腹服用。

（4）饮食护理　①急性期饮食宜清淡，多食含纤维素丰富的蔬菜和水果，防止便秘；慢性缓解期宜进食滋补肝肾的食物，如羊肉、大枣等，禁烟酒，忌油腻、辛辣及浓茶、咖啡等刺激性食物。②辨证施食：血瘀型患者，宜进食活血化瘀之品，如黑木耳、山楂、韭菜、桃仁等。湿热型患者，宜进食清热利湿之品，如丝瓜、冬瓜、赤小豆、玉米须等。寒湿型患者，宜食用温性、祛风除湿之品，如生姜、山奈、草鱼、桂圆、荔枝、樱桃等，忌凉性食物及生冷瓜果、冷饮。肝肾亏虚型患者，阴虚者宜进食滋阴填精、滋养肝肾之品，如枸杞子、白木耳、山药等。阳虚者宜进食温壮肾阳，补精髓之品，如羊肉、大枣、黑豆、核桃、杏仁等。

（5）情志护理　腰椎间盘突出症患者腰腿痛反复发作，严重影响患者的生活质量，患者因担心预后，易出现焦虑、抑郁等负性情绪。护理人员应注意倾听患者主诉，鼓励患者，指导患者采用移情疗法，转移负性情绪，使患者情绪平和。给予患者安慰，使患者建立战胜疾病的信心。

（6）适宜中医护理技术　①穴位按摩：取大椎、肾俞、承山、殷门、委中等穴，寒湿、湿热者配足三里、三阴交等穴，瘀血者配血海、人中等穴，肾虚者加命门、志室、太溪等穴，每穴位1分钟，每日1次，每次10~15分钟。②艾灸：取肾俞、阿是穴、命门、委中等穴，寒湿、湿热者加足三里、三阴交等穴，血瘀者加血海、膈俞等穴，肾虚者隔附子饼灸命门、腰阳关、太溪等穴。③拔火罐：在腰背部疼痛区按经脉循行走罐，留罐取肾俞、关元俞、承山、殷门、委中等穴，寒湿、湿热者加足三里、环跳、昆仑等穴，血瘀者配志室、腰眼、阿是穴等穴，肾虚者加志室、命门、太溪等穴。④刮痧：湿热者，适宜刮痧，部位以腰部为主，按从上到下，由内到外的顺序进行。⑤耳穴压豆：湿热者，选取肝、脾、肾上腺、腰骶椎、小肠、神门等穴；血瘀者选取肝、坐骨神经、皮质下、肾、腰骶椎、小肠、肾上腺、神门等穴。

4. 健康教育

（1）采用正确的姿势，减轻腰部负荷。尽量减少弯腰动作，捡拾物品时宜双腿下蹲；搬东西时尽量靠近物品，采用屈髋屈膝下蹲姿势。睡觉时宜卧硬板薄软垫床，取坐位时应选择高且有靠背的椅子。避免久坐，长时间就坐时，可在腰后放置靠垫或软枕。

（2）劳逸适度。改变体位时注意保护腰部，动作要缓，避免突然弯曲或扭转腰部，少提重物，减轻腰部负荷。节制房事，以防肾精亏损，肾阳虚败。

（3）避免风寒湿邪刺激。劳累出汗时注意腰部保暖，防止寒冷等不良因素的刺激，尤其是在阴雨季节或居住环境较潮湿的患者更应注意。

（4）佩戴腰托。久坐、久站时可佩戴腰托保护腰部，避免腰部过度屈曲。正确选用及佩戴腰托，腰托规格要与自身腰的长度、周径相适应，其上缘须达肋下缘，下缘至臀裂，松紧以不产生不适感为宜。腰部症状较重时应随时佩戴，轻症患者可在外出或较长时间站立及固定姿势坐位时使用，睡眠及休息时取下。使用腰托期间应进行腰背肌锻炼，防止腰部肌肉萎缩。

（5）加强腰背肌功能锻炼。适度进行体育锻炼，增强腰背肌力和脊柱稳定性。可根据自身情况，针对性地选择"三点式""五点式""拱桥式"和"飞燕点水式"，以及直腿抬高、仰卧蹬腿等锻炼方法。运动要循序渐进，避免强行活动，损伤腰部。

第三节　其他骨关节疼痛 ⓔ微课

=> 案例引导

　　案例：患者，女，37岁。双手指、腕关节肿痛1年余，疼痛夜间加重，晨僵2~3小时。近1周上述症状加重，恶风畏寒，肢体沉重。查体：双手指关节、腕关节对称性中度肿胀，有压痛。舌质淡，苔白腻，脉弦。实验室检查：类风湿因子（+），红细胞沉降率96mm/h。X线摄片检查：双手近端指关节、腕关节间隙变窄，骨质密度减低。诊断：类风湿关节炎。

　　讨论：

　　1. 该患者类风湿关节炎的中医辨证分型是什么？

　　2. 如何对患者进行健康指导？

一、膝骨关节炎

　　膝骨关节炎是一种以关节软骨退变、软骨下骨病变和滑膜炎症为特征，以膝关节疼痛、活动受限为主要临床表现的慢性退行性骨关节疾病。由于关节的退行性改变和慢性积累性损伤，引起关节软骨变性、关节增生，骨刺形成等病理改变，而导致本病发生。好发于50岁以上中老年人群，以肥胖、体力劳动者、运动员多见。本病属于中医学"痹证""骨痹"范畴。

　　膝骨关节炎患者的主要症状为膝关节疼痛，其疼痛特点为：起步痛（久坐或刚下床起步行走时疼痛较明显，活动后稍缓解）、活动痛（行走一段时间后出现疼痛加剧）、负重痛（膝关节在负重状态下如上、下楼梯时疼痛加剧）、静息痛（膝关节在静息状态亦疼痛，以夜间为甚）。疼痛可为间歇性，病情严重者可呈持续性钝痛或胀痛，甚至出现撕裂样或针刺样疼痛。膝关节的局部可出现压痛，在关节肿胀时明显。

（一）病因病机

　　中医学认为，膝骨关节炎是由于年老体弱、肝肾亏虚、气血不足，而致筋骨失养，或慢性劳损，感受寒湿或轻微外伤等因素致局部气机受阻，经络不通，血行不畅。迁延日久，则筋肉、骨骼、关节营养乏源，瘀滞凝涩，邪实正虚日益加重而形成骨痹，引起筋骨、肌肉、关节疼痛酸楚、麻木或关节肿胀。

（二）诊断和鉴别诊断

　　1. 诊断　本病的诊断主要依靠临床表现和膝关节X线检查。符合以下标准中的①以及②③④⑤中的任意两条，即可诊断：①膝关节近1个月内反复疼痛；②膝关节（站立位或负重位）X线片示关节间隙变窄、软骨下骨硬化和（或）囊性变、关节边缘骨赘形成；③年龄≥50岁；④晨僵时间≤30分钟；⑤活动时有骨摩擦音（感）。

　　2. 鉴别诊断　本病应注意与类风湿关节炎、骨关节结核等疾病鉴别。类风湿关节炎多为多发性、对称性小关节炎，晨僵明显，类风湿因子阳性，X线以关节侵蚀性改变为主。骨关节结核发病年龄较轻，多为单关节发病，常伴有低热、盗汗、恶心、厌食等全身结核中毒症状，患部可见脓肿，关节穿刺为渗出液，PCR-TB（+），X线可显示骨关节破坏。

（三）辨证施护

1. 辨证要点

（1）辨虚实　感邪新发，风寒湿热之邪明显者，一般以邪实为主；渐进发展，痰瘀互结，为正虚邪实；病证日久，耗伤气血，损及脏腑，肝肾不足，以正虚为主；病程缠绵，日久不愈，常表现为虚实夹杂之证。

（2）辨病邪　寒湿为病疼痛剧烈，遇寒加剧，得温痛减，有明显重着感；湿热为病则酸痛重着，关节灼热，红肿热痛；舌红，苔黄腻，脉滑数。

2. 证候分型

（1）气滞血瘀型

证候表现：关节疼痛如刺或胀痛，休息疼痛不减，关节屈伸不利，面色晦暗。舌质紫暗，或有瘀斑，脉沉涩。

护治法则：活血祛瘀，通络止痛。

治疗代表方：血府逐瘀汤加减。

（2）湿热痹阻型

证候表现：关节红肿热痛，触之灼热，关节屈伸不利，可兼发热，口渴不欲饮，烦闷不安。舌质红，苔黄腻，脉濡数或滑数。

护治法则：清利湿热。

治疗代表方：四妙散加减。

（3）寒湿痹阻型

证候表现：关节疼痛重着，遇冷加剧，得温则减，关节屈伸不利，伴有腰身重痛。舌质淡，苔白腻，脉濡缓。

护治法则：温经散寒，除湿剔痹。

治疗代表方：蠲痹汤加减。

（4）肝肾亏虚型

证候表现：关节隐隐作痛，腰膝无力，酸软不适，遇劳更甚。舌质红，少苔，脉沉细无力。

护治法则：补益肝肾，通络止痛。

治疗代表方：左归丸（偏肾阴虚）、右归丸（偏肾阳虚）加减。

（5）气血虚弱型

证候表现：关节酸痛不适，倦怠乏力，不耐久行，头晕目眩，心悸气短，面色少华。舌淡，苔薄白，脉细弱。

护治法则：补气养血。

治疗代表方：八珍汤加减。

3. 护理措施

（1）病情观察　观察关节疼痛部位、性质、程度、持续时间、伴随症状以及使疼痛加重的诱因；关节肿胀、关节僵硬和受限程度等。

（2）生活起居护理　①急性期疼痛明显者，应卧床休息，限制关节活动，防止进一步损伤。抬高患肢，有助于减轻患肢肿胀，缓解疼痛。卧床期间，适时变换卧位，对受压部位进行保护，防止压力性损伤的发生。②注意防寒保暖，可用护膝保护膝关节。避免做反复屈伸膝关节、揉按髌骨、抖晃膝关节等运动。③减少膝关节负重。指导患者使用助行器、手杖行走，减少或避免长时间行走、站立、爬楼梯、下蹲等活动。

（3）用药护理　指导患者遵医嘱正确服用镇痛药，并严密观察药物疗效及不良反应。

（4）饮食护理　肝肾亏虚者多食新鲜蔬菜及强筋壮骨之品，如牛奶、猪肝、羊肉、枸杞子、黑芝麻等。阳虚寒凝者多食高热量、高蛋白、高维生素、低脂食物，如狗肉、羊肉、桂枝；多食坚果、豆制品、牛奶、新鲜水果等。血瘀阻滞者给予高蛋白、高维生素、高钙的食物，如各种坚果、牛奶、豆制品、水果等。

（5）情志护理　本病病程长、恢复慢，关节疼痛、活动受限影响日常活动，导致患者生活质量下降，患者易出现情绪低落。护理人员应主动与患者交流，倾听患者的主诉，帮助患者疏导负性情绪，减轻思想负担，建立战胜疾病的信心。

（6）适宜中医护理技术　可采用中药热敷、中药熏洗、穴位贴敷、艾灸、拔火罐、中药离子导入法等中医护理技术，缓解关节肿痛。①中药热敷：选用生艾叶、麻黄、桂枝、桃仁、红花、没药、乳香、伸筋草等，进行热敷时，每次20～30分钟。热敷时注意保湿，防止烫伤。②中药熏洗：寒湿痹阻者，可选用中药制川乌、制草乌、地龙、天南星、乳香、没药等熏洗患处。气滞血瘀者，可选用当归、没药、五加皮等熏洗患处。③穴位贴敷：寒湿痹阻者，将生川乌、生草乌研末，蜂蜜调糊状，敷于疼痛部位及周围穴位。

4. 健康教育

（1）减少关节负重及受凉。避免剧烈运动，如登山、长跑等，行走时间不能过长，以免造成损伤。避免长时间站立、行走、下蹲、上下楼梯等。

（2）妥善保护患肢，防止再度损伤。指导患者使用助行器、拐杖、手杖。使用拐杖上楼梯时，应健侧肢体先上，下楼梯时应拐杖及患肢先下。

（3）合理膳食。可进食富含蛋白质、高钙的食物，增加维生素摄入。适当控制体重，肥胖者应减重，以减轻膝关节承重负荷。

（4）适度进行功能锻炼，以增强体质，改善关节的稳定性，防止畸形。疾病早期宜进行关节被动活动，制动的关节周围肌肉应做等长肌肉训练，防止肌肉萎缩。中后期，可在病变关节承受范围内进行主动运动，逐渐过渡为抗阻力运动。进行有氧运动，如骑自行车、散步、游泳等，有助于保持关节功能。锻炼时不宜选择对关节有损伤的运动，尤其是关节急性疼痛、肿胀时更应避免。各种功能锻炼应循序渐进，以不加重关节疼痛、肿胀为度。

二、类风湿关节炎

类风湿关节炎是一种以关节滑膜慢性炎症为特征的全身自身免疫性疾病。本病起病隐匿，临床表现主要为受累关节出现晨僵、肿胀、疼痛、畸形、功能下降等症状。其特征为对称性、慢性、进行性多关节炎，病变过程呈持续、反复发作。因关节滑膜的炎症、细胞浸润、增生，侵犯关节软骨、软骨下骨、韧带和肌腱等，造成关节结构破坏，最终导致关节畸形和功能丧失。因其发病率、致残率高，严重危害人类健康。本病多见于40～60岁中年人，患病率随年龄增长而增高，女性多于男性。类风湿关节炎属中医学"痹证"范畴，又有"鹤膝风""历节病""鼓槌风""骨痹""顽痹"等称谓。

（一）病因病机

现代医学认为，类风湿关节炎是自身免疫性疾病在局部关节的表现。本病发病为多种致病因素相互作用而致，感染和自身免疫反应是发病和病情迁延的中心环节，而内分泌、遗传和环境因素（寒冷、潮湿、疲劳、外伤、吸烟、精神刺激等）等则增加了患病的易感性。

中医学认为，类风湿关节炎的病因包括正气虚弱、诸邪侵袭、痰浊血瘀三个方面。内因多为脾胃肝肾气血阴阳不足，营卫气血不固，而以肾虚为本；外因为风寒湿热邪气侵袭关节、肌肉、筋骨，阻滞经络，气血运行不畅而致血停为瘀，湿凝为痰，痰瘀互结，闭阻经络，深入骨骱，而致关节肿胀、畸变。故本虚标实是本病的病机特点，痰瘀贯穿疾病的始终。病位一般起初在肢体皮肉经络，久病则深入筋骨，甚则客舍脏腑。

（二）诊断与鉴别诊断

1. 诊断　类风湿关节炎的诊断主要依靠临床表现，并结合实验室检查和 X 线改变。目前最为广泛采用的是由美国风湿病学会（ARA）1987 年提出的类风湿关节炎诊断标准。有下述 7 条中的 4 条者并排除其他关节炎即可诊断：①晨僵至少持续 1 小时（≥6 周）；②3 个或 3 个以上区域关节肿胀（≥6 周）；③腕、掌指或近端指间关节肿胀（≥6 周）；④对称性关节肿胀（≥6 周）；⑤存在类风湿结节；⑥类风湿因子阳性（任何方法检测均可，但正常对照组的阳性率应 <5% ）；⑦影像学改变：手和腕关节有骨质侵蚀或受累关节及其邻近部位有明确的骨质脱钙。

2. 鉴别诊断　类风湿关节炎常以多种形式出现，应特别注意与骨性关节炎、强直性脊柱炎、痛风性关节炎等所致的关节病相鉴别。骨性关节炎主要累及膝、髋、脊柱等负重关节，痛处固定，活动时加重；患者血沉正常，类风湿因子阴性。强直性脊柱炎主要侵犯骶髂关节及脊柱，外周关节多以下肢不对称关节受累为主，常有肌腱端炎；绝大多数的患者 HLA – B27 为阳性，类风湿因子阴性。痛风性关节炎常呈反复发作，好发部位为单侧第 1 跖趾关节，也可侵犯其他关节，发病时关节红肿热痛，血尿酸水平增高，缓解时则诸症消失，不留畸形，反复发作者可见结节样痛风石。

（三）辨证施护

1. 辨证要点

（1）辨虚实　本病属本虚标实、虚实夹杂之证。病情起初往往以邪实为主；反复发作或渐进发展，多为正虚邪实；久病则正虚邪恋，虚实夹杂。

（2）辨病邪　关节疼痛剧烈，遇寒痛剧，得温痛减，舌淡苔白，脉弦紧，多以寒邪为主；肌肤关节麻木、重着，痛有定处，苔白腻，脉濡者，多以湿邪为主；关节肿胀刺痛，屈伸不利、畸形，舌质紫暗，有瘀斑或瘀点，多以瘀为主。

2. 证候分型

（1）风湿痹阻型

证候表现：关节疼痛、肿胀，游走不定，时发时止。恶风，头痛，肢体沉重。舌质淡红，苔薄白，脉滑或浮。

护治法则：祛风除湿，通络止痛。

治疗代表方：羌活胜湿汤。

（2）寒湿痹阻型

证候表现：关节冷痛，触之不温，皮色不红；疼痛遇寒加重，得热痛减。关节拘急，屈伸不利；肢冷，或畏寒喜暖；口淡不渴。舌体胖大，舌质淡，苔白或腻，脉弦或紧。

护治法则：温经散寒，祛湿通络。

治疗代表方：乌头汤。

（3）湿热痹阻型

证候表现：关节肿热疼痛，关节触之热感或自觉热感，关节局部皮色发红，发热；心烦；口渴或渴不欲饮；小便黄。舌质红，苔黄腻或黄厚，脉弦滑或滑数。

护治法则：清热除湿，活血通络。

治疗代表方：宣痹汤、当归拈痛汤、二妙散。

（4）痰瘀痹阻型

证候表现：关节肿痛日久不消，关节局部肤色晦暗，或有皮下结节。关节肌肉刺痛，关节僵硬变形，面色暗黎。舌质紫暗或有瘀斑，苔腻，脉沉细涩或沉滑。

护治法则：化痰通络，活血行瘀。

治疗代表方：双合汤。

（5）瘀血阻络型

证候表现：关节刺痛，疼痛部位固定不移，疼痛夜甚。肢体麻木，关节局部色暗，肌肤甲错或干燥无泽。舌质紫暗，有瘀斑或瘀点，苔薄白，脉沉细涩。

护治法则：活血化瘀，通络止痛。

治疗代表方：身痛逐瘀汤。

（6）气血两虚型

证候表现：关节酸痛或隐痛，伴倦怠乏力，面色不华。心悸气短，头晕，爪甲色淡，食少纳差。舌质淡，苔薄，脉细弱或沉细无力。

护治法则：益气养血，通经活络。

治疗代表方：黄芪桂枝五物汤、十全大补汤。

（7）肝肾不足型

证候表现：关节疼痛，肿大或僵硬变形，腰膝酸软或腰背酸痛。足跟痛，眩晕耳鸣，潮热盗汗，尿频，夜尿多。舌质红，苔白或少苔，脉细数。

护治法则：补益肝肾，蠲痹通络。

治疗代表方：独活寄生汤、三痹汤。

（8）气阴两虚型

证候表现：关节肿大伴气短乏力，肌肉酸痛，口干眼涩。自汗或盗汗，手足心热，形体瘦弱，肌肤无泽，虚烦多梦。舌质红或有裂纹，苔少或无苔，脉沉细无力或细数无力。

护治法则：养阴益气，通络止痛。

治疗代表方：四神煎。

3. 护理措施

（1）**病情观察**　观察关节疼痛部位、性质、程度、时间，与气候变化的关系，伴随症状等。

（2）**生活起居护理**　①病室应保持清洁干燥，空气流通，温度适宜，避免阴暗潮湿。寒湿痹阻型患者，病室应温暖、向阳，阳光充足，干燥通风。湿热痹阻型患者，病室宜凉爽，温度不宜过高。②急性期关节肿痛明显时，应卧床休息，减少关节活动。采取舒适卧位，注意经常变换卧位，并保持关节于功能位置。肢体疼痛可用软垫保护，避免受压，以减轻患者的疼痛。③保持衣被清洁干燥，汗多者出汗后应及时擦干，更换衣物，防止受寒受潮。④病情稳定，疼痛减轻后，应鼓励和协助患者进行肢体功能锻炼。

（3）**用药护理**　严格遵医嘱给药，并严密观察用药后的反应。应用川乌、附子等有毒性的药物时，应加强巡视，注意观察有无毒性反应，若出现唇舌手足麻木、恶心、心慌等症状时，应立即停药，通知医生进行抢救。服用非甾体抗炎药应注意观察有无胃肠道不良反应。糖皮质激素治疗不宜长期使用，症状缓解后应逐步减量，至最小维持量。风寒湿痹者，中药汤剂宜热服。热痹者，汤剂宜偏凉服。祛风利湿药或抗风湿药物宜在饭后服用。

（4）**饮食护理**　饮食应以高热量、高蛋白、高维生素、易消化的食物为主，忌生冷、肥甘厚腻之品。急性期兼有发热时，饮食应以清淡为主，久病正气亏虚时可适当滋补。辨证施食：湿热型患者，宜食清热除湿之品，如芹菜、绿豆、冬瓜、苦瓜、菊花茶等，忌辛辣刺激、煎炒、油腻食物；风寒湿痹者，宜食温经散寒通络之品，如生姜、花椒等，忌食生冷之品；痰瘀者，宜食味淡性温平的食物，多吃蔬菜、水果，忌暴饮暴食；肝肾亏虚者，宜多食补益之品，可适当配合药膳，如木瓜粥、羊肉汤等进行调养。

（5）情志护理　本病病程迁延、病情反复，部分患者遗留关节畸形。患者因长期治疗效果不佳而出现悲观、失望、焦虑、抑郁，甚至绝望等不良情绪。护士应做好解释、安慰工作，疏导患者不良情绪，消除各种顾虑，帮助患者树立战胜疾病的信心。

（6）适宜中医护理技术　可采用穴位贴敷、艾灸、熏蒸、热敷、热熨、拔罐、耳穴压豆、中药离子导入法、药熨法等对症治疗。①穴位贴敷：选用白芥子、醋延胡索、细辛、羌活、乳香、没药等研末，陈醋调膏，贴于腧穴。风湿热痹者，选取大椎、身柱、曲池、内庭等穴和病变部位局部腧穴。风寒湿痹者，可选取足三里、阴陵泉、脾俞等穴和病变部位局部腧穴。痰瘀者，可选取膈俞、丰隆、脾俞、足三里、大椎、外关等穴及病变部位局部腧穴。②中药熏洗：风湿热痹者，可选用羌活、姜黄、威灵仙、透骨草、石膏、忍冬藤、黄柏等中药熏洗患处。风寒湿痹者，可选用草乌、肉桂、细辛等中药熏洗患处。痰瘀者，可选用瓜蒌、桃仁、红花等中药熏洗患处。③耳穴压豆：风寒湿痹者，可取耳周区、对耳轮上脚、对耳轮下脚、对耳轮体上相应压痛点。肝肾亏虚者，取穴为肾、肝、肾上腺、神门、交感等穴。

4. 健康教育

（1）在日常生活中注意避风、防寒、防潮，劳动后勿受风，勿穿湿鞋、湿袜，避免居住在潮湿环境中，注意保暖。

（2）适度进行关节功能锻炼。疾病缓解期，应尽早开始关节功能锻炼，有计划地进行关节活动范围练习及肌力练习，可借助器械逐步进行等长练习、等张练习及抗阻练习等。稳定期，根据患者体力及关节活动的具体情况，选择合适的运动方式，如步行、慢跑、游泳、太极拳、五禽戏等，促使筋脉舒通，气血运行通畅，有利于肢体功能的恢复。功能锻炼应循序渐进，以患者不觉疲劳为度。

目标检测

答案解析

一、选择题

（一）A1／A2 型题（最佳选择题）

1. 中医学认为，颈椎病的外因不包括（　）

　　A. 跌仆　　　　　　　　B. 闪挫　　　　　　　　C. 风寒湿邪

　　D. 筋骨失养　　　　　　E. 劳损

2. 肩关节周围炎的中医病名不包括（　）

　　A. 漏肩风　　　　　　　B. 冻结肩　　　　　　　C. 五十肩

　　D. 肩凝症　　　　　　　E. 肩痉症

3. 腰肌劳损的疼痛特点不包括（　）

　　A. 撕裂样剧痛　　　　　B. 疼痛反复发作　　　　C. 劳累后疼痛加重

　　D. 休息后疼痛缓解　　　E. 腰痛时轻时重

4. 下列引起腰腿痛的疾病中，多见于青年的是（　）

　　A. 脊柱结核　　　　　　B. 腰椎间盘突出症　　　C. 退行性骨关节炎

D. 急性腰扭伤　　　　　　　　E. 骨质疏松症

5. 腰椎间盘突出症最主要的症状是（　　）

　　A. 腰痛和坐骨神经痛　　　　B. 腰膝酸软　　　　　　　　C. 腰痛和鞍区感觉障碍

　　D. 腰部活动受限　　　　　　E. 腰痛和下肢麻木

6. 颈椎病的生活起居护理不正确的一项是（　　）

　　A. 避免长时间伏案工作　　　　　　　B. 枕头的颈部应稍低于头部

　　C. 枕头的高度以平卧后握拳高度为宜　　D. 睡觉时避免俯卧

　　E. 注意颈部的保暖，忌风吹受寒或淋雨受湿

7. 腰椎间盘突出症好发于（　　）

　　A. $L_1 \sim L_2$　　　　　　　　B. $L_2 \sim L_3$　　　　　　　　C. $L_3 \sim L_4$

　　D. $L_4 \sim L_5$　　　　　　　　E. $L_5 \sim L_6$

8. 下列对于膝骨关节炎的描述不正确的一项是（　　）

　　A. 主要表现为膝关节疼痛　　　　　B. 行走和上下楼梯时疼痛明显

　　C. 晨僵时间 >30 分钟　　　　　　D. 好发于 50 岁以上中老年人

　　E. 属于退行性骨关节疾病

9. 患者，女，45 岁。双手指、腕关节、膝关节肿热疼痛，触之有热感，关节局部皮色发红、发热，小便黄。舌质红，苔黄腻，脉弦滑。诊断为类风湿关节炎。该患者的证型是（　　）

　　A. 风湿痹阻型　　　　　　　B. 寒湿痹阻型　　　　　　　C. 湿热痹阻型

　　D. 痰瘀痹阻型　　　　　　　E. 瘀血阻络型

10. 患者，男，41 岁。半年前出现颈项部疼痛僵硬，活动不利，头有沉重感，恶寒畏风。舌淡红，苔薄白，脉弦紧。该患者的证型是（　　）

　　A. 风寒湿型　　　　　　　　B. 气滞血瘀型　　　　　　　C. 痰湿阻络型

　　D. 肝肾不足型　　　　　　　E. 气血亏虚型

（二）X 型题（多项选择题）

11. 引起落枕的原因包括（　　）

　　A. 睡眠时枕头过高　　　　　B. 睡眠时枕头过低　　　　　C. 颈部遭受风寒侵袭

　　D. 睡眠时颈部姿势不良　　　E. 颈椎间盘突出

12. 颈椎病的中医证型有（　　）

　　A. 湿热痹阻型　　　　　　　B. 气滞血瘀型　　　　　　　C. 痰湿阻络型

　　D. 肝肾不足型　　　　　　　E. 气血亏虚型

（张璐姣）

书网融合……

本章小结

微课

题库

第八章　头面五官疼痛的中医护理

PPT

📖 **学习目标**

知识要求：

1. 掌握　头痛、三叉神经痛、流行性腮腺炎、眼痛、耳痛、牙痛的概念、辨证要点、护理措施要点和健康教育。

2. 熟悉　头痛、三叉神经痛、流行性腮腺炎、眼痛、耳痛、牙痛的诊断与鉴别诊断。

3. 了解　头痛、三叉神经痛、流行性腮腺炎、眼痛、耳痛、牙痛的病因病机。

技能要求：

能够对头痛、三叉神经痛、流行性腮腺炎、眼痛、耳痛、牙痛的患者进行辨证施护与健康教育。

素质要求：

1. 具有对中医护理知识探索的热情，提升文化自信。

2. 能够与患者进行有效沟通，具有关爱患者的临床人文素养。

第一节　头　痛　📱微课1

➡ **案例引导**

案例： 患者，女，43岁。半年前患者因与家人争吵后失眠多梦而出现头痛，以头两侧及耳部尤甚，后反复发作。1天前因工作压力大、紧张焦虑而再次出现头痛，伴头晕，头两侧痛甚，彻夜未眠，心烦易怒，口苦，面红目赤，舌质红，苔黄，脉弦。脑动脉血流图检查无异常。

讨论：

1. 请分析该患者的中医诊断及证型。

2. 针对该患者可以采用哪些护理措施？

　　头痛是指因感受外邪或内伤杂病致使头部脉络拘急或失养，清窍不利所引起的，以头部疼痛为临床表现的常见病证；又称"头风""脑风""首风"。头痛是临床上常见的自觉症状，可单独出现，也可发生在各种疾病中。有些时候，头痛也是相关疾病加重或恶化的先兆。头痛常反复发作、大多经祛邪治疗后可渐好转或痊愈。若头痛进行性加重，或伴视力障碍，或伴肢体半身不遂者，多病情较重。根据病因，头痛可分为外感头痛和内伤头痛。

　　现代医学中血管性头痛、神经性头痛、颈椎病性头痛、紧张性头痛、组胺性头痛、外伤后头痛综合征、枕大神经痛，以及传染性或感染性发热病、高血压病等所引起以头痛为主要表现者，均可参照本节辨证论治。但颅内占位病变、脑出血、脑梗死、蛛网膜下腔出血等头痛者，不在本节讨论范围。

一、病因病机

头痛多因风寒湿热之邪外袭，或痰浊血瘀阻滞，导致经气上逆，或肝阳郁火上扰清空，或气虚清阳不升，或血虚脑髓失荣等所致。其基本病机为"不通则痛"和"不荣则痛"。外感头痛因外邪上犯清空，经络壅滞，络脉不畅所致；内伤头痛与肝、脾、肾功能失调有关。

（一）外邪侵袭，上犯颠顶

风为百病之长，多夹时邪为患，且伤于风者，上先受之，故头痛多为风邪所致。若夹寒邪，寒凝气滞血瘀，脉道被阻，而为头痛；若夹热邪，热性上炎，清空被扰，而致头痛；若夹湿邪，上蒙清空，清阳不展，故头痛。

（二）情志失调，肝火上扰

忧郁恼怒太过，肝失条达，肝气郁结，气逆上扰清空，则头痛，伴见胸胁胀满，善太息，女性经前乳房胀痛等症；肝气郁结化火，火随气逆上扰颠顶，则头痛，并见头眩晕而胀，青筋突起，心烦易怒，口干口苦。

（三）脾胃气虚，痰蒙清窍

饮食不规律或忧思过度，劳及脾胃，致脾阳不振，运化失司。脾不运化水谷，反蕴湿生痰，痰湿中阻，清阳不升，清空失养；或痰阻脉络，气血不畅，可致头痛，湿性重浊故头痛昏重。

（四）跌仆损伤，瘀阻脑络

跌打坠仆，脑脉损伤，血瘀停留，或气滞血瘀，久病入络，气血不能上荣头目，则头痛如刺，经久不愈。

（五）肝肾阴亏，肝阳上扰

情志刺激，久而气郁化火，耗伤阴液；或年老体虚，房劳伤肾，肾精亏虚，水不涵木，则可致肝阳上亢，上扰清空，而致头痛，并见头晕、目涩、耳鸣等头目清窍失养的症状。

（六）内伤不足，脑窍失养

先天禀赋不足，或年老气血衰弱，或久病体虚，或饮食劳倦，内伤脾肾。脾伤则气血生化无权，气血亏虚，气虚则清阳不升，血虚则脑髓失养，而致头痛；伤于肾者，肾精亏虚，髓海空虚，或肾阳衰微，寒从内生，清阳失展，均可致头痛。

二、诊断与鉴别诊断

（一）诊断

1. 疼痛部位　多在头部一侧、额颞、前额、颠顶、顶枕，或左或右辗转发作，或呈全头痛。疼痛的性质多为跳痛、刺痛、胀痛、昏痛、隐痛或头痛如裂等。头痛可突然发作，或缓慢起病，每次发作可持续数分钟、数小时或数天，也有持续数周者。

2. 发病诱因　外感头痛者多有起居不慎、感受外邪等病史；内伤头痛者常有饮食不节、劳倦过度、房事不节、病后体虚等病史。

（二）鉴别诊断

1. 眩晕　可单独出现，亦可与头痛并见。如头痛甚，兼有眩晕者，可诊断为头痛；若以眩晕为主，兼见头痛者，可诊断为眩晕。头痛病因有外感、内伤两种，眩晕病因以内伤为主。头痛实证为多，眩晕虚证为主。

2. 经期头痛 为妇女常见病证之一，属西医学"经前期紧张综合征"范畴。临床表现为经来前 3 ~ 7 天头痛发作，经来或行经后缓解或消失。

3. 鼻渊 二者均有头痛。鼻渊存在鼻部的局部病变；头痛部位多在前额，呈持续性。

三、辨证施护

（一）辨证要点

1. 辨外感内伤 外感头痛，一般发病较急，病势较剧，常表现为跳痛、胀痛、掣痛、重痛、痛无休止，每因外邪所致；内伤头痛，一般起病缓慢，痛势较缓，常表现为空痛、昏痛、隐痛、痛势悠悠，遇劳则剧，时作时止。

2. 辨疼痛性质 痛而胀者，多为阳亢、火热所致；冷而刺痛，为寒厥；刺痛固定，常为血瘀；跳痛、掣痛，多为阳亢；重痛者多为痰湿；隐痛绵绵或空痛者，多精血亏虚；痛而昏晕者，多气血不足所致。

3. 辨疼痛部位 痛在前额部及眉棱骨等处，为阳明经；痛在后部，下联于项，为太阳经；痛在头之两侧，并连及耳，为少阳经；痛在巅顶，或联目系，为厥阴经。

4. 辨诱发因素 外伤之后而痛，应属血瘀；因气候变化而发，常为寒湿；因饮酒或暴食而加重，多为阳亢；因劳倦而发，多为内伤，气血阴精不足；因情志波动而加重，与肝火有关。

（二）证候分型

1. 风寒头痛

证候表现：头痛连及项背，常有拘急收紧感，恶风畏寒，遇风尤剧，口不渴，苔薄白，脉浮。

护治法则：疏散风寒止痛。

治疗代表方：川芎茶调散加减。

2. 风热头痛

证候表现：头痛而胀，甚则头痛如裂，发热或恶风，面红目赤，口渴欲饮，便秘溲黄，舌质红，苔黄，脉浮数。

护治法则：疏风清热和络。

治疗代表方：芎芷石膏汤加减。

3. 风湿头痛

证候表现：头痛如裹，肢体困重，纳呆胸闷，小便不利，大便或溏，苔白腻，脉濡。

护治法则：祛风胜湿通窍。

治疗代表方：羌活胜湿汤加减。

4. 肝阳头痛

证候表现：头痛而眩，心烦易怒，夜眠不宁，或兼胁痛，而红口苦，苔薄黄，脉弦有力。

护治法则：平肝潜阳息风。

治疗代表方：天麻钩藤饮加减。

5. 肾虚头痛

证候表现：头痛且空，每兼眩晕，腰痛酸软，神疲乏力，遗精带下，耳鸣少寐，舌红少苔，脉细无力。

护治法则：养阴补肾，填精生髓。

治疗代表方：大补元煎加减。

6. 血虚头痛

证候表现：头痛而晕，心悸不宁，神疲乏力，面色㿠白，舌质淡，苔薄白，脉细弱。

护治法则：养血滋阴，和络止痛。

治疗代表方：加味四物汤加减。

7. 痰浊头痛

证候表现：头痛昏蒙，胸脘满闷，呕恶痰涎，苔白腻，脉滑或弦滑。

护治法则：健脾燥湿，化痰降逆。

治疗代表方：半夏白术天麻汤加减。

8. 瘀血头痛

证候表现：头痛经久不愈，痛处固定不移，痛如锥刺，或有头部外伤史，舌质紫，苔薄白，脉细或细涩。

护治法则：活血化瘀，通窍止痛。

治疗代表方：通窍活血汤加减。

（三）护理措施

1. 病情观察 观察疼痛的部位、性质、程度、发作时间，与气候、饮食、情志、劳倦等的关系。风寒头痛者，多头痛剧烈且痛连项背；风热者，头胀痛如裂；风湿者，头痛如裹；头胀痛兼见目眩者，多为肝阳上亢；血瘀头痛者，多为刺痛，痛处固定不移；夹痰者，常见昏痛、胀痛；阴虚而致的头痛，其疼痛性质多表现为空痛、隐痛；气血亏虚所致的头痛常头痛绵绵；肝肾阴虚所致的头痛则为头痛且空。头痛发有停时，多为内伤头痛。密切观察神志、瞳孔、血压、呼吸、脉搏、面色、四肢活动等变化，如出现异常，应及时采取措施。观察头痛的伴随症状，有无畏寒发热或高热，有无贫血现象，若头痛屡发，经久不愈，且进行性加剧，伴恶心呕吐、视力减退等症状，注意观察有无神经系统的定位体征。

2. 生活起居护理 病室应安静、整洁、空气流通、光线柔和、温湿度适宜。风热头痛者室温不宜过高，光线应柔和；风寒头痛者病室应温暖，可用屏风遮挡病床，外出裹头或戴帽，汗出时忌当风；风湿头痛者，病室应温暖干燥；肾虚、血虚头痛伴有头晕者，外出需有人陪同，防跌倒。平时应保证睡眠充足，避免用脑过度，酌情进行体育锻炼，注意劳逸结合，养成起居规律的生活习惯。

3. 用药护理 遵医嘱用药，服药后注意休息。中药汤剂宜温服，外感头痛多用疏散外邪的中药，汤药不宜久煎，应武火快煎，服药后稍加衣被，风寒头痛者食用适当的热饮或热粥，助其微微汗出，以助药力。治疗内伤头痛的多为补益药，汤剂宜文火久煎，以利于有效成分的析出。血瘀头痛、痛有定处者，可用三七粉、丹参粉等冲服。肾阴不足者可服六味地黄丸，以补肝益肾；肾阳不足者可服金匮肾气丸，以温阳补肾；血瘀阻者可用血府逐瘀汤，以活血理气，通络止痛。

4. 饮食护理 饮食应清淡、易消化，营养丰富，忌烟酒、浓茶、咖啡、肥甘厚腻等。外感头痛者慎用补虚之品，风寒头痛者宜食疏风散寒的食物，如生姜、葱白、大蒜等，可食用防风粥，忌食生冷油腻之品；风热头痛者宜食清热泻火之品，如绿豆、苦瓜、生梨等，可食用葛根粥，忌食辛辣、香燥之品；风湿头痛者宜食芳香化湿之品，可用荷叶、藿香、佩兰等水煎代茶饮，忌生冷、油腻、甘甜之类等助湿生痰之品；气血亏虚者应注意营养，宜食血肉有情滋补之品补养气血，如瘦肉、蛋类、奶类等，忌食辛辣、生冷之品；肝肾阴虚者宜食补肾填精之品，如核桃、芝麻、黑豆、甲鱼等，忌辛辣、刺激之品及烟酒。

5. 情志护理 头痛患者常有恼怒、忧伤等情绪，情志变化可诱发或加重头痛。指导患者消除不良情绪，保持心情舒畅，以积极的态度和行为配合治疗。护理人员应积极疏导患者，使患者了解情志调摄对疾病康复的重要性，解除患者情志郁结，使患者达到精神内守、心境平和的状态。

6. 适宜中医护理技术 头痛可按摩印堂、头维、百会、风池、太阳、鱼腰等穴位，以舒经活络，疏通血脉而镇痛。风热头痛者可采用刮痧法，可疼痛部位轻刮或循经刮；风寒头痛发作时可用生姜切片贴太阳穴，或用开天门法头部按摩，鼻塞流涕者，可热敷迎香穴；肝阳头痛伴灼热者，局部可用清凉油外擦或头部冷敷；瘀血头痛痛有定处者，可使用药熨法、穴位封闭疗法或灸法。根据不同的证候选用耳穴疗法、体针疗法、耳络放血治疗等。

（四）健康教育

1. 指导患者养成良好的生活习惯。慎起居，劳逸结合，保证充足睡眠。加强锻炼，增强体质。生活中注意安全，避免外伤。怡养性情，保持乐观情绪，避免情绪刺激。

2. 指导患者加强饮食调养，根据辨证指导患者及家属进行辨证施食。避免进食诱发或加重头痛的食物。

3. 指导患者积极治疗原发病。帮助患者了解头痛发生原因、护治方法。

第二节　三叉神经痛

⇒ 案例引导

案例： 患者，男，45岁。患者近3年来经常出现左侧面痛，呈抽掣样痛，发作频繁，触及左鼻侧时可激发疼痛，患者平素喜喝酒，喜食肥甘厚味，到当地医院就诊，诊断为三叉神经痛。1周前因饮酒症状加重，现左侧面痛频繁发作，牵涉左眼眶及额部，伴头晕，妨碍进食，面红目赤，口渴喜冷饮，心烦，口气热臭，大便秘结，小便黄，舌红，苔黄厚，脉洪数。

讨论：

1. 请分析该患者的中医证型。

2. 针对该患者可以采用哪些护理措施？

三叉神经痛是指在三叉神经分布区域内出现的反复发作的阵发性剧痛；主要表现为一侧三叉神经分布区域内骤作骤停、刀割样、闪电样或烧灼样的剧烈性疼痛，患者常难以忍受。三叉神经是第Ⅴ对脑神经，有三个分支，第一支为眼神经，第二支为上颌神经，第三支为下颌神经。三叉神经痛分为原发性和继发性两种，其中以原发性三叉神经痛较为常见。常将其归属于中医"偏头风""头风""面游风""面痛""头痛""偏头痛""面颊痛""颌痛"等范畴。

一、病因病机

（一）现代医学的认识

1. 原发性　现代医学对原发性三叉神经痛的发病机制尚不明确。主要有周围病原学说、中枢病因学说、变态反应学说、病毒感染学说、家族遗传学说、综合病因学说等。

2. 继发性　三叉神经系统所属部位或邻近部位病灶的刺激或压迫均可引起三叉神经痛，常见的病因有中后颅窝占位病变、血管病变、蛛网膜粘连增厚、多发性硬化、神经节或神经根疾病等。

（二）中医学的认识

手阳明经、足阳明经与足少阴经均循绕侧头面部与三叉神经在面部分布区域相近。本病的发生与手阳明经、足阳明经及足少阴经密切相关。

1. 卫气不固，风邪侵袭　风为阳邪，易袭阳位，头面部为诸阳之会，外邪壅滞面部经络，气血不通，不通则痛；风性善行而数变，故本病突发突止，具有间歇性；风为百病之长，故风常夹寒邪，热邪上袭头面。

2. 肝胆风火上炎 肝气郁结，郁久化火，肝火内盛，胆气郁阻，肝胆风火循经上炎头面，气血壅阻脉络，故见疼痛。

3. 胃火炽盛上逆 平素嗜食肥甘辛辣，郁而化热，火性上炎，循胃经上传面部阳明经络，经络受灼，痹阻不通，致气血凝滞，不通则痛。

4. 阴虚阳亢 素体阴虚或年老体虚，房劳伤肾，肾阴亏虚，水不涵木，肝阴不足，致肝阳上亢，虚火上灼足少阳之络。

二、诊断与鉴别诊断

（一）诊断

1. 多于 40 岁以后发病，女性多于男性。

2. 疼痛部位右侧多于左侧，疼痛范围不越中线，亦不超出三叉神经分布区域。常由面部、口腔或下颌的某一点开始扩散到三叉神经某一支，随着病情发展逐步扩大到其他分支，以第二支、第三支最易受累，偶有双侧发作者。疼痛性质如刀割、针刺、撕裂、烧灼或电击样剧烈难忍，甚至痛不欲生。

3. 病程呈周期性发作，每次疼痛的时间持续数秒至数分钟，疼痛间歇期随病情进展而缩短，一般为数小时至数十分钟不等，疼痛昼多夜少。每次发作周期可持续数周或数月。

4. 疼痛触发点又称扳机点，常位于上下唇、鼻翼、齿龈、口角、舌、眉等处，疼痛常由此点开始，立即放射至其他部位。进食、说话、洗脸、剃须、刷牙、打哈欠等皆可诱发疼痛。

5. 必要时可行腰穿、颅底和内耳道 X 线、颅脑 CT 扫描、MRI、血管造影等检查确诊。

⊕ 知识链接

三叉神经痛的影像学检查

CT 与 MRI 是三叉神经痛诊断与鉴别诊断的首选检查方法，对发现肿瘤压迫、炎症等病因有突出优势。但 CT 不能显示压迫神经的血管，MRI 对细小血管显示较差。此外，血管造影（DSA）可显示动脉瘤、动静脉畸形等血管性病变，却不能显示三叉神经，很难显示三叉神经与邻近血管的关系。随着核磁共振检查技术的发展，出现了增强薄层三维体积扫描时间飞跃法磁共振血管成像（3D - TOF MRA）、磁共振三维稳态构成干扰序列（3D - CISS）、三维预磁化快速梯度回波序列（3DMPR）等新技术，这些技术可发现压迫三叉神经的肿瘤、血管及血管性病变，能清晰显示三叉神经与邻近肿瘤性病变和血管性病变之间的关系，对明确诊断和指导治疗具有重要的临床意义。

（二）鉴别诊断

1. 小脑脑桥角区肿瘤、三叉神经瘤、蛛网膜炎 此类疾病表现为面部持续性疼痛和感觉减退、角膜反射迟顿等。颅底或内耳道 X 线片、鼻咽部检查、听力和前庭功能检查、CT 或 MRI 检查，可明确病因。

2. 偏头痛性神经痛 多在 30～50 岁，男性多于女性。以单侧面部为主（眼周较多），夜间或午后多发，日发 1～2 次，发作规律定时，一般半小时至 2 小时。疼痛多为灼痛、钻痛、锐痛，多伴流涕、鼻塞、流泪、面部潮红。发作时情绪激动，踱步不止。组胺试验阳性，无扳机点。麦角胺治疗有效，抗组胺药物显效。

3. 牙痛　任何年龄和性别均可发病，多有牙周炎、龋齿病史。疼痛多为跳痛，持续时间长，夜间加重。对冷热刺激敏感，无扳机点，常有咬痛或叩痛。

三、辨证施护

（一）辨证要点

1. 辨虚实　新病体壮者多实，久病年迈者多虚。脉实气粗者多实，脉虚气少者多虚。舌老苔厚者多实，舌嫩无苔者多虚。疼痛兼实证多实，疼痛兼虚证多虚。临床中，本病初期多属实证，病久每致虚实夹杂。

2. 辨表里　本病走窜性强，反复发作，与风邪关系最大。表证者多因风邪兼夹其他邪气侵袭所致，以新起恶寒发热为主要表现。里证者由肝阳化风，胃火上炎，阴虚风动所致。里证肝火炽盛者多见头晕胀痛，面红目赤，口干口苦；肝肾阴亏者多见头晕眼花，两目干涩，潮热盗汗，腰膝酸软；胃火炽盛者多见胃脘灼痛，吞酸嘈杂，渴喜冷饮，消谷善饥，口气秽臭。

（二）证候分型

1. 风寒外袭

证候表现：常因遇风受寒引发，疼痛呈刀割样剧痛，面肌紧束，恶寒，骤作骤止，痛后如常，发作时面色苍白，不能言语及进食，鼻流清涕，口淡不渴，舌淡红，苔薄白，脉浮紧。

护治原则：疏风散寒，行气止痛。

治疗代表方：川芎茶调散加减。

2. 风热外袭

证候表现：常因遇风得热引发，剧痛如裂，突然停止，遇热加重，得凉稍舒，恶风发热，面红目赤，口渴，舌边尖红，苔薄黄，脉浮数。

护治原则：疏风清热，通络止痛。

治疗代表方：清空膏加减。

3. 肝火上炎

证候表现：常因忧思恼怒而诱发，患侧面部突发阵发性灼痛或电击样闪痛，伴面红目赤，烦躁恼怒，夜寐不宁，胁肋胀痛，口苦咽干，溲赤便秘，舌红苔黄，脉弦数。

护治原则：清肝泻火，滋阴潜阳。

治疗代表方：龙胆泻肝汤加减。

4. 胃火炽盛

证候表现：常因进食辛热炙煿食物诱发，症见面颊及齿龈灼痛，遇热痛增，面红目赤，口渴喜冷饮，心烦，口气热臭，大便秘结，溲赤，舌红，苔黄厚，脉洪数。

护治原则：清泻胃热，祛风通络。

治疗代表方：清胃散加减。

5. 阴虚阳亢

证候表现：面部或胀或抽搐样剧痛，或麻木不仁，郁怒加重，头晕目眩耳鸣，伴面红目赤，五心烦热，失眠多梦，腰膝酸软，咽干，舌红，少苔，脉弦细数。

护治法则：滋补肝肾，息风通络。

治疗代表方：天麻钩藤饮加减。

（三）护理措施

1. 病情观察 密切观察疼痛的程度、性质、部位、发作时间以及诱发因素。风寒外袭者，常因遇风受寒引发，疼痛呈刀割样剧痛，面肌紧束；风热外袭者，常因遇风得热引发，剧痛如裂，突然停止，遇热加重，得凉稍舒；肝阳上亢者，常因忧思恼怒而诱发，患侧面部突作阵发性灼痛或电击样闪痛；胃火炽盛者，常因进食辛热炙煿食物诱发，症见面颊及齿龈灼痛，遇热痛增；阴虚阳亢者，面部或胀或抽搐样剧痛，或麻木不仁，郁怒加重。有发热者，密切观察患者的体温。疼痛发作时患者受累的面部可呈现痉挛性歪扭，病程较长而发作频繁者，可出现面部营养障碍性病变，如局部皮肤粗糙、眉毛脱落、角膜充血等，应注意进行观察。

2. 生活起居护理 病室环境应安静、舒适，空气新鲜流通，温湿度适宜。应保证充足的睡眠和休息，避免过度劳累。应保护好面部三叉神经扳机点，对患者实施护理时，应尽量避免触碰患者诱发疼痛部位，若需触碰，在操作前应和患者进行充分沟通，令其做好心理准备，护理操作也应安排在疼痛间歇期实施，同时要做好疼痛评估。嘱咐患者刮风时最好不要出门；遇寒冷天气，注意头面部保暖，外出戴口罩；尽量避免触碰敏感部位，洗脸、刷牙、修面、理发、吃饭等动作要轻柔。适量参加体育运动，增强体质，如打太极拳、散步等。做好患者的口腔护理，预防口腔感染及溃疡。

3. 用药护理 中药汤剂温服，解表剂不宜久煎，补益剂宜文火久煎。肝火上炎者可服用当归龙荟丸，阴虚阳亢者可服用知柏地黄丸。可取当归、川芎、细辛、乳香、没药、丹参各10g，冰片5g，加入75%的乙醇100ml，密封浸泡7天后，取药液搽于患处，每日3次，连续3~5天。

4. 饮食护理 饮食要有规律，宜选用质软、易咀嚼的食物。因咀嚼诱发疼痛的患者，应进食流质或半流质饮食，如面条、鸡蛋羹、米粥等，也可用食物研磨机将固态食物磨碎后进行食用。忌食油炸、烧烤、质硬的食物，以及辛辣刺激的食物；忌烟、酒、浓茶、咖啡；忌食过于寒凉的食物。风寒外袭者，可食用川芎葱花鸡蛋汤以祛风散寒，活血通络；风热外袭者，可用菊花、川芎、甘草泡水代茶饮；肝火上炎者，可用天麻、川芎、夏枯草等煲肉汤，可食用芹菜粥；胃火炽盛者，可食丝瓜豆腐汤、绿豆海带汤，亦可食用苦瓜、苦菜；阴虚阳亢者，可食用葛根粉粥养阴增液、桑葚枸杞粥以滋养肝肾，亦可用沙参、玉竹、西洋参煲肉汤。

5. 情志护理 患者由于疼痛剧烈、发作频繁，常常担心病情反复，对微小的面部异常感觉非常敏感，甚至因怕风、怕凉，闭门不出，患者易出现焦虑、抑郁等负面情绪。应对患者耐心、亲切，鼓励其积极配合治疗护理，介绍成功治愈的案例，给予其信心，同时鼓励家属积极给予患者支持。建议患者聆听舒缓的音乐，保持平和的心情。

6. 适宜中医护理技术

（1）穴位按摩 ①分推前额：双手4指并拢，紧贴前额正中，拇指分别紧贴于两眉，沿两眉适当用力向外推至鬓发处，反复推10~15次。②推印堂穴：以一手拇指内侧指腹贴于印堂穴上，其余4指附于前额，适当用力自印堂向上推至发际正中处，立即换另一手拇指推，反复进行20~30次。③掌揉太阳穴：用双手掌心，紧贴在同侧太阳穴上，适当用力揉按0.5~1分钟，以局部发热为佳。④按揉风池穴：双手拇指贴压于风池穴，适当用力按揉1~2分钟。

（2）穴位注射法 选鱼腰、四白、承浆、阿是穴，用七叶莲注射液2~4ml，每穴注射0.1~0.3ml，每日治疗1次，10天为1疗程。或选盐酸利多卡因进行穴位注射，第一支疼痛时注射鱼腰穴；第二支疼痛注射四白穴；第三支疼痛注射下关穴。

（3）针刺法 针刺下关穴，垂直进针，行提插捻转手法，进针得气后留针30分钟。三叉神经第一支疼痛时可配阳白穴，第二支疼痛时可配四白穴，第三支疼痛时可配承浆穴。

（4）中药敷贴法 ①取地龙、全蝎、细辛、蜈蚣各等份，研为细末，药酒调为稀糊状，外敷患侧太阳穴处，包扎固定，每日换药。②白芷、川芎、南星、葱白各等份，研细末，用蜂蜜调成糊状，敷于太阳、印堂。

（5）药物枕疗法　菊花、川芎、天麻、细辛、当归、延胡索、蔓荆子、红花、防风、白芷、藁本各等份，研为细末，做枕芯用，连续使用 1~2 个月。此方法只在缓解期使用，且只作为辅助疗法。

（四）健康教育

1. 在生活中避免触及"扳机点"。起居规律，保证充足的睡眠和休息，避免过度劳累。
2. 适当参加体育运动，锻炼身体，增强体质。
3. 利用疼痛发作后的间歇期，清洁颜面、口腔，保持个人卫生，避免其他疾病发生。
4. 寒冷天气注意保暖，外出时注意面部保暖，避免冷风直接刺激面部。

第三节　流行性腮腺炎

⇒ 案例引导

案例： 患者，男，8 岁。患者 2 天前无明显原因出现发热、头痛，1 天前左耳下腮部出现肿胀疼痛，咀嚼不便，吞咽时疼痛连及面部。患者现精神萎靡，左腮部肿胀疼痛，口渴欲饮水，烦躁不安，咽痛，大便秘结，小便短黄。查体：体温 38.7℃，左侧腮部肿起高出面部皮肤，坚硬拒按，咽红，心、肺及男性生殖器未见异常，舌质红，苔黄，脉滑数。超声示左侧腮腺肿大，血常规示白细胞 16.0×10^9/L。

讨论：

1. 该患者的中医诊断是什么？为何种证型？请说出辨证依据。
2. 针对该患者可以采用哪些护理措施？

流行性腮腺炎是感染腮腺炎病毒引起的一种急性传染病，临床以发热、耳下腮部漫肿疼痛为主要特征。此病中医称为"痄腮""大头瘟""大头天行""时行腮肿"等。

本病一年四季都可发生，冬春两季发病率最高，较易流行。本病多发于 3 岁以上儿童，以 5~9 岁为最多，能在儿童集体中流行，预后大多良好。本病的潜伏期为 12~22 天。腮腺肿大前 24 小时至消肿后 3 天为传染期。常见的并发症为脑炎，青春期可并发睾丸炎或卵巢炎。

⚛ 课程思政

李东垣的济世良方

李东垣（1180—1251），中国医学史上"金元四大家"之一，中医"脾胃学说"的创始人。原名李杲，字明之，今河北省正定人，晚年号称东垣老人。金·泰和二年，李东垣做了地方税收监察官，当时瘟疫流行，济源一带的百姓感染了大头瘟，也就是流行性腮腺炎。当时的医生查遍了方书，也找不到与大头瘟对证的方药。于是医生们根据自己的见解，胡乱给病人服泻下药，结果导致多数病人死亡。面对这种情况，李东垣忧心忡忡，为了找到治病良方，他废寝忘食，潜心钻研医学经典，终于研究出一张方子，治疗此病非常有效。后来，他将这张方子刻在木碑上，放在人来人往的地方，病者将方子抄回去照方抓药，流行性腮腺炎几乎没有治不好的。后来有人还将此方刻在石碑上，以便广泛流传，当时人们都以为是神仙留下的神方，故李东垣也有了"神医"之名。此方即为普济消毒饮，作为治疗流行性腮腺炎的经典方剂流传至今。李东垣心系百姓，仁心大爱的医德精神，应不断地被弘扬和传承。

一、病因病机

本病发病的主要原因是感染腮腺炎病毒，可出现邪犯少阳、邪毒炽盛之常证，也可出现毒窜睾腹、邪陷厥阴之重证。

（一）邪犯少阳

气候骤变，冷暖失常，小儿机体正气不足，卫外不固，腮腺炎病毒从口鼻而入，侵犯足少阳胆经。足少阳胆经循行于耳下腮部，外邪与气血相搏，则耳下腮部漫肿疼痛，甚则咀嚼不便。

（二）邪毒炽盛

外邪内传入里，邪热炽盛，则高热不退，烦躁口渴；热毒上乘咽部，则咽痛见咽红肿痛；热毒上扰清阳，见头痛；热毒犯胃，胃气上逆，见呕吐；热毒壅盛于少阳经脉，气血凝滞不通，则两侧腮部肿胀疼痛、坚硬拒按，张口咀嚼困难。

（三）毒窜睾腹

足厥阴肝经循少腹，络阴器，邪毒内传，引睾窜腹，则少腹疼痛、睾丸肿痛，此为毒窜睾腹之变证。肝经热毒壅滞乘脾，还可出现上腹疼痛、恶心、呕吐等症。

（四）邪陷厥阴

手足少阳相通，少阳与厥阴互为表里，热毒炽盛，正气不足，邪陷厥阴，扰动肝风，蒙蔽心包，可见高热，抽搐，昏迷等病，此为邪陷心肝之变证。

二、诊断与鉴别诊断

（一）诊断

1. 临床表现　病初可有发热、头痛、呕吐等症状。腮腺肿胀常先起于一侧，2~3天后对侧亦肿大，其肿胀范围以耳垂为中心，向前、后下扩展，边缘不清。皮色不红，触之压痛有弹性。腮腺管口可见红肿，有颌下腺、舌下腺肿大。可并发脑膜脑炎、睾丸炎、卵巢炎、胰腺炎等。

2. 病史　绝大所属患者为首次发病，有本病既往史者为数极少。发病前2~3周有流行性腮腺炎患者接触史。

3. 实验室检查　90%患者早期可有血清淀粉酶轻度或中度增高，尿淀粉酶也升高；早期患者的唾液、血液、脑脊液及尿液等能分离到腮腺炎病毒；血液中的补体结合抗体升高；血象示白细胞正常或增高，淋巴细胞相对增高。

（二）鉴别诊断

1. 化脓性腮腺炎　无传染性，腮腺肿胀多为一侧；局部红肿，疼痛剧烈，拒按；按压腮部可见腮腺管口有脓液溢出。

2. 急性淋巴结炎　无传染性，以颌下疼痛为主；肿块的主要特征为花生或鸽蛋大小，边缘清楚，质硬有触痛，可化脓。患者可有原发病，如急性扁桃体炎、急性咽炎、龋齿等。

三、辨证施护

（一）辨证要点

1. 辨轻重　无发热或发热不甚，腮肿轻微，无明显张口困难，为轻症；高热不退，腮肿明显，胀痛拒按，张口困难，甚至神昏、抽搐为重症。

2 辨常证、变证　若发热，以腮部肿痛为主，无神志障碍，无抽搐，无睾丸肿痛或少腹疼痛等症者，则为常证，病在少阳经；若腮部肿痛的同时，出现高热、头痛、神昏、抽搐、嗜睡、喷射性呕吐等症，为邪陷心肝变证；若男孩一侧或两侧睾丸肿痛，女孩少腹疼痛，或脘腹疼痛者，为毒窜睾腹变证。

（二）证候分型

1. 常证

（1）邪犯少阳

证候表现：轻微发热、恶寒，一侧或双侧耳下腮部漫肿疼痛，边缘不清，咀嚼不便，或有头痛、咽红、纳少，舌质红，舌苔薄白或薄黄，脉浮数。

治护原则：疏风清热，散结消肿。

治疗代表方：柴胡葛根汤加减。

（2）热毒蕴结

证候表现：高热不退，一侧或两侧腮部疼痛，坚硬拒按，张口咀嚼困难，口渴欲饮，烦躁不安，或伴头痛、咽红肿痛、纳少、大便秘结，小便短黄，舌红，苔黄，脉滑数。

治护原则：清热解毒，软坚散结。

治疗代表方：普济消毒饮加减。

2. 变证

（1）邪陷心肝

证候表现：耳下腮部漫肿疼痛，坚硬拒按，高热不退，烦躁不安，头痛项强，嗜睡，严重者昏迷，抽搐。舌质红，苔黄，脉弦数。

治护原则：清热解毒，息风开窍。

治疗代表方：清瘟败毒饮加减。

（2）毒窜睾腹

证候表现：腮部肿胀消退后，男性多有一侧或双侧睾丸肿胀疼痛，女性多有一侧或两侧少腹疼痛，痛时拒按。舌红，苔黄，脉数。

治护原则：清肝泻火，活血止痛。

治疗代表方：龙胆泻肝汤加减。

（三）护理措施

1. 病情观察　密切观察患儿腮腺肿痛的程度、体温、舌苔、脉象、神志等情况。腮肿轻微，无明显张口困难，为轻症；高热不退，腮肿明显，胀痛拒按，张口困难，甚至神昏、抽搐为重症。如见高热、头痛、呕吐、嗜睡、项强，甚则昏迷等情况时，立即报告医生，并协同抢救。

2. 生活起居护理　病室温、湿度适宜，安静舒适，空气应流通。患儿应慎避风寒，以防新感。发热者应卧床休息，注意口腔护理，可经常用淡盐水或 1∶3 甘草银花液漱口。患儿使用过的餐具及被口鼻分泌物污染过的物品应及时消毒。若患儿出现睾丸肿大并伴压痛时，可局部进行冷敷，并用丁字形布带将睾丸托起以改善局部症状。若患儿出现抽搐，应立即取平卧位，头偏向一侧，松解衣领，保持呼吸道通畅，必要时给氧。

3. 用药护理　中药宜温服，高热者偏凉服。中药汤剂宜浓煎，少量多次频服。可用板蓝根 30g，煎水服用。

4. 饮食护理

（1）宜选流质或半流质饮食，忌食辛辣、质硬的食物及鱼虾等发物，忌食酸味的食物，避免引起唾液增多，肿痛加剧。宜食用平性及凉性的食物，如绿豆、冬瓜、丝瓜等。

（2）邪犯少阳的患儿，可用夏枯草 10g，菊花 6g，泡水代茶饮；热毒蕴结，热盛津伤的患儿应食用养阴生津之品，如梨汁、荸荠汁等，嘱患儿多饮水；便秘患儿，应多食新鲜的蔬果，严重时可使用开塞露或用甘油灌肠；邪陷心肝的嗜睡、神昏患儿，可采取鼻饲或给予静脉营养；若胸闷口臭，宜食金橘；若口中不爽，可含橄榄。

5. 情志护理　关心安慰患儿，缓解患儿因疼痛产生的烦躁情绪。对患儿进行各项护理操作时，做好解释工作，尽量减少患儿的痛苦和恐惧。因腮肿疼痛，张口困难而惧怕进食的患儿，应稳定其情绪，引导鼓励其进食。

6. 适宜中医护理技术

（1）**中药外敷法**　青黛散以醋调，敷于腮部，每日 3~4 次；如意金黄散适量，以醋或茶水调，外敷患处，每日 1~2 次；玉枢丹每次 0.5~1.5g，以醋或水调匀，外敷患处，每日 1~2 次；新鲜仙人掌捣泥或切成薄片，贴敷患处，每日 1~2 次；鲜蒲公英或鲜半枝莲，捣烂后敷于患处；青苔和红糖捣成泥浆敷贴于患处；男性患儿睾丸肿痛时，可用青黛膏外敷。

（2）**穴位按摩**　可取曲池、合谷行穴位按摩缓解疼痛；神昏抽搐者可刺激人中、十宣、内关、神门、合谷、涌泉等穴以醒脑开窍，息风止痉；还可清天河水，推六腑，按揉 15 次。

（3）**耳穴疗法**　耳穴压贴取耳尖、对屏尖、面颊、腮腺。

（4）**穴位注射**　常用穴位分为三组：第一组取颊车、合谷；第二组取翳风、外关；第三组取下关、液门。每次选择一组穴位，三组交替，每穴注入鱼腥草注射液，或板蓝根注射液 0.2~0.3ml，每日 1 次。

（5）**放血疗法**　耳尖用三棱针点刺放血；点刺少商、商阳，挤出少许血液。

（6）**熏洗法**　如男性患儿睾丸疼痛，可用酸酱草，或马鞭草，或刘寄奴、紫苏叶、大黄、朴硝、白芷、乳香、没药、红花等煎水熏洗阴囊。

（四）健康教育

1. 患病后应立即隔离，直至腮腺肿胀完全消退后 3~7 天。居室定时通风，保持空气流通。其接触过的用物应进行消毒。

2. 此病流行期间，易感儿童应少去公共场所。有接触史的易感儿童应留观 3 周。

3. 接种麻风腮三联疫苗或腮腺炎疫苗可预防本病的发生。病后可有持久免疫力。

第四节　眼　痛

⇒ 案例引导

案例：患者，女，29 岁。有慢性中耳炎，近因急性发作 20 余天，曾口服抗生素类西药 1 周，后改为静脉点滴抗生素 1 周，耳痛症状改善不明显。根据耳痛，耳流黄脓，心烦急躁，口干口苦，舌质红，苔黄腻，脉数，以此而辨为热毒蕴结证，遂给予银翘龙胆汤 5 剂，耳痛明显好转，又以前方治疗 10 剂，诸症悉除。

讨论：

1. 该患者的临床诊断是什么？

2. 如何帮助该患者缓解疼痛？

一、病因病机

眼部及其周围的疼痛通常与眼球本身的疾病有关，也可能来自于邻近的组织。疼痛可能来自牙齿、颌部、鼻窦部或者颈部相关疼痛；可能与血管性因素如偏头痛、动脉炎、动脉瘤有关；或者是神经性因素，如带状疱疹后神经痛、三叉神经痛、紧张性头痛、面部痛等；也有可能与眼部炎性假瘤和托－亨综合征有关。

（一）外邪侵袭，交攻于目

因外感风热之邪或猝感时邪疫毒，风性走窜，热性上炎，风热相合，以致经脉闭塞，血壅气滞交攻于目。

（二）肝血不足，不能养目

《素问·五脏生成》中说"肝得血而能视"。故肝血畅旺，则眼目精明，若肝血不足，不能养目，则眼干涩疼，不能久视。

（三）情志失调，肝郁气滞

怒气伤肝，疏泄失职，肝气郁滞，心肝之火上炎眼目，以致目痛，昏视，眼干涩而疼痛，并兼有胸胁胀痛，情志郁闷，口苦，脉弦等。

（四）肝肾阴虚，水不涵木

"目者五脏六腑之精也"，祖国医学把眼视为五脏六腑的集中表现。所以，脏腑功能协调，则神采奕奕。劳倦体虚或素体阴虚者，肾中阴液亏虚，水不涵木，导致肝阳上亢出现头晕目痛、耳鸣健忘等。

二、诊断与鉴别诊断

（一）诊断

以眼睛疼痛为主的患者，即可诊断为眼痛。多见于单侧先发，也可双侧同时出现，并可出现牵引性的头痛、额痛、眉棱骨痛等，但须以眼睛痛为主。

（二）鉴别诊断

1. 西医鉴别诊断

（1）眶上神经痛　沿眼眶骨线而痛，以上下眶缘为主。尤其以上眼眶的小凹陷处（眶上切边）较多见。该处压痛明显，但无眼红、流泪，无瞳仁、视力改变为特点，不难与眼球本身的病痛鉴别。

（2）青光眼　急性发作者会突然出现剧烈头痛、眼痛、视力急剧下降，伴有同侧鼻根酸痛、恶心呕吐等。主要症状有头眼胀痛、视物不清。体征有眼压升高、眼底和视野改变等，临床可依据辅助检查进行鉴别。

（3）麦粒肿　起初眼睑红肿疼痛，成脓期出现跳痛，破溃后脓液排出，红肿消退，继而疼痛减轻。

2. 中医鉴别诊断　眼与经络关系密切，因此目痛往往牵连其他器官，如头顶痛、前额痛、一侧头痛等。临床上可根据疼痛先后、主辅症等不同特征予以鉴别。

三、辨证施护

（一）辨证要点

1. 辨外感内伤　外感目痛常伴随有怕光、口干、发热等，因外感风热所致；内伤目痛常伴随有口渴欲饮，烦躁易怒，常因情志抑郁所致，遇劳则剧。

2. 辨病性虚实 一般来说暴痛属实，久痛属虚；持续疼痛属实，时发时止属虚；肿胀疼痛属实，不肿微痛属虚；赤痛难忍为火邪实，隐隐作痛为精气虚；痛而燥闷为肝气实，痛而恶寒为阳气虚；痛而拒按为邪实，痛而喜按为正虚。痛而拒按，喜冷敷为实；痛而喜按，热烫则舒为虚。

3. 辨疼痛性质 外障眼病引起的目涩痛、灼痛、刺痛，多属阳；内障眼病引起的目胀痛、牵拽样痛、眼珠深部疼痛，多属阴。

4. 辨疼痛部位 胞睑赤痛肿硬，伴大便燥结，多属阳明实火；白睛微红微痛，干涩不舒，多为津亏血少；目珠胀痛如突，多为气火上逆，气血郁闭；隐隐胀痛，多为阴精不足，阳亢于上；眼珠深部疼痛，多为肝郁气滞，或阴虚火旺。

（二）证候分型

1. 风热型

证候表现：眉棱骨病，目胀痛。眼睛、眼球剧痛，坐卧不安；可有怕光、口干、发热等。舌红，苔黄，脉浮数。

护治法则：疏风泄热。

治疗代表方：银翘散。可加野菊花、蒲公英等，也可用内服药渣复煎，先熏后洗。

2. 肝火炽盛

证候表现：眼睛、眼球胀痛剧烈，严重者头痛如劈。可出现口渴欲饮，恶心呕吐，便秘，烦躁易怒。舌尖红，苔黄，脉弦数。

护治法则：清肝泻火；情志护理。

治疗代表方：龙胆泻肝汤。

3. 肝气郁结

证候表现：眼珠隐隐胀痛，情绪波动时加重。劳累后加重，可出现虹视（即灯火周围出现彩虹），急躁、易怒，胸闷、胁痛，脉弦。

护治法则：疏肝解郁。

治疗代表方：柴胡舒肝散。

4. 阴虚型

证候表现：病程长，眼睛胀痛，两眼昏花。头痛或头晕，口干咽燥，心烦不安。舌红，苔少，脉细数。

护治法则：滋阴明日，养血安神。

治疗代表方：四物汤合六味地黄汤。

（三）护理措施

1. 病情观察

（1）严密观察眼压变化，遵医嘱按时使用降压药以降低眼压，缓解疼痛。同时教会患者使用手指轻轻按摩眼球，以降低眼压缓解疼痛。

（2）通过患者的主诉和观察其生理行为来评估患者眼痛的程度，给予适当的镇痛处理。

2. 生活起居护理

（1）给予患者舒适的平卧体位，减少声光刺激，提供安静、舒适的环境，促进患者休息，提高机体对疼痛的耐受性。

（2）避免强光刺激角膜，教会患者使用眼罩或有色眼镜保护。

（3）术后患者需卧床休息，内眼手术患者用纱袋固定头部，嘱患者不要大声说话，不能用手揉擦眼睛，禁用力挤眼，需控制咳嗽和打喷嚏。

（4）术前 1 天，遵医嘱备皮，剪除患侧眼睫毛，冲洗泪道、结膜囊等。

3. 用药护理

（1）术前遵医嘱嘱患者每日 4 次，使用抗生素眼药水滴眼。

（2）术后遵医嘱按时给予止痛药，以缓解伤口疼痛。

（3）遵医嘱合理使用镇痛药物。

4. 饮食护理

（1）饮食需清淡、营养丰富，忌食辣椒、胡椒等；鼓励患者多进食富含维生素的食物，如动物肝脏、胡萝卜等。

（2）手术当日按照医嘱通知患者禁食或少食，术前嘱患者排空大小便。

（3）风热偏盛型患者宜多吃清热凉血的食物，如槐花、银耳、绿豆、山竹、西瓜以及梨子等；肝火炽盛型患者宜食用清肝泻火的食物，如苦瓜、芹菜等；阴虚型患者宜吃些阿胶、当归、百合、黑芝麻、黑豆、桂圆、花生等滋阴明目、养血安神的食物。

5. 情志护理

（1）调情志，畅胸怀，保持精神愉快。

（2）向患者解释疼痛原因，缓解其紧张情绪。

（3）术前充分与患者解释、沟通，缓解紧张情绪，以取得配合。

6. 适宜中医护理技术

（1）熏洗法　取野菊花、蒲公英等捣烂敷于患处，或水煎后洗眼。

（2）针刺疗法　取睛明、太阳、风池、攒竹、合谷等。每日针 1 次，每次 2~3 穴。

（四）健康教育

1. 手术指导

（1）术前指导

1）保证充足的睡眠，提高机体抵抗力。

2）饮食指导　高蛋白、高维生素饮食。全麻手术前禁食 6~8 小时，禁水 4~6 小时，使胃肠道充分排空，避免手术中呕吐而引起误吸和窒息。局麻手术当天早晨易消化、清淡饮食，不宜过饱，避免因胃部不适导致术中呕吐。

3）呼吸道准备　禁止抽烟，并注意保暖，避免因受凉引起上呼吸道感染。如有咳嗽、打喷嚏、感冒等情况应及时治疗，等症状消失后才能手术。术前 1 天练习做呼吸、用舌尖顶上腭、呵气动作，当术中、术后出现打喷嚏、咳嗽等不适时，可采取以上方法分散注意力进行克制。

4）眼部准备　术前 3 天开始练习眼球向上、下、左、右转动，以便术后与医务人员配合。禁止用手揉擦眼睛，避免压迫眼球、擦伤角膜、结膜上皮，引起眼部充血、发炎及影响伤口愈合。

5）个人卫生　术前 1 天洗澡、修剪指甲，以保持身体清洁、舒适。

6）告知患者　术中若出现疼痛或其他不适，可在第一时间告知医生，但不能在手术台上大声喊叫或乱动，避免引起眼压突然升高，眼内容物脱出而影响手术的顺利进行。

7）预防并发症　术前 3 天开始训练床上大小便，避免术后因需要在床上大小便而引起尿潴留和便秘。

（2）术后指导

1）休息与活动　内眼手术后，24 小时需绝对卧床休息，减少头部活动，以防引起眼内伤口出血，血液流入前房致使眼压升高，从而损害眼球组织，影响术后视力恢复；术后第 2 天视具体情况在床上进行活动或下床活动。外眼手术患者，手术当天若伤口无明显渗血及无其他不适，可在床上进行活动或下床活动，促进肠蠕动，增进食欲，从而利于伤口愈合。

2）饮食指导　术后进食清淡、易消化饮食，保证营养均衡，促进组织愈合；多摄入富含膳食纤维的食物，如新鲜的蔬菜、水果等，既保证维生素的摄入，也能促进肠蠕动，预防便秘；禁食需要用力咀嚼的较硬食物及刺激性强的食物，以防牵拉伤口和呛咳，引发伤口出血。

3）术后 24 小时内出现伤口疼痛属于正常现象。

4）术后若出现呕吐，应将头偏向健侧，以避免污染伤口敷料。如呕吐频繁，遵医嘱给予镇吐处理，避免眼压升高引起伤口出血。

2. 心理指导

（1）向患者讲解手术目的、过程、必要性，取得患者的积极配合，提高对疾病的正确认识，缓解患者紧张、焦虑心情。

（2）教会患者使用冥想、听轻音乐等方法，使身心得到放松。

3. 出院指导

（1）定期到门诊复查。

（2）饮食指导：宜进食高维生素、清淡饮食，忌食辣椒、胡椒等强刺激性食物。

（3）调情志、畅胸怀，保持精神愉悦。

（4）了解眼睛卫生相关知识，注意眼部卫生。

（5）休息与活动：保证充足的睡眠，适度运动，提高机体抵抗力。

第五节　耳　痛

一、病因病机

耳痛是临床常见的耳道症状，多见于急慢性中耳炎、化脓性中耳炎及耳道疖、疔等。引起耳痛的主要原因有热毒蕴结，瘀热阻结，寒瘀凝滞等。隋代《诸病源候论》说："上焦有风邪入于头脑，流至耳内。与气相击，故耳中病。"古人也注意到情志与耳痛的关系，如宋代严用和撰写的《严氏济生方》中说："忧愁思虑得之于内系乎心，心气不平，上逆于耳，亦致聋聩、耳鸣、耳痛、耳痒。"

（一）少阳不舒，郁热烁耳

肝胆之气上通于耳，耳的正常生理功能有赖于肝胆之气通达及肝血的供养。肝胆热盛上犯耳窍，灼炼胆汁，若感受风邪，引动肝胆火热上窜至耳，则发生耳肿痛、流水、耳鸣之"耳痛"病症；或肝血虚，耳失所养；或肝阴不足，肝阳上扰清窍，亦可产生"耳痛"病症。

（二）肾水不足，虚火灼耳

肾为后天之本，肾藏精，肾之精气上通于耳，肾精充沛，耳窍得以满养，则听觉聪敏，耳主平衡功能正常。若肾精亏损，耳窍失于满养，则可致耳痛、耳鸣之"耳痛"病症。

（三）气血两虚，风痰蒙耳

气血充盈，则耳窍得以濡养，耳的生理功能得以发挥；若气血不足，有多兼痰浊之邪，若久病不愈，耗伤气血，清阳不升，致上部气血不足，清窍失养，发为耳痛，虽愈而耳鸣如故之"耳痛"病症。

（四）心肾虚衰，耳窍闭阻

心主神明，耳司听觉，受心之主宰。心主血脉，耳为宗脉之所聚，心血上奉，耳得心血濡养而功能健旺。若心的生理功能失调，可至耳窍病变。心血虚耗亦可致耳鸣耳聋之"耳痛"病症。

（五）心肾不交，心火上扰

手少阴心之脉络于耳中，肾之精气上通于耳，心肾相交，心火肾水相互调和，则听觉聪敏。心肾不交分为久病耗伤精血；或思虑过度，阴血暗耗；或房事不节，耗伤肾精，均可使心肾之阴亏虚；或心火独亢于上，不能下交于肾。

> ⊕ **知识链接**
>
> 耳痛的源流概述
>
> 耳痛最早见于《素问·至真要大论》："少阳热盛，耳痛溺赤。"提出的治疗原则是"治以辛寒，佐以甘咸，以甘泻之"。唐代孙思邈在《千金要方》中有针刺治疗的记载："中渚，主耳痛鸣聋"，"小商，主耳前痛"，"曲池，主耳痛"。
>
> 近代以来，中医对耳痛的研究也在不断深入。如应用凤凰衣修补鼓膜穿孔，疗效较好，为耳痛的治疗提供了新的途径。

二、诊断与鉴别诊断

（一）诊断

凡以耳部疼痛为主要症状者，即可诊为耳痛。

（二）鉴别诊断

1. 西医鉴别诊断

（1）外耳丹毒　中医称之为抱头火丹病症。耳部皮肤鲜红，色如丹涂脂染一般，表面略高起如橘皮，边界清楚，炽热触痛。

（2）外耳道疖　是外耳道软骨部皮肤的局限性急性化脓性炎症，中医称之为耳疖证。主要症状为耳痛，张口咀嚼时因耳廓受牵引，而疼痛加剧，常向头部放散，全身多有不适感或者体温升高。外耳部呈局限性红肿，也可见脓头。

（3）耳带状疱疹　中医称之为蛇串疮，是病毒侵犯面神经和听神经所致。表现为耳壳及外耳道疱疹，伴有不同程度的耳塞、耳鸣、耳痛及听力下降。有时可出现上腭部水疱、舌前1/3处味觉丧失和咽部疼痛等症状。

（4）急性化脓性乳突炎　中医称之为耳根毒症。症状有中耳流脓增多、乳突区疼痛剧烈、鼓膜松弛部充血、水肿，或穿孔、耳周肿胀、耳鸣、听力下降等。

（5）急性化脓性中耳炎　细菌感染引发的炎症反应，以耳痛、耳道流脓、溢液、听力减退等为主要症状，症状在耳膜穿孔前及耳膜穿孔后极为不同。

（6）化脓性耳廓软骨膜炎　中医称之为断耳疮症。病变主要在耳廓软骨。患者以耳廓红、肿灼热，剧烈疼痛，甚至成脓溃烂融蚀，以致脱落成缺损畸形为特征。

（7）继发性耳痛　因耳部有丰富的神经分布，其他部位病变也可引起反射性耳痛。如颞颌关节病变、颈动脉炎等都可引起继发性耳痛。

2. 中医鉴别诊断

（1）耳根痛　多由急性脓耳发展而来。在脓液流入颞骨乳突后，患者耳痛且不退热；或耳后颞骨乳突疼痛、局部压痛，甚至肿胀或穿溃流脓。

（2）耳疖、耳疮　长于外耳道，出现局限性红、肿、疼痛，突起如椒目者称耳疖或耳疔，也称外耳疖；若外耳道呈弥漫性红肿，中医称之为耳疮，相当于西医的外耳道炎。临床以耳部疼痛、灼热为特征，在咀嚼、张口、牵拉耳廓或压迫耳屏时，疼痛加剧；或是肿塞耳道、耳前耳后淋巴结出现肿大等。

（3）急性耳脓　起病较急，耳内疼痛，并有伴耳鸣、听力障碍、耳内发胀。耳痛逐渐加重，或痛如锥刺，疼痛常牵连至头部。往往剧痛之后会出现鼓膜穿孔，流出脓液，随之耳痛及其他症状会减轻。

三、辨证施护

（一）辨证要点

1. 辨外感内伤　外感耳痛常起病急，耳痛灼热，耳廓红肿，可伴发热、恶风、头痛及周身不适。内伤耳痛病程长，耳内微痛不适或胀涩感，或兼耳鸣重听，无流脓病史者，多为肝肾不足或脾气虚弱，正不胜邪，邪留耳窍之症。若耳痛轻，有流脓，耳膜穿孔，听力下降，多为脾气虚，兼有湿浊停滞。

2. 辨疼痛性质　内伤型耳痛常疼痛剧烈，呈跳痛或刺痛；而外感型目痛往往疼痛轻微，耳内堵塞感，呈灼痛，所属风热多属。

（二）证候分型

1. 风热邪毒

证候表现：起病急，耳痛灼热，耳廓红肿，耳膜微红，张口或咀嚼牵拉耳廓而痛，可伴发热、恶风、头痛及周身不适。舌质红，苔白，脉浮数。

护治法则：疏风清热，解毒消肿。

治疗代表方：银翘散或五味消毒饮。

2. 肝胆热盛

证候表现：耳痛剧烈，呈跳痛或刺痛，严重会导致彻夜难眠，耳前耳后淋巴结肿大，局部皮肤红肿。头痛，壮热口渴，咽干，大便干，小便黄；耳内流脓，或外耳道红肿，或局限红肿处有脓点，牵涉耳廓疼痛剧烈。舌红，苔黄腻，脉弦或弦数。

护治法则：清肝泻火，兼利湿邪。

治疗代表方：龙胆泻肝汤。

（三）护理措施

1. 病情观察

（1）密切观察患者耳痛的程度及耐受情况。

（2）观察患者有无合并耳流脓、头痛及发热等各种情况。

2. 生活起居护理

（1）提供安静、舒适的环境，以减少感官刺激，促进患者休息，提高机体对疼痛的耐受性。

（2）嘱患者少说话，限制咀嚼动作，以减少下颌运动。打喷嚏、打哈欠等动作会因增加腹压而加重耳痛，应尽量避免。

（3）耳部有创面时，禁止洗澡、洗发，以免感染而加重疼痛。

3. 用药护理

（1）要注意观察病情变化，包括全身情况和局部症状。观察体温变化、耳部疼痛程度及红肿范围。耳痛剧烈者，遵医嘱及时给予镇痛剂缓解疼痛。

（2）当局部肿胀且出血未止时，可进行冷敷，以帮助止血及缓解疼痛。

（3）患者有无如吞咽痛、咽痛、耳痛、耳闭及发热等。如有发生，应及时报告医师，遵医嘱使用药物。

4. 饮食护理 清淡饮食，忌吃刺激性食物，还需注意应软质饮食，以免用力咀嚼从而加重耳痛。风热邪毒型耳痛宜吃清热解毒的食物，如苦瓜、绿豆、百合等。肝胆热盛型耳痛适合吃莲藕等清肝泻火利湿邪食物。

5. 情志护理

（1）调情志，畅胸怀，保持精神愉快。

（2）向患者解释引起不舒适的原因及可能持续的时间。让患者有充分心理准备，帮助鼓励其树立信心，更好地配合治疗及护理。

6. 适宜中医护理技术

（1）**外治法** 用内服中药留渣再煎水，取汁热敷患耳前后。耳道有脓者，宜用棉签蘸稀释的白醋或3% 双氧水洗涤耳道．除去脓液后再滴耳药水。

（2）**针刺疗法** 可以取听会、霸风、外关、中诸、足三里、外间、耳门、肾俞、合谷等穴，每日1次，留针10～20分钟。临床也可用耳针，常用肾、内分泌、内耳等耳穴。

（四）健康教育

1. 手术指导

（1）术前指导

1）皮肤准备：指导患者进行沐浴、洗头。沐浴或洗头时将干棉球塞入双耳内，防止污水进入耳内引发或加重中耳的感染。术前1天剃除手术耳朵的周围头发（距耳朵5～7cm），清洁外耳道、耳廓及该区周围皮肤。

2）局麻手术当日早晨可进清淡、易消化饮食，全麻手术前8小时禁食、禁饮。

3）保证充足睡眠，增强机体抵抗力。

（2）术后指导

1）疖肿已成脓的患者，用无菌注射器针头挑破脓点，排出脓液，外敷黄连膏，切忌用手挤压。

2）嘱患者多休息，做好耳道护理，保持局部清洁。

3）加强运动，增强抵抗力，积极预防和治疗感冒。

4）禁止在污水中游泳；避免不当的鼻腔冲洗术、擤鼻等。

5）患急性脓耳时，应积极治疗，戒除挖耳的习惯，并注意耳部卫生。

2. 心理指导 耳部疾患者常因听力障碍、疼痛、入院后对环境的陌生感等，而产生焦虑、过分担心等不良心理反应。护士应主动与其交谈，介绍疾病的相关知识，消除患者不必要的心理负担，取得患者的配合。

3. 出院指导

（1）定期复查。

（2）加强锻炼，增强体质，积极治疗并预防上呼吸道感染等原发病。

（3）戒除挖耳的不良习惯，防止污水入耳等引起的感染。

第六节 牙 痛

一、病因病机

牙齿为骨之余，肾主骨，属足少阴肾经；足阳明胃经，络于龈中、上齿，手阳明大肠经，络于下齿。因此，牙痛与胃、大肠、肾等脏腑关系密切；还往往与外邪侵袭、炎症、肝肾功能失调、虫蚀牙齿等有关。

（一）卫气不固，风寒侵袭

人头面为诸阳之会，故风寒侵袭发生牙痛多与阳明络虚有关。风寒之邪侵犯牙齿或牙周，导致局部血脉凝滞不通而痛。其痛得热则痛减，并有恶寒、微发热、鼻塞流涕等症可辨。

（二）风热外感，少阳郁火

火热上攻发生齿痛，"病在牙床肌肉间，或为肿痛，或为糜烂，或为臭秽脱落，或牙缝出血不止，皆病在经络"。凡风热外感，少阳郁火均生此症。风热毒邪侵及牙体、牙跟，邪聚不散，气血滞留，导致瘀阻脉络而痛。

（三）胃火炽盛，上壅于经

《景岳全书齿牙》说："此之为病，必为美酒、厚味高粱甘腻过多，以致湿热蓄于肠胃，而上壅于经，乃有此证"。牙龈齿肿热痛，或牙缝中有赤肉弩出，或出血不止，或溃烂臭腐，小便短赤，脘闷不嗜食等症。

（四）肾阴亏耗，虚火上炎

以肾阴亏耗，虚火上炎，骨髓空虚，牙失荣养，致牙齿浮动而痛。多见腰痛眩晕，尺脉微弱。

二、诊断与鉴别诊断

（一）诊断

凡以牙齿疼痛为主要表现者，即可诊断为牙痛。

（二）鉴别诊断

1. 西医鉴别诊断

（1）心绞痛　约18％的心绞痛患者主诉疼痛部位在牙而不在心前区，运动过后牙痛仍持续数分钟，临床应依据病史及各种检查确诊。

（2）三叉神经痛　主要特征是自发的、如闪电般、刀割样、阵发性的牙齿、面部、舌等剧烈疼痛，疼痛有时因接触某一点而诱发，也会因进食、说话、洗脸等诱发。每次历时数秒至数分钟，时发时止，间歇出现，多在晚间缓解。

（3）颌骨恶性肿瘤　因肿瘤压迫及侵犯神经产生疼痛，相应的神经分布区有发麻的症状时，应与牙痛相鉴别。

2. 中医鉴别诊断

（1）牙痛　始于牙龈，局部肿起、疼痛，伴脓液溢出，西医谓之急性根尖脓肿。如果久治不愈，疮口不收，反复溢脓，容易形成牙漏。

（2）龋齿　牙体组织被龋蚀，逐渐被毁坏崩解的一种牙齿疾病。主要临床表现为牙体被蛀蚀成洞，疼痛反复发作，遇冷或热刺激时疼痛加剧。

（3）牙宣　与西医诊断的萎缩性牙周病相类似。主要特征是牙龈萎缩，牙根宣露，牙齿松动，经常渗出血液和脓液。疼痛或有或无，或轻或重，往往胃火上蒸者可出现牙龈红肿疼痛。

三、辨证施护

（一）辨证要点

1. 辨寒热　风热型牙痛往往起病急骤，渐进性加重，得热加剧，遇冷减轻，牙龈肿胀，形寒身热，口渴，舌红，苔白或薄黄，脉浮数。风寒型牙痛呈阵发性，遇风寒发作或加剧，遇热痛减，伴有全身恶风寒、无汗、头痛、鼻塞声重、舌淡苔白等症状。

2. 辨虚实 实火通常是指胃火，虚火是由肾阴亏虚、虚火上炎引起的。胃火引起的牙痛常常会表现为口舌生疮，牙龈肿痛，口渴，小便短赤，大便干燥等。而肾阴亏虚引起的虚火牙痛，疼痛往往不强烈，呈钝疼，且迁延不愈。

（二）证候分型

1. 风寒型

证候表现：牙齿疼痛，遇冷疼痛加重，遇热疼痛减轻。局部红肿不明显，发热，口不渴，恶寒。舌苔薄白，脉浮缓。

护治法则：疏风散寒止痛。

治疗代表方：荆防败毒散。

2. 风热型

证候表现：牙龈疼痛肿胀，局部红、肿、热、痛，患处遇冷则疼痛减轻。牙痛可波及眼睛、耳朵、头部；或出现腮肿而热；或伴头痛发热，口渴喜欢喝冷饮，小便黄，大便干。舌质或舌尖红，苔薄黄，脉浮数。

护治法则：疏风散热，清热解毒。

治疗代表方：银翘散。

3. 胃火型

证候表现：牙龈红肿热胀而痛，甚或流脓渗血，腮颊肿胀。喜冷恶热，面红发热，牵连头脑疼痛，口干渴，口气热臭，小便黄，大便秘结。舌红，苔黄干，脉洪数或滑数。

护治法则：清胃泻火止痛。

治疗代表方：清胃散。

4. 虚火型

证候表现：牙齿隐痛或微痛，牙龈微红、微肿，牙根微动，午后疼痛且咬物无力。兼有症状有头晕、唇赤颧红、腰膝酸软，虚须不寐。舌红，少苔，脉细数。

护治法则：滋阴益肾，降火止痛。

治疗代表方：知柏地黄丸。

5. 龋齿型

证候表现：牙体被蛀成洞，遇冷或热刺激导致疼痛发作或加剧。牙体蛀孔疼痛，时发时作。

护治法则：清胃泻火，杀虫止痛。

治疗代表方：清胃散。

（三）护理措施

1. 病情观察

（1）观察患者是否出现颈项疼痛、头痛不适，或由此引起的失眠不安等现象。

（2）术前局部药物导入30分钟。术后局部外照射30分钟，使局部药物及药磁线能更好地吸收。

2. 生活起居护理

（1）注意休息。提供安静、舒适的环境，病室温湿度适宜，减少不良刺激。

（2）指导患者放松术，如用听音乐、看书等活动来转移患者的注意力。

（3）做好口腔护理，保持口腔清洁，预防口腔感染，可以用漱口液漱口3～4次/日。

（4）行脓肿切开引流术后，取半坐卧位，有助于伤口分泌物的引流。

3. 用药护理

（1）评估疼痛的部位、性质、持续时间及疼痛病史等。遵医嘱给予镇痛、镇静药物。

（2）遵医嘱使用抗生素，控制感染。

4. 饮食护理

（1）摄入充分水分；清淡饮食，忌食刺激性食物。

（2）嘱患者禁食冷、热、酸、甜食物的摄入，不吃过硬食物，减轻疼痛。

（3）风热型牙痛患者，宜吃西瓜、冬瓜、芹菜等清热解毒的食物。胃火型牙痛患者，适宜吃梨子、百合、兔肉等清胃泻火的食物。对于虚火牙痛者，可以取麦冬 50g、天冬 50g、大米 100g，将麦冬、天冬洗净切碎，与大米一同放入砂锅，加适量水煮烂成粥。龋齿型牙痛患者，睡前不吃糖、饼干等淀粉类食物。

5. 情志护理

（1）调情志，畅胸怀，保持精神愉快。

（2）向患者解释引起不舒适的原因及可能持续的时间。让患者有充分心理准备，帮助鼓励其树立信心，更好地配合治疗及护理。

6. 适宜中医护理技术

（1）外治法　对于龋齿牙痛者，可用牙痛散等清热辟邪、辛散止痛的药物置于患侧鼻孔或龋洞内；亦可用银花、露蜂房等量煎水漱口。对于牙宣牙痛者，可外擦冰硼散；亦可去除牙结石等。

（2）针刺疗法　取合谷、牙痛穴（位于掌面第 3、4 掌骨，距掌横纹 1 寸处）、下关、风池、颊车、太阳、内庭、太溪、太冲、行间等穴，每日 1 次，留针 10 ~ 20 分钟。

（3）指压法　取人中穴、迎香、大迎、下关、颧突凹下等处，用力由轻逐渐加重，以指切压，施压 15 ~ 20 分钟。

（四）健康教育

1. 饮食指导

（1）适当摄入富含膳食纤维的食物，如新鲜的蔬菜、水果等。

（2）炎症急性期宜食用高蛋白、清淡、易消化的流质或半流质饮食，加强营养，提高组织修复能力和机体抵抗力。

2. 心理指导　耐心讲解疾病的治疗方案及相关知识，解除患者紧张情绪。

3. 出院指导

（1）掌握正确的刷牙方法，养成早晚刷牙、饭后漱口的习惯。

（2）坚持锻炼，增强体质。

（3）定期检查，早期治疗。

（4）预防龋齿，纠正睡前吃甜食或喝饮料的不良习惯。

第七节　其　他

一、鼻痛

鼻痛即为鼻部疼痛，范围限于鼻部两侧、鼻部内外。可表现为鼻部热痛、胀痛、痒痛、干燥痛等。现代医学的鼻部疔疮疖肿、鼻前庭炎、急慢性鼻炎、鼻窦炎等疾患，可出现鼻部疼痛的症状。

（一）病因病机

风寒与风热型鼻痛均为风邪侵袭，经络壅滞而致鼻痛。胆经热盛鼻痛多因嗜酒、食辛热炙煿，外受邪热，火热之邪上扰鼻窍，经络壅滞所致。

1. 卫气不固，外邪侵袭　肺开窍于鼻，外感风热之邪，或外感风寒邪气侵袭人体，阳盛体质而从阳化热，犯及肺脏，造成肺气宣降失职，而且随经影响鼻窍，可导致经络气血发生壅滞而形成疼痛。

2. 胃火上炎，火热之邪循经上犯　胃火上炎，外感热毒邪气或饮食不节，而胃经积热，火热之邪循经上犯鼻窍，灼伤肌膜，经脉瘀阻，可形成鼻痛。

3. 湿热积聚，湿热之邪随经上蒸　脾胃湿热外感湿热邪气，或过食膏粱厚味，损伤脾胃，造成体内湿热积聚，湿热之邪随经上蒸鼻窍，邪毒结聚，灼腐肌膜，亦可形成鼻痛。

4. 其他　如挖鼻、拔鼻毛或擤鼻涕损伤，而邪毒乘虚而入，可致脉络瘀阻，形成鼻痛，亦可与某些鼻部肿瘤同时并见。

（二）诊断与鉴别诊断

1. 诊断　凡以鼻部疼痛为主症者，即可诊断为鼻痛。包括鼻尖部、鼻孔部、鼻梁部（鼻中隔骨）、鼻翼、鼻隧（鼻孔深处之通道）部疾患所引起的疼痛。

2. 鉴别诊断

（1）西医鉴别诊断

1）鼻前庭炎、鼻前庭疖　鼻前庭呈弥慢性红肿、糜烂、结痂，患者又有痛、痒、干燥等不适症状，称鼻前庭炎。若局部隆起、肿痛，并出现脓头，且部位在鼻前庭，则谓鼻前庭疖。

2）急性鼻炎　早期鼻部灼热疼痛，伴有喷嚏、大量溢液，起病次日鼻塞症状最为明显。局部检查鼻黏膜充血肿胀，鼻腔可有多量分泌物潴留，一般 10 ~ 14 天可痊愈。

3）鼻窦炎　以大量的水样或脓性分泌物为特征，局部检查副鼻窦开口处有分泌物溢出，鼻和与鼻窦对应的面部可出现压痛，也伴有头痛、发热及鼻塞等全身症状。

（2）中医鉴别诊断

1）鼻外伤痛　由撞击、跌仆、弹击、爆炸等所伤。轻者皮破肉损、鼻衄；重者可伤及骨，导致鼻骨骨折。临床上无论是皮肉损伤，还是鼻骨骨折，多伴有疼痛，根据外伤不难鉴别。

2）鼻疳　临床以疼痛轻微为特点。鼻前窍肌肤糜烂、痒痛、潮红、焮肿，偶尔见皲裂出血。

3）鼻窒　相似于西医所指的慢性鼻炎。因鼻通气不利、鼻腔窒塞，而引起鼻塞、鼻黏膜红肿、流黄稠涕等胆经热盛证；引起的疼痛多为头痛。

（三）辨证施护

1. 辨证要点

（1）辨寒热表里　风寒型鼻痛往往表现为鼻窍微痛，鼻塞流清涕，微恶风寒，或有发热，脘闷纳呆，腹胀便溏；舌苔薄，或白腻，脉浮数，或濡数。风热型鼻痛表现多为鼻窍灼热疼痛红肿，有浊涕，伴发热、头痛、口渴、咳嗽、黄痰等症状；舌质红，苔薄，或微黄，脉浮数。肺胃热盛鼻痛疼痛剧烈，多在鼻窍前端及中隔部位，按之痛甚，或有少量出血，并见口渴咽干，便秘溲黄等症，舌苔黄，脉数。

（2）辨疼痛程度　风寒风热型疼痛程度往往较轻，疼痛部位在鼻窍；而胆经热盛型鼻痛疼痛较剧烈。

2. 证候分型

（1）外伤型

证候表现：局部疼痛、肿胀。感染出血或发炎。

护治法则：未骨折者，以活血逐瘀、行气止痛为主。已骨折者，以接骨活血止痛为主。

治疗代表方：伤于皮肉患者，可用活血止痛汤；骨折患者，可用接骨丹。

（2）风热型

证候表现：鼻腔灼热疼痛，流浊涕，黄涕，局部红肿。发热，口渴，咳嗽，痰黄稠而黏。舌红，苔黄，脉浮数。

护治法则：祛风清热。

治疗代表方：银翘散加白芷、葛根。

（3）风寒型

证候表现：鼻痛，头痛，鼻塞流清涕。咳嗽，恶寒发热，鼻黏膜轻度红肿。舌苔薄白，脉浮紧或浮弦。

护治法则：祛风散寒通窍。

治疗代表方：藿香正气散。

（4）胆经热盛型

证候表现：鼻痛，头痛剧烈，局部红肿，流涕黄浊。发热、口苦、咽干、耳鸣、耳聋、烦躁易怒。舌质红，苔黄腻，脉滑数或弦数。

护治法则：清泄胆热，利湿通窍。

治疗代表方：龙胆泻肝汤。

（四）护理措施

1. 病情观察

（1）注意观察有无头痛及鼻腔渗血等情况。

（2）观察体温、脉搏、神志的变化，注意有无清水样鼻涕不断从鼻腔流出，防止脑脊液鼻漏和颅内感染的发生。

2. 生活起居护理

（1）提供安静、舒适的环境，以减少感官刺激，促进患者休息，提高机体对疼痛的耐受性。

（2）依据病情可取坐位或半坐卧位，减轻局部组织肿胀或出血，缓解疼痛，同时有利于呼吸。

（3）对于双侧鼻腔填塞者，因张口呼吸，吸入的空气得不到充分的湿化和温化，加上口腔唾液挥发较快，可嘱咐其多次少量饮水，以缓解口、咽部干燥。局部肿胀未超过 24 小时者，可给予冷敷以缓解疼痛并止血。

（4）术前剪鼻毛、刮胡须，备皮；术前晚、手术当日按医嘱给予镇静剂。鼻腔炎症给予抗炎治疗，预防术后伤口感染。全麻患者，术前 12 小时禁食，6 小时禁水。

（5）术后，全麻患者取去枕平卧位，头偏向一侧；局麻患者取半坐卧位。密切观察伤口出血情况。鼻出血者抬高头部 10°～15°，头偏向出血侧，有利于血液流出，防止误吸血块而窒息；鼻塞严重时取半坐卧位，可减轻鼻腔、鼻窦黏膜充血、水肿，利于鼻腔分泌物的引流，从而改善通气功能。局部肿胀明显者，术后 24 小时内用冰敷；术后 24 小时以后用热敷，疼痛严重者可适当地给予镇痛剂。嘱患者早日下床活动，预防肺部并发症和压力性损伤的发生。

3. 用药护理

（1）要注意观察病情变化，包括全身情况和局部症状。观察体温变化、耳部疼痛程度及红肿范围。耳痛剧烈者，遵医嘱及时给予镇痛剂缓解疼痛。

（2）当局部肿胀且出血未止时，可进行冷敷，以帮助止血及缓解疼痛。

（3）患者有无如吞咽痛、咽痛、耳痛、耳闭及发热等。如有发生，应及时报告医师，遵医嘱使用药物。

4. 饮食护理 清淡饮食，忌吃刺激性食物，少食煎炸及肥腻物品，多吃新鲜蔬菜和水果，多喝水，必要时可服用适量维生素 C、A 等。风热型、胆经热盛型鼻痛宜吃清热泻火、解毒利水及富含微量元素、矿物质的食物，如绿豆、甘蔗、西蓝花等，忌吃辛辣燥热、鱼虾海鲜等发物。

5. 情志护理

（1）调情志，畅胸怀，保持精神愉快。

（2）向患者解释引起不舒适的原因及可能持续的时间。让患者有充分心理准备，帮助鼓励其树立信心，更好地配合治疗及护理。

6. 适宜中医护理技术 可采用外治法，如对于鼻外伤引起的鼻及眼睛青紫肿胀者，可敷如意黄金散，注意肿胀 24 小时内用冷敷。对于鼻疔者，可用中药渣煎水热敷患处。

（五）健康教育

1. 饮食指导 适当摄入富含膳食纤维的食物，如新鲜的蔬菜、水果等。

2. 心理指导 耐心讲解疾病的治疗方案及相关知识，解除患者紧张情绪。

3. 出院指导 不吃辛辣刺激性食物，避免刺激鼻腔黏膜而引起不适。不用力抠鼻，以免诱发鼻出血。坚持锻炼，增强体质；避免受凉，预防感冒及上呼吸道感染。及时复查，根治鼻病，若有鼻塞、流脓鼻涕、伤口出血等情况随时就诊。

二、咽喉痛

咽喉痛亦称喉咙痛，指咽喉部位的疼痛。咽喉痛的范围，限于咽喉部位，包括口咽部和喉咽部。常见于西医的化脓性扁桃体炎、急慢性咽炎、喉炎、咽喉结核等病。

（一）病因病机

咽接食管，通于胃；喉接气管，通于肺。

1. 卫气不固，外感风热之邪 外感风热之邪熏灼肺系，而致咽喉肿痛。

2. 肺、胃两经郁热上壅 肺、胃二经郁热上壅，而致咽喉肿痛，属实热证。

3. 肾阴不足，虚火上炎 肾阴不能上润咽喉，虚火上炎，也可致咽喉肿痛，属阴虚证。

（二）诊断与鉴别诊断

1. 诊断 凡以咽喉部位疼痛为主要症状者，即可诊断为咽喉痛。

2. 鉴别诊断

（1）西医鉴别诊断

1）急性扁桃体炎 咽部疼痛，可放射至耳部，吞咽困难伴咽部疼痛加剧，颌下淋巴结肿大有压痛。体温可达40℃，全身酸痛不适。

2）鼻咽炎 临床上以咽部疼痛伴有鼻咽黏膜改变为特征。急性患者会出现高热，流黏液性脓鼻涕；慢性者会出现头痛及鼻咽干燥。

3）鼻窦炎 以大量的水样或脓性分泌物为特征，局部检查副鼻窦开口处有分泌物溢出，鼻和与鼻窦对应的面部可出现压痛，也伴有头痛、发热及鼻塞等全身症状。

4）急性喉炎 患者会出现喉痛、声嘶、咳嗽、全身不适、发热，体温38℃左右。

5）白喉 是由白喉杆菌引起的一种急性传染病，小儿较多见。主要累及扁桃体及周围组织，可见灰白色假膜，不易拭去，拭之易出血，但咽痛不重。

（2）中医鉴别诊断

1）风热喉痹 专指以咽部红肿疼痛为主的疾患，患者咽部疼痛不甚，局部微红、微肿。全身可见恶寒，发热，头痛，咳黄稠痰，口臭，大便秘结，小便黄等。

2）喉痈　是指发生在咽喉间的痈疮。由于发病部位不同，而名称各异。

（三）辨证施护

1. 辨证要点

（1）辨表里　咽喉痛痒红肿为风邪外感；咽喉疼痛剧烈主里热雍盛。

（2）辨虚实　咽痛尿赤，夜寐不宁为心火上炎、心肾不交，咽痛不明显或仅感不适主虚证；咽喉干痛，朝轻暮重，为肺肾阴虚、虚火上炎；咽痛颈前明显多为阴虚所致。咽喉部位化脓，多为湿热证；虚证少有化脓。

2. 证候分型

（1）风邪束肺型

证候表现：咽喉部微痛。发热，恶风，头痛，身痛，声嘶，咳嗽；苔薄白或薄黄，脉浮或浮数。

护治法则：疏风解表，利咽止痛。

治疗代表方：疏风清热汤。

（2）风火上炎型

证候表现：咽喉红肿且疼痛剧烈；身体壮热，口渴，大便秘结。

舌质红，苔黄且干厚，脉洪数。

护治法则：清热解毒，利膈通便。

治疗代表方：凉膈散合承气汤。

（3）阴虚火旺型

证候表现：咽喉干痛，口干欲饮。舌红，少苔，脉细数。

护治法则：滋阴、养液、利咽。

治疗代表方：知柏地黄丸。

（4）热毒雍聚型

证候表现：咽喉痛剧，有脓点或脓液。舌红赤，苔黄且厚腻，脉洪数或滑数。

护治法则：活血散瘀，消肿排脓。

治疗代表方：仙方活命饮。

（四）护理措施

1. 病情观察

（1）要注意病情观察，患者因会厌部炎症、肿胀或脓肿增大压迫喉部可致呼吸困难，应密切观察呼吸、脉搏情况，床边应备有吸痰器、氧气、喉镜及气管插管、气管切开包等急救设备，以便抢救。

（2）咽后脓肿患者宜取去枕平卧，头低足高位，以免脓肿破裂时引起窒息。

2. 生活起居护理

（1）提供安静、舒适的环境，嘱患者多休息；体温高者，宜卧床休息。

（2）告知患者避免激发疼痛的诱因，如打喷嚏、咳嗽、打呵欠等运动。

（3）给予生理盐水或复方硼酸液漱口。

（4）平时多服清凉润肺饮方，如玄参、白茅根、生地、麦冬水泡服或煎水。

（5）咽喉红肿疼痛时期，可用银花甘草漱口。

3. 用药护理

（1）当局部肿胀且出血未止时，可进行冷敷，以帮助止血及缓解疼痛。

（2）遵医嘱给予镇痛剂。

（3）高热患者应予降温。

4. 饮食护理

（1）对咽部疼痛、吞咽困难者进流质饮食及多饮水，每2小时1次，保证营养供给，有利于机体康复，如脓肿较大者应暂禁食，可以给予静脉输注营养液。

（2）里热壅盛型咽痛宜吃梨子、柠檬、葡萄、柚子、橙子、罗汉果、无花果等清热利咽的食物。阴虚火旺型咽喉痛可以把20g藕汁和荸荠汁、10g麦冬汁、25g鲜芦根汁和30g梨汁一起放在锅中加入水熬煮喝。

5. 情志护理

（1）调情志，畅胸怀，保持精神愉悦。

（2）安慰患者，解释疼痛的原因、性质及持续时间，消除其紧张心理。教会患者采用深呼吸、听音乐等方法转移其注意力。

6. 适宜中医护理技术

（1）采用外治法，如颌下部红肿，可用金黄散外敷。

（2）采用"刮痧"疗法通过提刮患者咽喉部皮肤至皮肤发生紫红色斑块为度，可以使经络疏通，将体内邪热发泄至体表。

（3）取风池、风府、天突、曲池、合谷、肩井穴，让患者取仰卧位，先在喉结两旁、天突穴用推拿或一指推揉法上下往返数次。再令患者取坐位，按揉风池、风府、肩井穴，配合推拿风池、肩井、曲池、合谷等穴。

（五）健康教育

1. 饮食指导 进食流食和软食，适当摄入富含膳食纤维的食物，如新鲜的蔬菜、水果等。

2. 心理指导 患者常因咽部疼痛不能正常饮食，而出现焦躁不安、抑郁、失望、悲观等负性情绪，医务人员要主动关心患者，积极地给予心理疏导。

3. 出院指导 注意口腔卫生，不吃辛辣刺激性食物，避免刺激咽部而引起不适。坚持锻炼，增强体质；避免受凉、劳累、吸烟、饮酒等诱因，预防感冒及上呼吸道感染。

目标检测

答案解析

一、选择题

（一）A1/A2型题（最佳选择题）

1. 与内伤头痛发病有关的脏包括（　）

    A. 心、肝、肾　　　　　　B. 肺、脾、肾　　　　　　C. 肝、脾、肾

    D. 心、肺、脾　　　　　　E. 心、肝、肺

2. 血瘀所导致的头痛，常表现为（　）

    A. 刺痛　　　　　　　　　B. 跳痛　　　　　　　　　C. 冷痛

    D. 重痛　　　　　　　　　E. 隐痛

3. 流行性腮腺炎的潜伏期为（　）

    A. 12～22天　　　　　　B. 7～14天　　　　　　C. 10～15天

    D. 9～18天　　　　　　 E. 5～7天

4. 患者，男，7岁。发热、恶寒，双侧耳下腮部漫肿疼痛，边缘不清，咀嚼不便，伴有头痛、咽红、纳少，舌质红，苔薄黄，脉浮数。此患者的中医证型为（　　）

    A. 热毒蕴结   B. 邪陷心肝   C. 毒窜睾腹

    D. 风寒袭表   E. 邪犯少阳

5. 患者，女，50岁。面部抽搐样剧痛，郁怒加重，头晕目眩耳鸣，伴面红目赤，五心烦热，失眠多梦，腰膝酸软，咽干，舌红少苔，脉弦细数。此患者的中医证型为（　　）

    A. 风热袭表   B. 阴虚阳亢   C. 风寒袭表

    D. 胃火炽盛   E. 肝火上炎

6. 被称为百病之长的外邪为（　　）

    A. 热邪   B. 寒邪   C. 风邪

    D. 湿邪   E. 燥邪

7. 由于痰湿所致的疼痛常表现为（　　）

    A. 胀痛   B. 冷痛   C. 隐痛

    D. 空痛   E. 重痛

8. 三叉神经痛患者，女，45岁。患者疼痛常因忧思恼怒而诱发，患侧面部突发阵发性灼痛，伴面红目赤，烦躁恼怒，夜寐不宁，胁肋胀痛，口苦咽干，溲赤便秘，舌红苔黄，脉弦数。其护治原则为（　　）

    A. 阴虚阳亢   B. 胃火炽盛   C. 风热外袭

    D. 肝火上炎   E. 风寒外袭

9. 下列适宜风寒外袭型三叉神经痛患者食用的有（　　）

    A. 芹菜粥   B. 川芎葱花鸡蛋汤   C. 丝瓜豆腐汤

    D. 桑葚枸杞粥   E. 沙参玉竹排骨汤

10. 流行性腮腺炎患者，男，9岁。患者耳下腮部漫肿疼痛，坚硬拒按，高热不退，烦躁不安，头痛项强，嗜睡，严重者昏迷，抽搐。舌质红，苔黄，脉弦数。其证型为（　　）

    A. 邪犯少阳   B. 热毒蕴结   C. 邪陷心肝

    D. 湿热壅盛   E. 毒窜睾腹

（二）X 型题（多项选择题）

11. 以下关于三叉神经痛的护理措施，说法正确的是（　　）

    A. 刮风时最好不要出门，寒冷天气，注意头面部保暖，外出戴口罩

    B. 忌食过于寒凉的食物

    C. 护理操作应安排在疼痛发作期实施，同时做好疼痛评估。

    D. 可选鱼腰、四白、承浆、阿是穴进行穴位注射

    E. 风寒外袭者，可食绿豆海带汤，亦可食用苦瓜、苦菜

12. 根据病因，头痛可分为（　　）

    A. 外感头痛   B. 内伤头痛   C. 实证头痛

    D. 虚证头痛   E. 气虚头痛

13. 头痛的基本病机为（　　）

    A. 肝阳头痛   B. 气滞头痛   C. 不通则痛

    D. 气虚头痛   E. 不荣则痛

14. 以下属于内伤头痛特点的是（　　）

A. 痛势较缓

B. 起病缓慢

C. 常表现为空痛、昏痛、隐痛、痛势悠悠

D. 每因外邪所致

E. 因劳倦而发

15. 与三叉神经痛的发生关系密切的经络有（　　）

A. 手阳明经　　　　　　B. 手少阴经　　　　　　C. 足少阴经

D. 每因外邪所致　　　　E. 足阳明经

二、简答题

1. 请简述如何对头痛患者进行病情观察。

2. 请简述如何对三叉神经痛患者进行健康教育。

3. 请简述流行性腮腺炎的临床表现。

4. 请简述流行性腮腺炎的饮食护理。

5. 请简述头痛适宜中医护理技术有哪些？

（钱凤娥　宋晓丽）

书网融合……

本章小结　　　　　　微课1　　　　　　微课2　　　　　　题库

第九章 妇产科疼痛的中医护理

PPT

学习目标

知识要求：

1. 掌握　经行腹痛、妊娠腹痛、产后身痛、经行头痛、产后腹痛的辨证施护。

2. 熟悉　经行腹痛、妊娠腹痛、产后身痛、经行头痛、产后腹痛的病因病机、诊断依据。

3. 了解　经行腹痛、妊娠腹痛、产后身痛、经行头痛、产后腹痛的鉴别诊断。

技能要求：

1. 熟练掌握各种妇产科疼痛疾病的中医护理措施。

2. 学会应用本章所学的知识解决常见妇产科疼痛疾病的护理问题。

素质要求：

1. 具有良好的中医思维能力，学会理论指导临床，树立中医护理的文化自觉与文化自信。

2. 具备对妇产科疼痛疾病相关的中医护理职业素养，拥有中医护理理念的职业态度。

第一节　经行腹痛 微课

⇒ 案例引导

案例：王某，女，45岁。主诉：经期小腹疼痛1年余。现病史：患者13岁第一次来月经，周期29天，经期6天，每次月经量基本正常，颜色红，没有血块，月经期及月经前无明显不适。近1年多来，经前3天出现小腹部疼痛，难以忍受，经量、周期、经期同前，小腹痛遇热可缓解，经色暗，夹有血块，血块排出腹痛减轻，舌质暗淡，苔白，脉沉细。末次月经时间为2021年11月20日。一年四季，患者都喜欢喝冷饮、吃冰镇水果。

讨论：

1. 患者所患何病？

2. 引起本病的病因病机是什么？

一、病因病机

（一）气滞血瘀

平素患者多抑郁，或者遇事多易愤怒伤及肝脏，导致肝气郁滞，气机不畅，进而血瘀，出现气滞血瘀的病理状态；或经期，或产后，余血停留体内，积聚成瘀，瘀滞留于子宫或冲任，血液运行不畅，当月经即将来潮或月经期间，大量气血灌注冲任，则会加重壅滞的情况，根据"不通则痛"的原理，最后发为经行腹痛。

（二）寒凝血瘀

患者在经期或者产后，不注意保暖，使寒邪侵入体内，或平素嗜食冷饮、瓜果等生冷滑利之品，致内外寒停滞冲任，因寒邪具有收敛凝滞的致病特点，血遇寒则凝，因此血液运行艰涩不利。当月经即将来潮之时或月经期间，大量气血灌注冲任，则会加重壅滞的情况，根据"不通则痛"的原理，最后发为经行腹痛。

（三）湿热瘀阻

患者素体湿热交结，或月经期间、产后护理不及，导致湿热邪气侵袭，蕴于体内，湿性黏滞，稽留于冲任或胞宫，阻碍气血运行。当月经即将来潮之时或月经期间，气血灌注冲任，胞宫气血运行不畅，气血更加壅滞，根据"不通则痛"的原理，最后发为经行腹痛。

（四）肾气亏损

患者平素体质虚弱，或房劳伤肾，或多产伤精血，精血亏虚，冲任不荣，经行以后，血海进一步虚少，不能滋润濡养胞宫，根据"不荣而痛"的原理，最后发为经行腹痛。

（五）气血虚弱

患者平素体质虚弱，正气亏虚，气血不足，或者久病、重病之后，气血损伤严重，或平素脾胃虚弱，饮食水谷失于运化，气血生成不足。行经以后，血海进一步虚少，不能滋润濡养胞宫，根据"不荣而痛"的原理，最后发为经行腹痛。

⊕ **知识链接**

中医古籍对痛经的记载和描述

有关痛经的记载，最早见于汉·张仲景的《金匮要略》，书中描写到："带下，经水不利，少腹满痛……"而隋·巢元方在《诸病源候论》中对痛经的病因有进一步的认识，记述了："妇人月水来腹痛者，由劳伤气血，以致体虚，受风冷之气客于胞络，损伤冲、任之脉"，此著作为痛经的病因病机研究奠定了很好的基础。明·张景岳在《景岳全书》中详尽地总结了痛经的发病原因，对现在临床治疗痛经有很高的指导价值。

二、诊断与鉴别诊断

（一）诊断

1. 月经期间出现规律的小腹疼痛。一般在经期第 1～3 天出现腹痛，或者经期第 1 天腹痛显著，之后疼痛逐渐减轻至消失。

2. 一般多在小腹部疼痛，可以是痉挛性疼痛、阵发性疼痛或持续性疼痛，坠痛和胀痛常并见，或伴前后二阴坠痛，或伴全腹或腰骶部疼痛。疼痛剧烈时可伴有头晕眼花、恶心呕吐、四肢冷汗、面色淡白无光泽，严重者可以出现晕厥。

（二）鉴别诊断

1. 异位妊娠　一般异位妊娠会出现停经的表现，有胎物排出，或妊娠试验反应表现出阳性；而经行腹痛不会出现停经的表现，且妊娠试验反应表现出阴性。

2. 肠痈　一般伴有发热，且疼痛的表现是转移性右下腹痛。经行腹痛以小腹部疼痛，不伴发热。

3. 黄体破裂　一般在月经将行之前会出现黄体破裂，同时阴道内会流出少量血液，而经行腹痛发生在月经期间 1~3 天。妇科检查、阴道后穹窿穿刺及剖腹探查可鉴别。

三、辨证施护

(一) 辨证要点

1. 辨虚实 实证疼痛多发生在经前或经期前几天；虚证疼痛发生在经后或经期后几天。实证痛而拒按，多呈现灼痛、绞痛、刺痛或掣痛；虚证痛而喜按，多呈现坠痛或隐痛。一般实证多，虚证少。

2. 辨性质 因气滞导致的疼痛一般在少腹，胀重于痛，时痛时止，归于肝；因血瘀导致的疼痛一般痛重于胀，疼痛持续；如疼痛在腰膝，归于肾。疼痛性质为灼痛，遇热疼痛加剧，属热；疼痛性质为冷痛或绞痛，遇冷疼痛加剧，属寒。需要结合患者症状，综合分析，辨别证型。

(二) 证候分型

1. 气滞血瘀

证候表现：行经以前或月经期间，出现小腹疼痛，按则疼痛加剧，可随情绪异常波动而加重，经色紫黑，且血块较多，经量较前减少，血块排出以后痛感消失，可伴有胸胁胀痛、乳房胀痛，舌质暗，或有瘀点、瘀斑，苔白，脉弦涩。

护治法则：行气活血，化瘀止痛。

治疗代表方：膈下逐瘀汤加减。

2. 寒凝血瘀

证候表现：行经以前或月经期间，出现小腹冷痛，按则疼痛加剧，得温痛减，经色紫黑，且血块较多，经量较前减少，伴面色青紫或青灰，四肢冷，畏寒喜暖，舌紫暗，苔白，脉沉紧。

护治法则：温经散寒，化瘀止痛。

治疗代表方：温经汤加减。

3. 湿热瘀阻

证候表现：行经以前或月经期间，出现小腹灼热疼痛，按后疼痛加重，连及腰骶疼痛，或伴低热，小便短赤而黄，或行经以前或月经期间小腹疼痛加重，经量增多或经期时间延长，经色呈紫红色，有血块，质黏稠，或伴色黄臭秽的带下、量多，舌质红，苔黄腻，脉濡数。

护治法则：清利湿热，化瘀止痛。

治疗代表方：清热调血汤加减。

4. 肾气亏损

证候表现：月经期间或行经以后前 1~3 天，出现小腹疼痛，呈隐痛，按后疼痛缓解，经量较前减少，质地较为清稀，颜色偏淡，或月经淋漓不尽，或伴面色枯黄无光泽，腰膝酸痛无力，头晕眼花，目眩，耳聋、耳鸣，舌质淡红，苔薄，脉沉细。

护治法则：补益肾气，养血止痛。

治疗代表方：调肝汤加减。

5. 气血虚弱

证候表现：月经期间或行经以后，小腹部出现疼痛，呈空坠痛或隐痛，按后疼痛缓解，经量较前减少，质地较为清稀，颜色偏淡，伴面色淡白，没有光泽，精神疲倦，少气懒言，乏力，头晕目眩，舌质淡，苔薄白，脉细弱。

护治法则：补益气血，调经止痛。

治疗代表方：圣愈汤加减。

（三）护理措施

1. 病情观察　当患者出现经行腹痛时，观察患者腹痛发生的时间、持续时间、疼痛程度、可能伴随的症状，以及月经颜色、经量、经质的变化，辨别是虚证或实证、寒证或热证。

2. 生活起居护理　居室环境安静整洁，温湿度适宜，劳逸适当。经期严格注意卫生，多休息，禁房事。肾虚、气血亏虚者避免劳累，以免伤及正气；寒凝血瘀者，应多注意保暖，避免受凉，提高自身阳气，可用暖贴温热腰部、腹部等。

3. 用药护理　注意患者用药后症状是否缓解，不要滥用镇痛药物。气滞血瘀型经行腹痛，可服用益母草水，以活血通经，减轻疼痛；寒凝血瘀型经行腹痛，服用药物前，应将药物温热，可以喝生姜红糖水以温经散寒，减轻疼痛；湿热瘀阻型经行腹痛，服用药物前，应将药物放置偏温凉，在行经前 5 ~ 7 天服用。

4. 饮食护理　饮食营养要丰富，食物易消化，避免吃生冷食物，以免出现经行腹痛或者加重疼痛的症状，忌辛辣刺激性、酸性食物等。气滞血瘀型经行腹痛宜食通行气血之品，如橘皮、佛手等；寒凝血瘀型经行腹痛宜食暖经祛寒之品，如狗肉、羊肉等；湿热瘀阻型经行腹痛宜食清利湿热之品，如冬瓜、薏苡仁等；肝肾亏虚型经行腹痛宜食滋补肝肾之品，如黑芝麻、猪肝等；气血亏虚型经行腹痛宜食补益气血之品，如桂圆、山药、大枣、花生等。

5. 情志护理　平素抑郁、无精打采之人，劝导患者多参加社交活动，改善患者心情，保持心情愉悦，避免加重病情。平素易紧张、总感恐惧之人，进行情志调适，帮助消除恐惧、紧张、不安的心理。

6. 适宜中医护理技术　可以选择艾灸、中药热熨、贴敷、拔罐、推拿、耳穴贴压法等方法。艾灸、中药热熨、贴敷、拔罐、推拿等方法治疗时气滞血瘀型经行腹痛可以选择气海、神阙、关元等穴；寒凝血瘀型经行腹痛可以选择气海、关元等穴；气血虚弱型经行腹痛可以选择足三里、中脘等穴；肾气亏损型经行腹痛可以选择肾俞、命门等穴。耳穴贴压法治疗时根据不同证型可以选择脾区、肝区、肾区、三焦、内分泌等穴位。

（四）健康教育

1. 平时应保持良好的生活规律，月经期间保暖，不要过度劳累或者有强烈的活动。注意卫生，每日清洗外阴，更换内裤。禁房事，忌游泳，经期不宜盆浴。

2. 每天都保持良好的情绪，具备处理不良情绪刺激能力，避免因情志不畅导致经行腹痛或者加重疼痛的症状。

3. 平素注意饮食，经期更加注意，避免贪凉饮冷。小腹可用暖贴或者热水袋进行温热护理。镇痛药物的使用应谨慎，避免成瘾。

4. 积极治疗导致经行腹痛发生的疾病。

第二节　妊娠腹痛

一、病因病机

（一）血虚

孕妇平素体质虚弱，血液亏虚，或因其他疾病导致血液丢失过多，或脾胃虚弱，运化无力，血液生成不足，导致的血液虚损；怀孕以后，气血聚下以滋养胎儿，导致血液更加亏虚，冲任、胞脏失去濡养，不荣则痛，则腹隐痛。

（二）虚寒

孕妇平素体质阳气亏虚，导致阴气相对偏盛，阴寒内生则积聚，不能温煦胞脏，阳气亏虚，推动无力，则气血运行不畅，阻滞胞脉，不通则痛，则腹隐痛。

（三）气滞

怀孕以后，气血聚下以滋养胎儿，使肝脏藏血不足，肝脏失于濡养，肝气易郁滞不畅；或怀孕以后，胎儿逐渐长大，容易阻碍气的运行，出现气机郁滞；或孕妇平素情志不畅，易怒易郁，使肝脏疏泄功能失职，不能条达舒畅，则进一步导致肝郁气滞，气行则血行，气滞则血瘀，瘀阻胞脉，不通则痛，则腹胀痛。

⚛ 课程思政

传承中医精神，发扬中医传统

两千多年前的《黄帝内经》为妇科的形成和发展奠定了基石，已经出现经、带、胎、产等主要病种的记录；汉代张仲景《金匮要略》有现存最早的妇科专篇，其中大部分方剂仍在当今临床实践中使用；清代《傅青主女科》创制了完带汤、清经散、温胞饮等一系列经典名方；民国时期张锡纯《医学衷中参西录》融通中西，研制了如寿胎丸安冲汤、固冲汤、理冲汤等大量名方，疗效显著，被后人推崇并沿用至今。中医中药是历代医家在千百年实践中积累沉淀的宝贵财富，学习具有悠久历史、理论和时间经验丰富、哲学思想深邃的中医中药文化，对探索现代医学发展具有重要的价值。我们应树立中医药自信和文化自信，鼓励学生传承精髓，守正创新，把先辈留给我们的财富继承好、发展好、利用好，擦亮中医药这块金字招牌。

二、诊断与鉴别诊断

（一）诊断

1. 一般有早孕反应，有停经史。

2. 在临床上以小腹疼痛为主要表现，疼痛性质为隐痛或者绵绵疼痛，不剧烈，或冷痛，得热则痛减，或伴胁肋胀痛，通常阴道无血液流出。查体时表现出腹部柔软，按压无痛感。

3. 有妊娠体征，尿妊娠试验阳性，B超提示宫内活胎。

（二）鉴别诊断

1. **异位妊娠** 两者都可有早孕反应，有停经史，血或尿 β-hCG 化验都呈阳性。异位妊娠在未破损期可以表现出小腹痛，B超检查可以鉴别妊娠腹痛与异位妊娠。

2. **胎动不安** 两者都可有早孕反应，有停经史。胎动不安先有胎动下坠感，然后出现小腹疼痛，伴腰酸，或伴阴道出血，出血量少。

3. **妊娠合并卵巢囊肿蒂扭转** 妊娠合并卵巢囊肿蒂扭转的孕妇常有卵巢囊肿病史，疼痛发生在体位改变时，常是一侧下腹部疼痛，痛感剧烈，严重者可发生昏厥，或伴四肢厥冷、汗出、恶心，严重者呕吐，B超检查提示有囊肿，可以进行鉴别。

三、辨证施护

（一）辨证要点

依据腹部疼痛的程度和疼痛性质，结合其他的症状和舌脉，可以进行辨证分析，辨寒证或热证、虚证或实证。通常血虚疼痛表现为绵绵作痛，按则疼痛减轻；虚寒疼痛表现为冷痛，温热腹部或者按之则疼痛减轻；气滞疼痛表现为胀痛，疼痛连及胁肋。

（二）证候分型

1. 血虚

证候表现：妊娠以后，小腹部出现疼痛，绵绵作痛，按揉则疼痛减轻；伴头晕目眩，心悸胸闷，夜寐不安，面色淡白甚者萎黄。舌质淡，苔薄白，脉细弱。

护治法则：补血止痛，养血安胎。

治疗代表方：当归芍药散加减。

2. 虚寒

证候表现：妊娠以后，小腹部出现疼痛，冷痛，按则疼痛减轻，或得温则疼痛减轻；伴神疲倦怠，气短乏力，形寒肢冷，腹胀纳呆，腹痛便溏，面色淡白。舌质淡，苔薄白，脉沉细。

护治法则：温阳止痛，暖宫安胎。

治疗代表方：胶艾汤加减。

3. 气滞

证候表现：妊娠以后，小腹部出现疼痛，胀痛，情志不畅，易怒易郁，疼痛可随情绪波动而加重，伴胸胁脘腹胀满不舒。舌质红，苔薄白或黄，脉弦滑。

护治法则：疏肝解郁，止痛安胎。

治疗代表方：逍遥散加减。

（三）护理措施

1. 病情观察　当患者出现腹痛或者其他症状时，观察患者症状发生的时间、持续时间、可能伴随的症状，重点观察有无漏胎流产之征兆，以便及时通知医师处理。

2. 生活起居护理　居室环境安静整洁，温湿度适宜，劳逸适当。孕期注意卫生，不宜盆浴，防治感染，多休息，禁房事。血虚者避免劳累，以免伤及正气；虚寒者，应多注意保暖，避免受凉，提高自身阳气，可用暖贴温热腰部；气滞者注意条畅情志，保持心情舒畅等。

3. 用药护理　注意患者用药后症状是否缓解，孕妇用药物需谨慎。血虚型妊娠腹痛可服用党参、白术、茯苓等健脾益气以生血；虚寒型妊娠腹痛可用艾叶暖宫止痛；气滞型妊娠腹痛可用柴胡、白芍以调肝行气。

4. 饮食护理　饮食营养要丰富，食物易消化，避免吃生冷食物，忌辛辣刺激性、酸性食物等。血虚型妊娠腹痛宜食补气养血之品，如山药、大枣、花生等；虚寒型妊娠腹痛宜食暖经祛寒之品，如羊肉等；气滞型妊娠腹痛宜食行气之品，如橘皮、佛手等。

5. 情志护理　平素抑郁、无精打采之人，劝导患者适当参加社交活动，改善患者心情，保持心情愉悦，避免加重病情。平素易紧张、总感恐惧之人，进行情志调适，帮助消除恐惧、紧张、不安的心理，告知患者此症属于妊娠常见病，大多预后良好。

6. 适宜中医护理技术　可选择针刺、推拿、耳穴贴压法等中医护理技术，针刺、推拿等技术治疗时血虚型妊娠腹痛可以选择脾俞、肝俞、血海等穴；虚寒型妊娠腹痛可以选择足三里、肾俞等穴；气滞型妊娠腹痛可以选择足三里、内关等穴。耳穴贴压法治疗时根据不同证型可以选择脾区、肝区、交感、神门等穴位。

（四）健康教育

1. 劳逸有度　避免过于劳累，勿持重、登高、剧烈活动，宜卧床休息。

2. 调和情志　勿恼怒、少烦忧，消除紧张情绪，保持心情舒畅。

3. 饮食适宜　饮食易消化且富于营养，忌辛辣刺激动火之品。

4. 注意摄生　起居有常，慎房事。

第三节　产后身痛

一、病因病机

（一）风寒

生产以后，耗伤气血，气血不足，经脉失养，卫气不充，凑理不固，当感受外邪之时，防御功能下降，若寒温不适，调护不当，风寒邪气乘虚侵入体内，留滞肌肉、关节等部位，阻滞气血运行，进一步导致血液瘀滞，瘀阻经络，发为身痛。

（二）血瘀

产后余血停留体内，影响气血运行，流滞经脉，或因不能正常分娩，行手术治疗以后，影响气血运行，阻滞经络，或因感受寒邪或热邪，寒则血脉凝滞，热则灼炼血液，而致血液瘀滞，瘀阻经脉、关节，发为身痛。

（三）血虚

素体血虚，生产之时或生产以后，由于血液丢失过多，或生产以后耗伤气血，气血未能及时补充恢复，导致阴血亏虚，肢体、孔窍、经脉失于濡养，导致肢体疼痛、麻木或无力。

（四）肾虚

素体肾虚，精血不足，又因生产之时耗伤精血，伤及肾气。膝属肾，肾经循行经过足跟，腰为肾之府，当肾精气血亏虚，不能濡养腰膝足跟，不荣则痛，则致腰膝疼痛，足跟痛，腿脚无力。

二、诊断与鉴别诊断

（一）诊断

1. 生产之时或生产以后血液丢失过多，调护不当，起居不慎，感受风寒邪气，或生活在阴冷潮湿的环境下。

2. 临床表现为产褥期出现身体疼痛不适的症状，如肢体关节疼痛、重着、酸楚、麻木、怕冷、遇风加重，肢体或关节屈伸不利或运动受限，严重者关节胀痛。冬春严寒季节分娩者多发，且发病比较急。

（二）鉴别诊断

1. 痹证　痹证与外感风寒型产后身痛的发病机制相似，临床表现上也有相同的症状，同时，病位都在肢体关节。但外感风寒型产后身痛的症状出现在产褥期，与生产及产后的护理不当等因素相关，而痹证的症状可出现在任何时期。当产后身痛持续一段时间不缓解，产褥期后仍迁延不愈，则不属产后身痛，应按照痹证进行辨证论治。

2. 痿证　产后身痛与痿证的症状表现均在肢体关节。痿证以肌肉瘦弱、肢体萎弱不用为主要临床表现，一般无肢体关节疼痛。产后身痛以肢体关节重着、疼痛、屈伸不利为主要临床表现，兼见肢体关节麻木、肿胀，但无肌肉萎弱不用的表现。

三、辨证施护

(一) 辨证要点

以产后身痛出现的部位、性质、兼证和舌脉为主要辨证依据。外感风寒所致的产后身痛，一般表现为肢体关节肿胀重着，或行动不便，麻木不仁，或疼痛更甚，刺痛，活动不利，屈伸困难，或游走痛，或得热则疼痛减轻，伴恶风、恶寒，舌淡苔薄白，脉浮紧；血瘀所致的产后身痛，一般表现为肢体关节疼痛剧烈，固定痛，重着，僵硬，麻木不仁，活动不利或屈伸困难，可伴有少量恶露，舌质暗，苔白，脉弦涩；血虚所致的产后身痛，一般表现为肢体关节酸痛，麻木不仁，或伴有面色淡白或萎黄，头晕目眩，心悸胸闷，舌淡，苔薄白，脉细弱；肾虚所致的产后身痛，一般表现腰膝酸痛，足跟疼痛，或伴头晕目眩，耳鸣耳聋，舌淡暗，苔薄白，脉沉细弦。

(二) 证候分型

1. 风寒

证候表现：产后肢体关节肿胀重着，或行动不便，麻木不仁，或疼痛更甚，刺痛，活动不利，屈伸困难，或游走痛，或得热则疼痛减轻，伴恶风、恶寒。舌淡，苔薄白，脉浮紧。

护治法则：祛风散寒，除湿止痛。

治疗代表方：独活寄生汤加减。

2. 血瘀

证候表现：产后肢体关节疼痛剧烈，特别是下肢疼痛较重、重着，僵硬，麻木不仁，活动不利或屈伸困难，小腿压痛；可伴有小腹疼痛，按则疼痛加重，少量恶露，颜色紫暗，夹有血块。舌质暗，苔白，脉弦涩。

护治法则：养血活血，化瘀止痛。

治疗代表方：身痛逐瘀汤加减。

3. 血虚

证候表现：产后遍身肢体关节酸痛，麻木不仁，或伴有面色淡白或萎黄，头晕目眩，心悸胸闷。舌淡，苔薄白，脉细弱。

护治法则：养血益气，通络止痛。

治疗代表方：黄芪桂枝五物汤加减。

4. 肾虚

证候表现：产后腰膝酸痛，足跟疼痛，或伴头晕目眩，夜尿多，耳鸣耳聋。舌淡暗，苔薄白，脉沉细弦。

护治法则：养血补肾，强腰壮骨。

治疗代表方：养荣壮肾汤加减。

(三) 护理措施

1. 病情观察　当患者出现产后身痛时，观察患者疼痛发生的时间、部位、疼痛程度及可能伴随的症状，辨别是虚证或实证、寒证或热证。

2. 生活起居护理　居室环境安静整洁，温湿度适宜，劳逸适当。产后多休息，禁房事。肾虚、血虚者避免劳累，以免伤及正气；风寒者，应多注意保暖，避免受凉，提高自身阳气。

3. 用药护理　注意患者用药后症状是否缓解，不要滥用镇痛药物。血瘀型产后身痛，可服用益母草水，以活血通经，减轻疼痛，服用药物前，应将药物温热，可以喝生姜红糖水以温经散寒，减轻疼痛。

4. 饮食护理 饮食营养要丰富，食物易消化，避免吃生冷食物，以免出现产后身痛或者加重疼痛的症状，忌辛辣刺激性、酸性食物等。风寒型产后身痛易食祛风散寒之品，如狗肉、羊肉等；血瘀型产后身痛宜食通行气血之品，如橘皮、佛手等；血虚型产后身痛宜食补益气血之品，如桂圆、山药、大枣、花生等；肾虚型产后身痛宜食滋补肝肾之品，如黑芝麻、猪肝等。

5. 情志护理 平素抑郁、无精打采之人，劝导患者适当参加社交活动，改善患者心情，保持心情愉悦，避免加重病情。平素易紧张、总感恐惧之人，进行情志调适，帮助消除恐惧、紧张、不安的心理。

6. 适宜中医护理技术 患者产后身痛、肢体麻木不仁，可以选择针刺、按摩、拔罐、艾灸、耳穴贴压法等技术进行治疗。采用针刺、按摩、拔罐、艾灸等治疗时，风寒型产后身痛可以选择大椎、曲池等穴；血瘀型产后身痛可以选择气海、神阙、关元等穴；血虚型产后身痛可以选择足三里、中脘等穴；肾虚型产后身痛可以选择肾俞、命门等穴。耳穴贴压法治疗时根据疼痛的部位选择相应的治疗区域，同时根据辨证依据选择相应穴位，如风寒型产后身痛可以选择肺区、耳背肺等穴，血瘀型产后身痛可以选择心区、脾区、肝区等穴，血虚型产后身痛可以选择脾区、胃区等穴。

（四）健康教育

1. 平时应保持很好的生活规律，产褥期保暖，不要过度劳累或者有强烈的活动。
2. 每天都保持良好的情绪，避免因情志不畅导致身痛或者加重疼痛的症状。
3. 平素注意饮食，产褥期更加注意，避免贪凉饮冷。镇痛药的使用应谨慎，避免成瘾。
4. 积极治疗导致身痛发生的疾病。

第四节　其　他

一、经行头痛

（一）病因病机

1. 肝火 患者平素情志不畅，郁闷不舒，肝气郁滞，郁久化火。冲脉附于肝，经行时瘀血下聚，冲气偏旺，冲气夹肝气上逆，气火上扰清窍而经行头痛。

2. 血瘀 月经期间，感受寒邪或进食生冷，血遇寒则凝，形成血瘀，或因跌仆创伤，导致瘀血内停，阻滞不通，或因情志不畅，肝失疏泄，气机不畅，气滞血瘀，瘀血内留，足厥阴肝经循巅络脑，经行时气血下注于胞宫，冲气夹肝经之瘀血上逆，阻滞脑络，脉络不通，不通则痛，因而经行头痛。

3. 血虚 素体本虚，气血虚弱，或久病重病以后，长期失血，气血不足，或脾胃虚弱，运化无力，气血生成不足，失血伤精导致精亏血虚，经行时精血下注冲任，阴血不足，血不上荣于脑，脑失所养，遂致头痛。

（二）诊断与鉴别诊断

1. 诊断

（1）头痛随月经周期呈规律性发作2次以上。

（2）头痛大多为单侧，或左或右，亦可见于两侧太阳穴或头顶部。

2. 鉴别诊断

（1）风眩　头痛的发作与月经周期没有关系，可在月经期发作，也可不在月经期发作，可伴血压增高。

（2）脑瘤　头痛的发作与月经周期没有关系，可见因脑瘤压迫出现一些肢体症状，如麻木、瘫痪等。

（3）偏头痛　头痛的发作与月经周期没有关系，头痛发作的部位在一侧，或左或右，常突然出现头痛，并且疼痛比较剧烈，反复发作。

（三）辨证施护

1. 辨证要点　主要根据头痛出现的时间、性质辨虚实。实证头痛一般经前出现掣痛、胀痛、刺痛，虚证头痛一般经后出现空痛、隐痛。其次，根据头痛的部位辨别受邪脏腑经络。太阳头痛，痛在后项；阳明头痛，痛在前额；少阳头痛，痛在头侧连耳；厥阴头痛，痛在巅顶连目。

2. 证候分型

（1）肝火

证候表现：经行期间出现头痛，严重者可出现巅顶疼痛，头目昏眩，经量较前增多，颜色鲜红，伴烦躁易怒，口干舌燥，大便秘，小便黄。舌质红，苔薄黄，脉弦细数。

护治法则：清泻肝火，息风止痛。

治疗代表方：羚羊钩藤汤加减。

（2）血瘀

证候表现：每次月经前或月经后出现头痛，疼痛剧烈，呈刺痛，经量可减少，颜色较前变暗，有血块，或伴小腹疼痛，按则疼痛加重，胸闷心悸，口唇青紫。舌紫暗，或尖边有瘀斑、瘀点，苔薄，脉细涩或弦涩。

护治法则：活血化瘀，通络止痛。

治疗代表方：通窍活血汤加减。

（3）血虚

证候表现：每次月经期间或月经后出现头痛，隐隐作痛或绵绵作痛，头晕目眩，月经量较前减少，颜色变淡，质地清晰，可伴胸闷心悸，神疲乏力，失眠多梦。舌淡，苔薄白，脉虚细。

护治法则：益气养血，补血止痛。

治疗代表方：八珍汤加减。

3. 护理措施

（1）病情观察　当患者经期出现头痛时，观察患者头痛发生的部位、持续时间、疼痛程度、可能伴随的症状，以及月经颜色、经量、经质的变化，辨别是虚证或实证、寒证或热证。

（2）生活起居护理　居室环境安静整洁，温湿度适宜，劳逸适当。经期多休息，血虚者避免劳累，以免伤及正气。

（3）用药护理　注意患者用药后症状是否缓解，不要滥用镇痛药物。肝火型经行头痛可服用天麻、钩藤、石决明等，以清肝泻火，减轻疼痛；血瘀型经行头痛可服用川芎、桃仁、红花等，以活血化瘀，减轻疼痛；血虚型经行头痛可服用当归、生地、黄芪等，以补气生血，缓解疼痛。

（4）饮食护理　饮食营养要丰富，食物易消化，避免吃生冷食物，以免出现头痛或者加重疼痛的症状，忌辛辣刺激性、酸性食物等。肝火型经行头痛宜食清泻肝火之品，如栀子、菊花等；血瘀型经行头痛宜食行血之品，如益母草、橘皮、佛手等；血虚型经行头痛宜食补益气血之品，如桂圆、山药、大枣、花生等。

（5）情志护理　平素抑郁、无精打采之人，劝导患者多参加社交活动，改善患者心情，保持心情愉悦，避免加重病情。平素易紧张、总感恐惧之人，进行情志调适，帮助消除恐惧、紧张、不安的心理。

（6）**适宜中医护理技术**　选用按摩或者针刺等护理技术，肝火型经行头痛可以选择太冲、行间等穴；血瘀型经行头痛可以选择气海、关元等穴；血虚型经行头痛可以选择足三里、中脘等穴；前额痛可以选择合谷、印堂、内庭等穴位；头顶痛可以选择太冲、百会、内关等穴位；侧头痛可以选择足临泣、太阳、外关等穴位；后头痛可以选择后溪、天枢、申脉等穴位。还可以选用耳穴贴压法治疗，肝火型经行头痛可以选择肝区、内分泌等穴；血瘀型经行头痛可以选择肝区、心区等穴；血虚型经行头痛可以选择脾区、胃区等穴。

4. 健康教育

（1）平时应保持很好的生活规律，月经期间保暖，不要过度劳累或者有强烈的活动。

（2）保持良好的情绪，避免因情志不畅导致经行头痛或者加重疼痛的症状。

（3）平素注意饮食，经期更加注意，避免贪凉饮冷。镇痛药物的使用应谨慎，避免成瘾。

（4）积极治疗导致经行头痛发生的疾病。

二、产后腹痛

（一）病因病机

1. 血虚　患者平素体弱，可因气血生成不足，或丢失过度，导致气血亏虚，由于生产过程中或者生产以后丢失血液，气血耗伤，出现气血更加亏虚，气虚无力运行血液，导致气血濡养功能失职，冲任、胞宫失于濡养，根据"不荣则痛"的原理，出现产后腹痛。

2. 血瘀　患者生产以后胞宫打开，气血亏虚，元气虚损，若产后调护不当，不避寒温，则风寒之邪趁正气不足体虚之时，侵入体内，血遇寒则凝，出现瘀血凝滞；或因患者产后情绪调理不当，出现肝郁不畅，气机停滞，气滞不能运行血液，出现血瘀；或产后胞衣不下，停留体内，瘀血阻滞，最后导致冲任、胞宫瘀阻，气血运行不畅，根据"不通则痛"的原理，出现产后腹痛。

（二）诊断与鉴别诊断

1. 诊断

（1）一般见于产后的妇女，患者常伴有生产以后感受寒邪、平素情志不畅或者产后抑郁或难产等病史。

（2）生产后腹痛持续 1 周左右，或者疼痛持续更长时间；或生产后疼痛小于 1 周，但身痛阵发性加剧。

2. 鉴别诊断

（1）**产后伤食腹痛**　一般产后进食不规律，多有伤食史，且疼痛多发生在胃脘部，常伴有脘腹胀闷、食欲不振、呕恶酸腐食物、腹泻或便秘等伤食症状。

（2）**产褥感染邪毒腹痛**　产后出现下腹部疼痛，按则疼痛加重，常伴有寒战高热，恶露臭秽、颜色深。可通过血常规、B 超等检查鉴别。

（三）辨证施护

1. 辨证要点　以虚痛和实痛为辨证要点，血虚疼痛以产后小腹疼痛，按则疼痛减轻，伴有少量的恶露、颜色淡，无血块为主；血瘀疼痛以产后小腹疼痛，按则疼痛加剧，伴有少量恶露，恶露不畅、颜色暗，有血块为主。再结合其他兼夹症、舌脉，辨其虚实。

2. 证候分型

（1）**血虚**

证候表现：产后小腹出现疼痛，隐痛，疼痛持续 1 周或者更长时间不缓解，揉按则疼痛减轻，见少量恶露，质清、颜色淡；或伴头目晕眩，面色苍白，心中悸动不安，手足麻木，大便秘；舌淡白，苔薄白，脉细弱。

护治法则：补气养血，温行止痛。

治疗代表方：肠宁汤加减。

（2）血瘀

证候表现：产后小腹出现疼痛，按则疼痛加剧，见少量恶露，颜色暗、有血块，血块排除则疼痛减轻；或伴面色青，口唇青紫，肌肤甲错，胸闷痛；舌暗，苔薄，脉弦涩。

护治法则：活血祛瘀，通络止痛。

治疗代表方：生化汤加减。

3. 护理措施

（1）病情观察 当患者出现腹痛时，观察患者腹痛发生的时间、持续时间、疼痛程度、可能伴随的症状，以及恶露颜色、量、质的变化，辨别是虚证或实证。

（2）生活起居护理 居室环境安静整洁，温湿度适宜，劳逸适当。多休息，禁房事。血虚者避免劳累，以免伤及正气；血瘀者，可适当运动，促进气血运行。

（3）用药护理 注意患者用药后症状是否缓解，不要滥用镇痛药物。血瘀型腹痛，可服用益母草水，以活血通经，减轻疼痛；也可服栀子、吴茱萸、桃仁。

（4）饮食护理 饮食营养要丰富，食物易消化，避免吃生冷食物，以免出现腹痛或者加重疼痛的症状，忌辛辣刺激性、酸性食物等。血瘀型腹痛宜食通行气血之品，如橘皮、佛手等；血虚型腹痛宜食补益气血之品，如桂圆、山药、大枣、花生等。

（5）情志护理 平素抑郁、无精打采之人，劝导患者多参加社交活动，改善患者心情，保持心情愉悦，避免加重病情。平素易紧张、总感恐惧之人，进行情志调适，帮助消除恐惧、紧张、不安的心理。

（6）适宜中医护理技术 可以选择艾灸、推拿、针刺等护理技术，血虚型疼痛可以选择三阴交、关元、足三里、气海等穴位；血瘀型疼痛可以选择地机、中极、归来等穴位。也可行拔罐疗法，选取关元、足三里等穴位留罐 10~15 分钟，周 2 次。耳穴贴压法治疗，血虚型疼痛可以选择脾区、胃区等穴位；血瘀型疼痛可以选择肝区、心区等穴位。

4. 健康教育

（1）平时应保持很好的生活规律，产褥期注意卫生，生产之时和生产之后保暖，不要过度劳累或者有强烈的活动。注意卫生，每日清洗外阴，更换内裤。禁房事，忌游泳，经期不宜盆浴。

（2）保持良好的情绪，避免因情志不畅导致腹痛或者加重疼痛的症状。

（3）平素注意饮食，产后更加注意，避免贪凉饮冷。小腹可用暖贴或者热水袋进行温热护理。镇痛药物的使用应谨慎，避免成瘾。

目标检测

答案解析

一、选择题

（一）A1/A2 型题（最佳选择题）

1. 经行腹痛气滞血瘀证应用什么方药治疗（ ）

　　A. 膈下逐瘀汤加减　　　　　　　　B. 温经汤加减

　　C. 清热调血汤加减　　　　　　　　D. 调肝汤加减

2. 对于经行腹痛的护理，下列错误的是（　　）

    A. 饮食营养要丰富　　　　　　　　B. 保持心情愉悦

    C. 灸三阴交、足三里等穴　　　　　D. 经期可以行房事

3. 虚寒型妊娠腹痛的护治原则是（　　）

    A. 补血止痛，养血安胎　　　　　　B. 温阳止痛，暖宫安胎

    C. 疏肝解郁，止痛安胎　　　　　　D. 益气养血，安胎止痛

4. 妊娠腹痛的饮食护理，错误的是（　　）

    A. 饮食营养要丰富，食物易消化，避免吃生冷食物

    B. 血虚型妊娠腹痛宜食补气养血之品，如桂圆、山药、大枣、花生等

    C. 虚寒型妊娠腹痛宜食暖经祛寒之品，如狗肉、羊肉等

    D. 气滞型妊娠腹痛宜食补气之品，如黄芪、人参等

5. 血瘀型产后身痛应用什么方药治疗（　　）

    A. 膈下逐瘀汤加减　　　　　　　　B. 身痛逐瘀汤加减

    C. 黄芪桂枝五物汤　　　　　　　　D. 桃红四物汤加减

6. 关于产后头痛的描述，错误的是（　　）

    A. 太阳头痛，痛在后项　　　　　　B. 阳明头痛，痛在前额

    C. 少阳头痛，痛在头侧连耳　　　　D. 太阴头痛，痛在颠顶连目

7. 血虚型经行头痛的治疗选用什么代表方（　　）

    A. 八珍汤　　　　　　　　　　　　B. 四物汤

    C. 补中益气汤　　　　　　　　　　D. 归脾汤

（二）X 型题（多项选择题）

8. 关于经行腹痛的健康教育，下列说法正确的是（　　）

    A. 每天都保持良好的情绪　　　　　B. 平素注意饮食

    C. 积极治疗导致痛经发生的疾病　　D. 平时应保持良好的生活规律

9. 下列关于产后身痛的辨证要点论述正确的是（　　）

    A. 肢体关节肿胀重着，或行动不便，麻木不仁，或得热则疼痛减轻，为外感风寒

    B. 肢体关节疼痛剧烈，重着，僵硬，麻木不仁，为血瘀

    C. 肢体关节酸痛，麻木不仁，或伴有面色淡白或萎黄，为血虚

    D. 腰膝酸痛，足跟疼痛，或伴头晕目眩，耳鸣耳聋，为肾虚

10. 关于产后腹痛形成的病理机制，下列说法正确的是（　　）

    A. 若产后调护不当，不避寒温，则风寒之邪趁正气不足体虚之时，侵入体内，血遇寒则凝，出现瘀血凝滞

    B. 患者产后情绪调理不当，出现肝郁不畅，气机停滞，气滞不能运行血液，出现血瘀

    C. 产后胞衣不下，停留体内，瘀血阻滞，最后导致冲任、胞宫瘀阻

    D. 气血运行不畅，不通则痛，出现产后腹痛

11. 下列关于产后腹痛的健康教育措施正确的是（　　）

    A. 平时应保持很好的生活规律，产褥期注意卫生

    B. 每天都保持良好的情绪，避免因情志不畅导致腹痛或者加重疼痛的症状

    C. 平素注意饮食，产后更加注意，避免贪凉饮冷

    D. 止痛药的使用应谨慎，避免成瘾

二、判断题

1. 气滞血瘀型经行腹痛的发病机制是患者在经期或者产后，不注意保暖，使寒邪侵入体内，或平素嗜食冷饮、瓜果等生冷滑利之品（　　）

2. 气血虚弱型经行腹痛的发病机制是患者平素体质虚弱，正气亏虚，气血不足，或者久病、重病之后，气血损伤严重，或平素脾胃虚弱，饮食水谷失于运化，气血生成不足（　　）

3. 经行腹痛的辨证要点是要辨虚实、辨性质（　　）

4. 妊娠腹痛的生活起居护理 要求居室环境安静整洁，温湿度适宜，劳逸适当。产后多休息，禁房事。肾虚、血虚者避免劳累，以免伤及正气；风寒者，应多注意保暖，避免着凉，提高自身阳气（　　）

5. 经行头痛的主要表现是头痛随月经周期呈规律性发作 2 次以上（　　）

三、填空题

1. 血虚型产后腹痛的代表方是_____。

四、简答题

1. 请简述经行腹痛和肠痈的区别。

2. 请简述妊娠腹痛的饮食护理。

3. 请简述经行头痛的辨证要点。

4. 请简述产后腹痛的辨证要点。

（郭　鹤）

书网融合……

本章小结　　　　　　微课　　　　　　题库

第十章　男科疼痛的中医护理

PPT

学习目标

知识要求：

1. 掌握　茎痛、肾子痛、前列腺痛、阴疮痛及男科杂症痛的辨证施护。

2. 熟悉　茎痛、肾子痛、前列腺痛、阴疮痛及男科杂症痛的病因病机。

3. 了解　茎痛、肾子痛、前列腺痛、阴疮痛及男科杂症痛的诊断与鉴别诊断。

技能要求：

1. 熟练掌握各种男科疼痛疾病中医辨证施护的原则与方法。

2. 学会运用本章所学的知识，正确为常见男科疼痛患者提供适宜的护理。

素质要求：

1. 具备良好的辨证思维素质，能用理论指导护理实践，强化中医护理的文化自觉与文化自信方面的政治素养。

2. 具备男科疼痛相关中医护理的职业素养、中医护理理念及良好职业态度的基本素质。

第一节　茎　痛

⇒ 案例引导

案例：李某，男，35岁，某平台外卖员，体壮，面黑红，上班熬夜较多，平素夫妻生活尚可。自觉阴茎前段有针刺样灼痛6个月余，排尿时加重，尿后痛减，射精无痛。辗转就诊多医，经多种抗生素、清热通淋片、泽桂癃爽、泌炎灵等长时间的药物治疗，未见明显好转来诊。多熬夜，多梦，眠差。现排尿前有畏惧感，出现尿等待与尿意余沥不尽，尿频，尿赤黄，大便稍秘结。怕热，心烦，唇干脱皮。下腹怕凉，有坠胀感。诊见：患者焦虑、烦躁，说话时不安定，易走神。舌胖大齿痕，舌尖红、中裂，苔厚黄腻，脉细弦数。

讨论：

1. 该患者所患何病？是何证型？

2. 假如你是责任护士，如何对该患者辨证施护？

茎痛，指阴茎部位的疼痛，是男科一种特殊的常见病痛，患者经常自觉阴茎部位有一种说不出来的不适性疼痛感，中医又称之为"茎中痛"或"玉茎痛"等。《素问·经脉篇》有"阴器纽痛"之记载。《儒门事亲》亦有"茎中痛者，先宜清剂夺之，后以淡剂甘剂分之"的记述。茎痛患者其阴茎部位可出现多种疼痛症状，如针刺痛、痒痛、灼痛、火燎样痛、酸胀痛等，疼痛部位临床最多见于舟状窝区域（尿道外口向内1~1.5cm）。西医临床证实，茎痛大多是由于衣原体、支原体、细菌或真菌等感染所致，亦可见于各种外伤、过度性生活等情况，通常伴有性交中龟头痛，或射精时腹股沟痛、包皮痛，射精后会阴痛、腰骶酸痛，以及尿道痛等。中医则认为其多因淋、浊、癃闭、遗精、强中等病所致，主要与尿道、阴茎部位的血络不通有关，可分为寒凝、瘀血、湿热、肾虚等证型，本节主要介绍茎痛及其中医护理的内容。

一、病因病机

（一）寒凝络脉

茎痛可因寒凝络脉所致，譬如感受风寒，茎络失和，或者肾阳虚衰，虚寒疼痛，主要有以下两种情况。

1. 阳虚寒凝 通常由于阳虚、禀赋不足，或劳倦过度、重病初愈所致，以肾阳虚弱为甚。此时命门火衰，前阴失去肾阳温煦而发为拘急疼痛，为虚寒之症。《素问·至真要大论》中有"诸寒收引，皆属于肾"的说法，同时肾阳虚衰后更易受寒邪的影响，寒性凝滞，更易发为茎痛。

2. 寒邪伤内 一般是外感寒邪，直中阴器内部，如性生活后冲凉水澡，或坐卧于寒湿阴冷之地，以致外寒损伤阴器周围的厥阴之脉。而寒邪多主收引，引发筋脉拘挛，阴器内缩感为茎痛，为实寒之症。《灵枢·经筋》中有"肝脉，筋之合也，筋者，聚于阴器"，因此，当厥阴肝脉受寒邪内伤之时，亦可发为茎痛。

（二）瘀血阻络

茎痛也可由于瘀血阻络所致，譬如情志不遂，肝郁气滞，因气滞血瘀致痛，或者痰瘀互结，阻滞阴络，致阴器剧痛，主要见于以下两种情况。

1. 肝郁致瘀 通常由于夫妻情感不和，性生活不和谐，时常郁怒不解，以及长期情志不舒，肝郁气滞所致，以情志不遂、肝郁气滞为主。此时厥阴经脉气血瘀滞，引发疼痛。证见情志不遂，伴胁肋胀痛、善太息等症，亦可以出现急躁易怒等表现。

2. 痰瘀互结 通常因体内脾虚生痰，痰阻阴络，阴器发生瘀血所致，患者多有脾胃虚弱、不思饮食，且气虚不能行血，以致发生气血瘀阻。亦可由于各种外伤、过度性生活，使阴器受损，气停血瘀、痰浊凝滞，发为瘀血。可见阴茎勃起疼痛，或射精剧痛，也可出现持续性隐痛或阵发性、间歇性刺痛，伴阴茎青筋暴露、龟头紫暗，甚至阴茎体出现硬结、包块，触痛明显，因痰瘀互结导致阴器气血瘀滞，不能濡养阴器，或纵欲无度，阴器受损，均可导致患者出现性功能下降，进一步加重病情。

（三）湿热下注

茎痛还可由于湿热疫邪引发，多因不洁性事，或宿娼恋色，或共用秽浊污染器具，以致染受湿热浊邪，阻滞下焦，化湿化热，蕴于膀胱尿路；或因酒色过度，耗损肾气兼感湿热之邪，使肾升清无能，固根无权，精微脂液混合湿浊脓液，经尿道排出，引发茎痛。一般早期多属湿热实证，久病则易演变为虚实夹杂之证。

（四）房劳肾亏

除上述病因外，房劳肾亏亦能引发茎痛，本证多因纵欲房劳、房事不节或频犯手淫等诸因所致，最终引发肾气亏虚，茎脉失养，发为茎痛。

1. 肾阴亏虚 肾阴亏虚所致茎痛，除茎痛表现之外，多伴有腰膝酸软、潮热盗汗、失眠多梦、形体消瘦、五心烦热，另可见阳事易举、遗精早泄等症。患者可在休息时发生茎痛，也可在同房过程中或射精后出现明显茎痛。

2. 肾阳虚损 肾阳虚损所致茎痛，多表现为阴茎局部的冷痛，同时伴有腰骶部的酸痛或冷痛、神疲乏力，下肢尤甚，伴有阳痿、遗精、早泄、性欲冷淡等。患者可有晨起茎痛，午后、子夜时分尤甚，患者行房时多有心无力，勉强为之，则茎部疼痛往往易加剧。

二、诊断与鉴别诊断

（一）诊断

茎痛的诊断并不困难，疼痛部位发于阴茎部，症状主要为自觉阴茎部位的不适性疼痛，伴有性交痛、射精痛、会阴痛等，查体可见阴茎挛缩、青筋暴露、龟头紫暗、尿道口有湿浊脓液等，同时有明确的受寒、瘀血、湿热、房劳等病史，即可确诊。

（二）鉴别诊断

1. 肾子痛　临床特征以睾丸、附睾部的疼痛为主要特点，与茎痛时主要集中在阴茎部位的疼痛不同。

2. 尿痛　多伴有尿路感染及尿频、尿急症状，一般为排尿中或排尿后疼痛，而茎痛则多与房事、射精有关，不完全是排尿相关的疼痛。

三、辨证施护

（一）辨证要点

1. 辨病因　中医认为，茎痛可因寒凝络脉、瘀血阻络、湿热下注、房劳肾亏等病因所致，因此辨证首先应按病因进行区分：若因感受风寒，茎络失和或肾阳虚衰致虚寒疼痛者，为寒凝络脉；若因情志不遂，肝郁气滞，引发血瘀致痛，或痰瘀互结，阻滞阴络者，为瘀血阻络；若因不洁性事等染受湿热浊邪，或酒色过度，耗损肾气兼感湿热之邪者，为湿热下注；若因纵欲房劳，或频犯手淫等引发肾气亏虚，茎脉失养者，为房劳肾亏。

2. 辨证型

（1）由于阳虚、禀赋不足，或劳倦过度、重病初愈，以肾阳虚弱为甚者，为阳虚寒凝证。

（2）由于外感寒邪，直中阴器内部，以致损伤厥阴之脉，引发筋脉拘挛，阴器内缩，为寒邪伤内证。

（3）由于夫妻情感不和，时常郁怒不解，长期情志不舒，以致情志不遂，肝郁气滞者，为肝郁致瘀证。

（4）由于体内脾虚生痰，痰阻阴络致阴器发生瘀血，或外伤、过度性生活，使阴器受损，气停血瘀者，为痰瘀互结证。

（5）由于不洁性事，宿娼恋色，以致染受湿热浊邪，或酒色过度，耗损肾气兼感湿热之邪者，为湿热下注证。

（6）由于纵欲房劳，房事不节，或频犯手淫等诸因引发肾阴亏虚，茎脉失养者，为肾阴亏虚证。

（7）由于纵欲房劳，房事不节，或频犯手淫等诸因引发肾阳虚损者，为肾阳虚损证。

（二）证候分型

1. 寒凝络脉

证候表现：阳虚寒凝者，以茎中疼痛伴阴部发冷，小腹拘急为主要表现。寒邪伤内者，除茎中冷痛之外，多伴筋脉拘挛，阴器内缩之证候。

护治法则：温阳散寒，缓急止痛。

治疗代表方：柴胡桂枝汤。

2. 瘀血阻络

证候表现：肝郁致瘀者，证见情志不遂，伴胁肋胀痛、善太息等症，亦可以出现急躁易怒等表现。

痰瘀互结者，可见阴茎勃起疼痛，或射精剧痛，也可出现持续性隐痛或阵发性、间歇性刺痛，伴阴茎青筋暴露、龟头紫暗，甚至阴茎体出现硬结、包块，触痛明显。

护治法则：疏肝解郁，行气化瘀。

治疗代表方：柴胡疏肝散。

3. 湿热下注

证候表现：以尿道口出现针刺痛、痒痛、灼痛、火燎样痛、酸胀痛等为主，可见尿道口流淋浊之液，伴射精和排尿的疼痛。

护治法则：清热败邪，化湿通淋。

治疗代表方：八正散加减。

4. 房劳肾亏

证候表现：肾阴亏虚者，茎痛多伴腰膝酸软、潮热盗汗、失眠多梦、形体消瘦、五心烦热，阳事易举、遗精早泄等症。肾阳虚损者，多表现为阴茎冷痛，伴腰骶部酸痛或冷痛、神疲乏力、阳痿、遗精、早泄、性欲冷淡等。

护治法则：补肾填精，平衡阴阳。

治疗代表方：左归丸或右归丸。

（三）护理措施

1. 病情观察　治疗过程中应密切观察患者茎痛发作的情况，尤须注意观察茎痛发生的时间、是否为持续性、疼痛程度、伴随症状，有无加重或缓解方式，如使用药物镇痛，还需观察用药后疼痛缓解的情况。住院期间密切观察患者病情变化，如有异常，应及时报告医师予以诊治。

2. 生活起居护理　病室环境应安静、整洁，光线、温湿度适宜。患者每日保持适度活动锻炼，做到劳逸适度。患病期间应严格注意阴部卫生，多休养，禁房欲。寒凝络脉者应注意保暖，慎避寒邪；瘀血阻络者，可适当增加户外活动，以调畅气血；湿热下注者，要勤换内裤，洗净后用日光暴晒；房劳肾亏者，根据阴虚阳虚不同，合理摄生，避免过劳。

3. 用药护理　根据不同证型，遵医嘱正确用药。应注意用药后患者的茎痛症状及伴随症状是否缓解。若痛症明显，应遵医嘱适时给予镇痛药物，应注意合理给药，避免滥服。寒凝络脉及瘀血阻络者，汤药宜温服；湿热下注者，汤药宜凉服；房劳肾亏者，补益汤药应空腹服用，以利吸收。

4. 饮食护理　饮食一般以营养丰富、清淡、易消化的食物为主，避免生冷、油腻、辛辣刺激之品，以免诱发或加重茎痛。寒凝络脉者，宜多食温补性食物，如狗肉、羊肉、桂圆等，忌瓜果生冷；瘀血阻络者，宜多食行气之品，如香橼、佛手、白萝卜、韭菜等，忌食黏滞食物；湿热下注者，宜多食清热利湿的食物，如苦瓜、薏苡仁、赤小豆、冬瓜等，忌油腻荤腥聚湿生热之品；房劳肾亏者，宜多食滋肾之品，如枸杞子、韭菜、桑葚、黑豆等，忌食滑利泻精之物。

5. 情志护理　患病期间保持情志平和，鼓励患者积极参加社交活动，以使心境愉悦，有利康复。对于夫妻情感不和，时常郁怒不解，长期情志不舒，以致情志不遂、肝郁气滞者，要进行情志调适，鼓励患者倾诉内心的感受，同时邀请家属参与情志调摄，帮助患者及家属创造感情和睦、疏泄解郁的氛围，以利肝气舒畅，促进患者恢复。

6. 适宜中医护理技术　毫针刺法一般取气海、关元、三阴交、肾俞、承山等穴位，以调整阴阳，激发肾气，根据证型补泻。艾灸可取阳池、大敦等穴，对寒凝络脉及房劳肾亏者有较好效果。此外，还可采用中药熏洗坐浴、电针理疗等方法辅助治疗。

（四）健康教育

1. 规律起居，告知患者日常应做到起居有常，保持充足睡眠，避免过度劳累，不从事剧烈活动。

注意阴部卫生，勤换内裤。节制房欲，多从事有益身心的运动锻炼，增强体质，慎避外邪侵扰。

2. 情志调摄，平时尽力保持良好的情绪，避免不良情绪的刺激，学会情志的自我调摄、疏泄，避免因情志不遂引发茎痛，谨防因情志不调导致疼痛加重或反复。

3. 注意饮食，茎痛发作期尤其应避免贪凉饮冷，缓解期应多食平和、易消化之物，根据证型合理摄食。日常应忌烟、戒酒，服药期间要注意忌口，病愈以后应注意饮食均衡，保证营养所需。

4. 避免复发，对于茎痛应积极治疗导致疼痛发生的病因，而且要做到全程、规律性治疗，标本同治，以达到彻底根治疼痛的效果。

第二节　肾子痛

肾子痛，指发生在肾子（睾丸、附睾）部位的疼痛，中医又称之为"子痛""卵痛"或"疝痛"等，中医古籍中常将睾丸、附睾部位的疼痛列于疝病之中，直至现代中医男科分立，才将子痛作为一种专病进行系统性详述。肾子痛急性发作时，可见睾丸、附睾局部剧烈胀痛，常伴有发热、恶寒、头痛等全身症状，而慢性肾子痛则表现为睾丸、附睾部位的隐隐作痛，坠胀不适，兼见倦怠乏力以及排尿不畅等症状。西医的睾丸炎、睾丸损伤、精索静脉曲张、结石引起的放射痛、睾丸扭转及手淫过度引发的睾丸抽痛等病症，均属于中医肾子痛的范畴。中医认为，肾子痛多因湿热下注、气滞血瘀、寒滞肝经所致，本节介绍肾子痛及其中医护理的内容。

一、病因病机

（一）湿热下注

多因平素嗜食肥甘厚味，或辛辣之品，嗜好饮酒，致湿热内生，或外感寒湿之邪，郁里化热，湿热内蕴，壅结于肝经，下注于睾丸，以致肾子疼痛。或因房事不洁，湿热邪毒，下注宗筋，邪郁络阻，导致子痛发作。

（二）气滞血瘀

一是由于平素暴怒、忧愁致肝气不舒，气滞肝经，结于肾子，血行不畅，以致久痛不愈。二是因肾肝二经的气机不畅，局部血运受阻，终致睾丸、附睾出现血瘀作痛，绵绵不绝。

（三）寒滞肝经

可因素体肝肾阳气不足，或坐卧湿地，或雨雪涉水，致使机体感受寒邪，寒邪客于肝经，循经而下，聚于前阴，因寒性凝滞收引，致阴器经络不通，出现肾子部位的冷痛。

⊕ **知识链接**

不明原因的睾丸疼痛

除上述因睾丸炎、睾丸损伤、精索精脉曲张、结石引起的放射痛、睾丸扭转及手淫过度引发的睾丸抽痛，以及因前列腺炎、鞘膜积液、副睾炎等病所引发的睾丸疼痛以外，临床还有一部分患者会出现不明原因的睾丸疼痛。不明原因的睾丸疼痛一般无明显的疾病诱因，患者就诊时往往不能发现有意义的阳性体征，化验及检查结果往往正常，而患者自身却经常能感受到睾丸部位出现隐隐作痛、绞痛、酸痛、胀痛、坠痛等各种自觉的疼痛感。大部分患者服用镇痛药物后可有缓解，但症状往往反复发作，难以根除。由于该病病因和疼痛机制不明，故有待医务工作者和科研工作者今后进一步探寻，争取早日攻克此疾。

二、诊断与鉴别诊断

（一）诊断

临床凡一侧或两侧睾丸、附睾部位出现以各种功能性疼痛为主症者，即可诊断为肾子痛。同时，多数患者可伴有房事不洁、肝气不舒或感受寒邪的病史。

（二）鉴别诊断

1. 疝痛　疝痛因疝气所致，其痛在睾丸及阴囊，常伴有阴囊肿胀；而肾子痛只是单纯的睾丸、附睾区疼痛，一般不伴有明显的阴囊肿胀。同时，可用双手触摸检查阴囊内有无疝内容物进行辨别。

2. 卵子瘟　卵子瘟是因风温病毒侵犯少阳胆经，以肾子肿大疼痛为特征，为腮腺炎病毒引起的睾丸炎症，可突然出现单侧或双侧睾丸的肿大、疼痛，伴恶寒发热等全身症状。绝大多数有腮腺炎患病史者，在患病 1 周左右出现卵子瘟。而肾子痛可为急性，可为慢性，除睾丸扭转或结石等原因可以引起突发外，一般不伴有明显肿大，且一般无腮腺炎患病史。

三、辨证施护

（一）辨证要点

肾子痛辨证中，首辨阴阳，一般而言，急性肾子痛多属实证、热证，为阳证；而慢性肾子痛多为虚证或本虚标实证，为阴证。其次辨证型，通常来说，发病突然，病程短，局部疼痛较重，伴红肿，舌红，苔黄腻者，为湿热下注；而发病缓慢，睾丸坠胀作痛，伴附睾肿大，舌有瘀点，脉弦者，多因肝气郁结，血脉瘀阻，为气滞血瘀；若睾丸冷痛为主，肾子质地偏硬，舌有瘀斑，苔白，脉紧者，则为寒滞肝经。

（二）证候分型

1. 湿热下注

证候表现：以肾子部位热痛为主症，兼见睾丸、附睾及阴囊区灼热，口干，小便黄，舌黄，苔腻，脉弦数。

护治法则：清利湿热，疏肝止痛。

治疗代表方：龙胆泻肝汤。

2. 气滞血瘀

证候表现：肾子部坠胀疼痛，情志变化时尤甚，痛引少腹兼见心烦，胸闷，善太息。或出现肾子部坠胀疼痛，久痛难愈，触压则痛重，舌有瘀点，脉弦涩。

护治法则：理气活血，化瘀止痛。

治疗代表方：复元活血汤。

3. 寒滞肝经

证候表现：肾子部冷痛，得温则减，遇寒加剧，睾丸触之发冷发硬，兼腰酸冷痛、遗精，苔白润，脉沉缓。

护治法则：补益肝阳，温肾散寒。

治疗代表方：暖肝煎加减。

（三）护理措施

1. 病情观察　治疗过程中应密切观察患者肾子痛发作的情况，尤须注意观察肾子痛发生的时间、是否为持续性、疼痛程度、伴随症状，有无加重或缓解方式，如寒滞肝经者，得温则减，遇寒加剧。如使用药物镇痛，还需观察用药后疼痛缓解的情况。住院期间要密切观察患者病情变化，如有异常，应及时报告医师予以诊治。

2. 生活起居护理 病室环境应安静整洁，光线、温湿度适宜。患者应劳逸适度，适当休息。患病期间应多注意阴部卫生，多休养，禁房欲。居室尤应避寒湿阴冷。湿热下注者应注意局部通风，避免湿邪、热邪积聚；气滞血瘀者，可适当增加户外活动，以调畅气血；寒滞肝经者，要多晒日光，被褥温暖。此外，根据证候不同，注意合理摄生，避免过劳。

3. 用药护理 根据不同证型，遵医嘱正确用药。应注意用药后患者的肾子痛症状及伴随症状是否缓解。若痛症明显，应遵医嘱适时给予镇痛药物，应注意合理给药，避免滥服。气滞血瘀及寒滞肝经者，汤药宜温服或热服；湿热下注者，汤药宜凉服。此外，应用龙胆泻肝汤等中药时，因其毒副作用较强，应密切观察用药后的情况。

4. 饮食护理 饮食一般以营养丰富、清淡、易消化的食物为主，避免生冷、油腻、辛辣刺激之品，以免诱发或加重肾子痛。湿热下注者宜多食清热利湿的食物，如苦瓜、薏苡仁、赤小豆、冬瓜等，忌油腻荤腥聚湿生热之品；气滞血瘀者，宜多食行气之品，如香橼、佛手、白萝卜、韭菜等，忌食黏腻难以消化之物；寒滞肝经者宜多食温补性食物，如狗肉、羊肉、桂圆等，忌瓜果生冷。

5. 情志护理 患病期间保持情志平和，鼓励患者积极参加社交活动，以使心境愉悦，有利康复。对于气滞血瘀者，要进行情志调适，鼓励患者表达内心的感受，尤其是平素易暴怒、忧愁致肝气不舒的患者，要鼓励其通过音乐、出游等放松心情，以利肝气舒畅，缓解疼痛，有利患者恢复。

6. 适宜中医护理技术 老姜，洗净切厚片，敷于患侧阴囊，并用纱布兜起，每日或隔日更换，适用于各种子痛。另可视证型不同，取关元、三阴交、足三里、阴陵泉、行间、曲骨等穴，配中极、归来、阳陵泉、悬钟等穴位，每次3~5穴，以泻法作交替毫针刺。此外，艾灸可取阳池、会阴等穴，或直接在肾子部的阿是穴进行熏灸，对气滞血瘀及寒滞肝经者疗效较佳。还可采用中药熏洗坐浴，或采用气功、中药外治法来辅助治疗。

（四）健康教育

1. 规律起居，告知患者日常生活应起居有常，睡眠充足，避免过度劳累，不要长时间骑车，以免压迫睾丸区域。平时注意阴部卫生，勤换内裤，注意局部保暖。节制房欲，多从事有益身心的运动锻炼，增强体质，慎避寒湿邪气的侵扰。

2. 情志调摄，平时要尽力保持良好的情绪，避免不良情绪的刺激，学会情志的自我调摄、疏泄，避免因暴怒、忧愁致肝气不舒引发肾子痛，谨防因情志不调，导致局部疼痛加重或迁延难愈。

3. 注意饮食，肾子痛发作期尤其应避免辛辣刺激之物或贪凉饮冷，缓解期应多食平和易消化之物，根据证型合理摄食。日常应注意忌烟、戒酒，服药期间要注意忌口，病愈以后应注意饮食均衡，保证营养所需，宜食固肾养元之品。

4. 避免复发，对于肾子痛，应积极治疗导致疼痛发生的病因，尽可能做到全程、规律治疗，以达到标本同治、彻底痊愈之效。

第三节　前列腺痛

前列腺痛是指由于前列腺疾病引起的会阴部疼痛，可向腰胁区、腹股沟区和双侧睾丸等部位放射。前列腺痛主要是由于慢性前列腺炎等症，引起尿道、前列腺或会阴部及盆底肌发生的痉挛性疼痛或不适。前列腺痛患者除了疼痛以外，易出现尿频、尿急和夜尿增加，还可伴有尿流迟缓、淋漓不净、尿流量减少、排尿时间延长，甚至残余尿明显。患者自觉疼痛不适以会阴、腹股沟、睾丸、腰骶、小腹耻骨弓处为主，而且会阴部以阴茎和尿道的疼痛感更为突出。可因排精、排尿、排便而明显加重。西医认为，前列腺充血是导致前列腺疼痛的主要原因，因前列腺的炎症、充血、肿胀，导致尿道、膀胱出口受压，刺激盆腔肌肉而产生疼痛不适，属于男性盆腔疼痛综合征之列。中医认为，前列腺痛多因瘀所致，因瘀滞则凝，不通则痛，瘀滞则肿，不荣则痛。其痛症主要是因为外邪侵袭或脏腑功能不足，导致体内气血阴阳不足，使脏腑筋脉失于濡养而引发疼痛，本节主要介绍前列腺痛及其中医护理的内容。

一、病因病机

（一）湿热蕴结

前列腺痛多由"精热""热淋"等泌尿生殖系疾病治疗不彻底，湿热余毒未清，或因平素饮酒过度，以致脾胃失调，湿热内蕴所致。因体内湿热蕴结，随肝经下注，引起前列腺部位的经络受阻，气血瘀滞而致疼痛。

（二）肾精亏耗

前列腺痛还可因房事过频，或恣意手淫，劳伤精气，以致肾精亏耗，肾阳虚则气化无权，淋浊难化，肾阴虚则虚热内扰，化热阻于下焦，空痛缠绵，致使病情复杂，症状多变，难于速愈。

二、诊断与鉴别诊断

（一）诊断

前列腺痛主要表现为前列腺内里部位的疼痛，可向会阴、阴茎、阴囊、耻骨上区等部位放射。常伴会阴及腰骶部的坠胀不适。部分患者可伴有头晕、失眠、乏力、怕冷、易出汗、记忆力减退等神经官能症状。如因前列腺饱胀溢液所致，还可伴大小便后由尿道外口滴出乳白色黏稠分泌物的"滴白"现象。大部分患者无明显的阳性体征，指检前列腺体积正常或稍大，较柔软，伴或不伴有压痛，但前列腺部位的疼痛通常非常明显。

（二）鉴别诊断

1. 淋证 淋证主要以小便频数、急涩疼痛为主要特征，通常除疼痛以外还伴有尿道口流脓；前列腺痛则以前列腺内里部位的疼痛，向会阴、阴茎、阴囊、耻骨上区等部位放射为主要表现，可伴"滴白"现象，但一般无小便频数和急涩感，因此易于鉴别。

2. 尿痛 尿痛为尿道或排尿疼痛，多伴有尿路感染及尿频、尿急症状，多见于排尿中或排尿后疼痛；而前列腺痛除排尿前后的疼痛之外，还多与劳倦、房事、射精有关，存在与排尿无关的前列腺区疼痛，可据此鉴别。

三、辨证施护

（一）辨证要点

1. 辨虚实 一般而言，湿热蕴结多属实证，肾精亏耗多属虚证，亦有部分患者可表现为虚实夹杂之证。实证患者往往前列腺局部疼痛明显，疼痛性质往往较为剧烈，湿热表现明显。而虚证患者前列腺部位的疼痛常缠绵隐痛，同时多伴腰膝酸痛及会阴等部位的疼痛不适，常伴有肾精亏虚的表现。

2. 明病位 湿热蕴结者，因湿热邪毒经肝经下注，病位常在肝，或因平素饮酒过度，脾胃失调，此种情况则是先犯脾胃，后蔓延及肝，为土虚木侮之故。而肾精亏耗者，多因房室劳伤致命门火衰，大多病位在肾，因肾主司前后二阴，故阴部疼痛常责之于肾。

（二）证候分型

1. 湿热蕴结

证候表现：以前列腺内里疼痛为主症，兼见会阴、阴茎、阴囊、耻骨上区等部位的放射性疼痛，往往局部疼痛明显,性质较为剧烈,伴明显的湿热表现。

护治法则:清热利湿,疏肝止痛。

治疗代表方:龙胆泻肝汤加减。

2. 肾精亏耗

证候表现:以前列腺内里疼痛为主症,兼见腰膝酸痛及会阴等部位的疼痛不适,常为缠绵隐痛,反复发作,多伴有肾精亏虚的表现。

护治法则:补肾填精,扶正祛痛。

治疗代表方:左归丸或右归丸加减。

(三) 护理措施

1. 病情观察 治疗过程中应密切观察患者前列腺痛发作的情况,尤须注意观察前列腺痛发生的时间、是否为持续性、疼痛程度、伴随症状,有无加重或缓解方式。如湿热蕴结者,多在饮酒或辛辣油腻饮食后加剧,肾精亏耗者,则在房劳后加重。如使用药物镇痛,还需观察用药后疼痛缓解的情况。住院期间要密切观察患者病情变化,如有异常,应及时报告医师予以诊治。

2. 生活起居护理 病室环境应安静、整洁,光线、温湿度适宜。患者应劳逸适度,适当休息。患病期间应多休养,禁房欲。居室尤应避寒湿阴冷。湿热蕴结者应注意保持内裤宽松、阴部透气,避免湿邪、热邪积聚;肾精亏耗者,可适当进行体育锻炼,或者修炼养生气功,以培补真元、调畅气血。此外,根据证候不同,应注意合理摄生,避免过劳,可常做提肛运动,以强健阴器,减少疼痛。

3. 用药护理 根据不同证型,遵医嘱正确用药。应注意用药后患者前列腺痛的症状及伴随症状是否缓解。若痛证明显,可遵医嘱适时给予镇痛药物,应注意合理给药,避免滥服。湿热蕴结者,汤药宜凉服;房劳肾亏者,补益汤药应空腹服用,以利吸收。此外,可用前列安栓等纳肛治疗。

4. 饮食护理 饮食一般以营养丰富、清淡、易消化的食物为主,避免生冷、油腻、辛辣刺激之品,尤其不能饮酒,以免诱发或加重前列腺痛。湿热蕴结者宜多食清热利湿的食物,如苦瓜、薏苡仁、赤小豆、冬瓜等,忌油腻荤腥聚湿生热之品;房劳肾亏者,宜多食滋肾之品,如枸杞子、韭菜、桑葚、黑豆等,忌食滑利泻精之物。此外,平时宜多食南瓜子、番茄等有益前列腺的食物。

5. 情志护理 患病期间保持情志平和,鼓励患者积极参加社交活动,以使心境愉悦,有利康复。对于湿热蕴结者,要进行情志调适,使肝气舒畅,脾气平和,以缓解疼痛,有利康复。

6. 适宜中医护理技术 会阴穴及前列腺痛的阿是穴可以采用点按法进行穴位按摩,配合前列腺按摩,适用于各种前列腺痛。另可视证型不同,取气海、关元、中极、曲骨、八髎等穴位行毫针刺法。艾灸可取会阴及厥阴经、膀胱经的穴位。还可采用中药熏洗或热水坐浴、中药灌肠、会阴部热疗或理疗等,亦有良效。此外也可练习养生气功以辅助治疗。

(四) 健康教育

1. 规律起居,告知患者日常生活应起居有常,睡眠充足,避免过度劳累,不要长时间骑车或久坐,以免压迫前列腺造成充血。平时注意局部卫生,提肛练习时可能有前列腺溢液,要勤换内裤。节制房欲,勿纵欲或过度禁欲,多从事有益身心的运动锻炼,增强体质,慎避寒湿邪气的侵扰。

2. 情志调摄,平时要尽力保持良好的情绪,避免不良情绪的刺激,学会情志的自我调摄、疏泄,谨防因情志不调,导致局部疼痛加重或迁延难愈。

3. 注意饮食,多饮水。前列腺痛发作期尤其应避免饮酒和食用辛辣刺激之品或贪凉饮冷,缓解期应多食平和易消化和有助于前列腺保健的食物,根据证型合理摄食。服药期间要注意忌口,病愈以后应注意饮食均衡,保证营养所需,宜食清热利湿、固肾养元之品。

4. 避免复发,对于前列腺痛,应积极治疗导致疼痛发生的病因,尽可能做到全程、规律治疗,以达到标本同治、彻底痊愈之效。

第四节　阴疮痛

阴疮，原指外阴部结块红肿，或溃烂成疮，黄水淋沥，局部肿痛之症，相当于西医的生殖器疱疹等性传播疾病。男科的阴疮痛主要见于男性生殖器部位的阴疮溃面，一般起初先有烧灼感，继而水疱成群，好发于男性的包皮、龟头、阴茎等处，可逐渐变为脓疱甚至破溃，同时伴发热、排尿困难、头痛、周身疼痛等兼症。属于中医"阴疮""热疮"范畴，一般认为是下焦感染湿毒所致，反复发作者多因正虚邪恋、毒邪内伏以致迁延不愈。西医认为，本病多属病原体感染所致，对于生殖器疱疹多主张用抗病毒和免疫调节剂治疗。中医认为，阴疮痛多由房事不洁，素有湿热或湿毒侵染所致，本节主要介绍阴疮痛及其中医护理的内容。

一、病因病机

阴疮痛多是由于房事不洁，素有湿热或湿毒侵染而成。主要因房事不洁，外毒湿邪（单纯疱疹病毒等病原体）侵袭外阴皮肤黏膜，或素有湿热，兼病原体的毒邪蕴结，于阴部发为丘疹、溃疡、糜烂。若湿毒化热，耗伤肾阴，致前后二阴因虚而滞，无力托毒外出，则易正虚邪恋，湿毒乘虚伏匿，伺机而发，形成缠绵。

二、诊断与鉴别诊断

（一）诊断

阴疮痛通常有不洁性史，男性阴疮好发于包皮、龟头、冠状沟和阴茎，典型皮损为粟粒大小的散在小水疱，若成簇破溃后易发生糜烂溃疡，伴疼痛、瘙痒、烧灼针刺感；可伴有低热乏力。部分患者可出现局部阴疮的反复发作。西医的病原学检查（如单纯疱疹病毒核酸 PCR 检查）有助确诊。

（二）鉴别诊断

1. 淋证　淋证是因房事不洁，以小便频急涩痛为主要特征的病证，但一般无阴部皮损出现。阴疮痛虽亦由房事不洁引发，然证见阴部丘疹、溃疡、糜烂等皮损，二者不难鉴别。

2. 蛇缠疮　蛇缠疮亦是由于外毒湿邪侵袭所致，皮肤可见成簇水泡，痛如火燎。而阴疮痛主要发于包皮、龟头、阴茎等处，与蛇缠疮好发的胸前、后背、头部、腰骶部位不同，疼痛也不如蛇缠疮剧烈。

三、辨证施护

（一）辨证要点

以性史不洁，好发于包皮、龟头、冠状沟和阴茎的粟粒样散在小水疱为特点，成簇破溃后易发生糜烂溃疡，伴疼痛、瘙痒、烧灼针刺感。可伴有低热乏力，反复发作。

（二）证候分型

1. 湿毒侵染

证候表现：阴疮多发于包皮、龟头、冠状沟和阴茎，出现粟粒大小的散在小水疱，成簇破溃、糜烂溃疡，伴疼痛、瘙痒、烧灼针刺感，常伴低热乏力。

护治法则：清利湿热，解毒止痛。

治疗代表方：龙胆泻肝汤合五味消毒饮。

2. 正虚邪恋

证候表现：在湿毒侵染证候的基础之上，又兼见正虚邪恋、毒邪内伏，致局部阴疮反复发作。

护治法则：补益肾阴，解毒止痛。

治疗代表方：知柏地黄汤加减。

（三）护理措施

1. 病情观察　治疗过程中应密切观察患者阴疮痛发作的情况，尤须注意观察阴疮痛发生的时间、是否为持续性、疼痛程度、伴随症状，有无加重或缓解方式。如使用药物镇痛，还需观察用药后疼痛缓解的情况。住院期间要密切观察患者病情变化，如有异常，应及时报告医师予以诊治。

2. 生活起居护理　病室环境应安静、整洁，光线、温湿度适宜。患者应劳逸适度，适当休息，以利免疫力恢复。患病期间应多注意阴部卫生，勤换洗内裤，日光暴晒。多休养，禁房欲。湿毒侵染者应注意患处透气，避免湿毒积聚；正虚邪恋者，可适当增加户外活动，以增强免疫、调畅气血、有益正气。此外，根据证候不同，注意合理摄生，避免过劳。

3. 用药护理　根据不同证型，遵医嘱正确用药。应注意用药后患者阴疮痛的症状及伴随症状是否缓解。若痛症明显，应遵医嘱适时给予镇痛药物，注意合理给药，避免滥服。湿毒侵染者，汤药宜凉服；正虚邪恋者，补益汤药应空腹服用，以利吸收。此外，应用龙胆泻肝汤等中药时，因其毒副作用较强，应密切观察用药后的情况。

4. 饮食护理　饮食一般以营养丰富、清淡、易消化的食物为主，避免生冷、油腻、辛辣刺激之品，以免诱发或加重阴疮痛。湿毒侵染者宜多食清毒利湿的食物，如苦瓜、薏苡仁、赤小豆、冬瓜等，忌油腻荤腥聚湿生热之品；正虚邪恋者，应多食血肉有情之品，以补养正气，此外可食用深水鱼、酸奶制品、蜂胶、芦笋、牛蒡等增强抵抗力。

5. 情志护理　患病期间保持情志平和，鼓励患者积极参加社交活动，以使心境愉悦，有利康复。对于复发患者，要进行情志调适，鼓励患者树立战胜疾病的信心，以利患者恢复。

6. 适宜中医护理技术　中药外治可用云南白药、青黛散，调陈醋为糊，涂于患处，每日1敷。也可用三棱针取十宣穴，行刺血疗法。还可选行间、太冲、会阴、三阴交等穴行毫针刺法，疱疹发作期宜多用泻法。此外还可于阴疮采用中药熏洗坐浴，正虚邪恋则采用气功强体来辅助治疗。

课程思政

预防性传播疾病，树立正确性爱观

性传播疾病，即通过性行为接触而发生的传染性疾病，简称STD，主要有淋病、尖锐湿疣、生殖器疱疹、梅毒、软下疳、非淋菌性尿道炎、艾滋病等。STD会损害我们的身体健康，威胁后代的繁衍生息。为了预防STD，我们要树立正确的性爱观。对于大学生来说，尤其应加强性健康教育，做到洁身自爱。

正确的性爱观包括积极健全的人格，丰富和成熟的人际交往，坦诚与坚贞的爱情和两性关系，即生殖健康、性生理健康和性心理健康。当然，正确的性爱观的树立，不仅需要对性知识的正确传播，更需要对性道德的教育。正确的性爱观建立在"性与婚姻的统一"而不是"性与爱的统一"之上，也就是不与法定配偶以外的异性发生性关系，不强行与异性发生性关系和不调戏、猥亵异性。大学生处于青春后期，在性激素的作用和性心理的发展之下，促使大学生产生出较强的性意识。因此，更有必要加强大学生恋爱观、爱情观、家庭择偶观和人生观教育，促进其健康人格和正确性爱观的形成。

（四）健康教育

1. 规律起居，告知患者日常生活应起居有常，睡眠充足，避免过度劳累。平时注意患处卫生，勤换内裤，避免传播病邪，注意局部保暖，保持清洁干燥。治疗期间应节制房欲，配偶或性伴侣应同步诊治，以免交叉传染。多从事有益身心的运动锻炼，增强体质，慎避邪气侵扰。

2. 情志调摄，平时要尽力保持良好的情绪，避免不良情绪的刺激，学会情志的自我调摄、疏泄，谨防因情志不调，导致局部疼痛加重或迁延难愈。

3. 注意饮食，阴疮痛发作期尤其应避免辛辣刺激之品或贪凉饮冷，缓解期应多食平和易消化之物，宜食祛湿扶正之品，根据证型合理摄食。服药期间要注意忌口，病愈以后应注意饮食均衡，保证营养所需。

4. 避免复发，对于阴疮痛，应积极治疗导致疼痛发生的病因，尽可能做到全程、规律治疗，以达到标本同治、彻底痊愈之效。强调养正，尤其注意预防因感冒、受凉、劳累等诱因所致的阴疮复发。

第五节　男科杂症痛

除前述的茎痛、肾子痛、前列腺痛、阴疮痛以外，尚有疝痛、卵子瘟、阳强胀痛等多种男科杂症痛。因其表现与前述几节的痛症相类，加之男科类杂症繁多芜杂，但治疗和护理方面大抵相似，故本节以概括的方式介绍男科杂症痛及其中医护理的内容。

一、病因病机

中医认为，疝痛多因受寒热湿邪所侵，致睾丸肿胀疼痛。卵子瘟则多是受腮腺炎病毒侵袭，而引起的肾子肿胀疼痛，其病与肝经有关，多由风温疫毒循经下注而发。阳强胀痛的发病多与肝、肾、心、脾功能失调有关，如肝经湿热，阴虚阳亢所致。

二、诊断与鉴别诊断

（一）诊断

疝痛诊断的主要依据为睾丸、阴囊部的肿胀疼痛，或牵引少腹作痛。卵子瘟诊断的主要依据为突然出现单侧或双侧睾丸肿痛，甚至痛如刀割伴恶寒发热等全身症状，发病前多有痄腮病史，常在腮腺炎起病 1 周左右出现。阳强胀痛诊断的主要依据为阴茎在无明显诱因或性刺激的状态下持续勃起超过 4 小时以上，并伴有阴茎疼痛、排尿困难等症状。

（二）鉴别诊断

1. 疝痛　疝痛因疝气所致，其痛在睾丸及阴囊，常伴有阴囊肿胀。而卵子瘟和阳强胀痛一般不伴阴囊肿胀。同时，可用双手触摸检查阴囊内有无疝内容物进行辨别。

2. 卵子瘟　卵子瘟可突然出现单侧或双侧睾丸的肿大、疼痛，伴恶寒、发热等全身症状，绝大多数有腮腺炎病史，常在患病 1 周左右出现卵子瘟。而疝痛和阳强胀痛均无一般腮腺炎病史。

3. 阳强胀痛　阳强胀痛为阴茎持续勃起并伴有阴茎疼痛的病症，而疝痛、卵子瘟一般以睾丸、阴囊疼痛为特点。

三、辨证施护

（一）辨证要点

疝痛多因受寒热湿邪所侵，致睾丸肿胀疼痛，临床辨证有寒疝、气疝、瘀疝之不同。卵子瘟则多是受痧腮疫毒侵袭，其病与肝经有关，临床辨证有实证、热证的不同，可分为风温毒邪和热毒壅盛等证。阳强胀痛的发病多与肝、肾、心、脾功能失调有关，临床辨证有脾肾亏虚、阴虚阳亢、湿热内扰等区别。

（二）证候分型

1. 疝痛（寒客肝肾证）

证候表现：阴囊疼痛肿硬，遇寒加重，少腹痛引。兼见自觉下体阴冷，手足不温，舌苔白厚，脉弦紧。

护治法则：温经通络，散寒止痛。

治疗代表方：暖肝煎。

2. 卵子瘟（热毒壅盛证）

证候表现：常见单侧睾丸突发肿痛，伴阴囊红肿、腮部漫肿，头痛发热，烦躁口渴，舌红，苔黄腻，脉滑数。

护治法则：清热解毒，消肿止痛。

治疗代表方：普济消毒饮加减。

3. 阳强胀痛（阴虚阳亢证）

证候表现：可见阴茎异常勃起，坚挺不收，伴腰膝酸软，潮热盗汗，心烦少寐，舌红，苔少，脉细数等表现。

护治法则：滋阴潜阳，通络止痛。

治疗代表方：荭苣丸加减。

（三）护理措施

1. 病情观察 治疗过程中应密切观察患者杂症疼痛发作的情况，尤须注意观察杂症疼痛发生的时间、是否为持续性、疼痛程度、伴随症状，有无加重或缓解方式。如使用药物镇痛，还需观察用药后疼痛缓解的情况。住院期间要密切观察患者病情变化，如有异常应及时报告医师予以诊治。

2. 生活起居护理 病室环境应安静、整洁，光线、温湿度适宜。患者应劳逸适度，适当休息。患病期间应多休养，禁房欲。居室尤应避寒湿阴冷。根据证候不同，合理摄生，避免过劳。

3. 用药护理 根据不同证型，遵医嘱正确用药。应注意用药后患者杂症疼痛的症状及伴随症状是否缓解。若痛症明显，则遵医嘱适时给予镇痛药物，应注意合理给药，避免滥服。密切观察用药后的情况。

4. 饮食护理 饮食一般以营养丰富、清淡、易消化的食物为主，避免生冷、油腻、辛辣刺激之品，以免诱发或加重杂症疼痛。根据不同证型选择适宜的食物，做到辨证施食、相因相宜。

5. 情志护理 患病期间保持情志平和，鼓励患者积极参加社交活动，以使心境愉悦，有利康复。教会患者情志调适的方法，树立信心，以利患者恢复。

6. 适宜中医护理技术 通常可采用毫针刺法、艾灸法、中药熏洗坐浴法、热熨法（盐）、中药外敷法等中医特色技术进行辨证施治。

（四）健康教育

1. 规律起居 告知患者日常生活应起居有常，睡眠充足，避免过度劳累。平时注意保暖、节制房欲，多从事有益身心的运动锻炼。

2. 情志调摄 尽力保持良好的情绪，避免不良情绪的刺激，学会情志的自我调摄、疏泄，谨防因情志不调，导致局部疼痛加重或迁延难愈。

3. 注意饮食 疾病发作期尤其应避免辛辣刺激之物或贪凉饮冷，缓解期应多食平和易消化之物，根据证型合理摄食。日常应注意忌烟、戒酒，服药期间要注意忌口，病愈以后应注意饮食均衡，保证营养所需。

4. 避免复发 对于男科杂症痛，应积极治疗导致疼痛发生的病因，尽可能做到全程、规律治疗，以达到标本同治、彻底痊愈之效。

目标检测

答案解析

一、选择题

（一）A1/A2 型题（最佳选择题）

1. 有关男科茎痛的描述，不正确的是（ ）
    A. 疼痛部位发于阴茎部
    B. 可伴有性交痛、射精痛、会阴痛等
    C. 可见阴茎挛缩、青筋暴露、龟头紫暗
    D. 多伴有尿路感染及尿频、尿急症状

2. 不宜用于男科茎痛治疗的是（ ）
    A. 柴胡桂枝汤
    B. 藿香正气丸
    C. 柴胡疏肝散
    D. 八正散加减

3. 下列不属于肾子痛病因病机的是（ ）
    A. 脾胃虚弱
    B. 湿热下注
    C. 气滞血瘀
    D. 寒滞肝经

4. 对肾子痛患者实施护理，正确的是（ ）
    A. 患病期间应多休养，禁房欲
    B. 寒滞肝经者，宜凉水沐浴
    C. 寒滞肝经者，可建议患者食用火锅驱寒
    D. 发作期应按患者需要给予镇痛药物

5. 有关前列腺痛的护理，不正确的是（ ）
    A. 居室应避免寒湿阴冷
    B. 缓解期可适量饮酒
    C. 平时宜多食南瓜子、番茄
    D. 提肛练习时出现溢液，不必惊慌

6. 有关阴疮痛的描述，不正确的是（ ）
    A. 应多注意阴部卫生，勤换洗内裤
    B. 应多食血肉有情之品，补养正气
    C. 疮疹发作期宜多用补法进行针刺
    D. 配偶或性伴侣应同步诊治

7. 对阴疮痛的健康教育，不恰当的是（ ）
    A. 应起居有常，睡眠充足，避免过度劳累
    B. 注意患处卫生，避免传播病邪
    C. 尽可能做到全程、规律治疗
    D. 发作期应多食平和易消化之物

8. 下列不属于男科杂症痛的是（　　）

  A. 疝痛   B. 蛇缠疮

  C. 卵子瘟   D. 阳强胀痛

（二）X 型题（多项选择题）

9. 有关男科疼痛的中医护理的描述，正确的是（　　）

  A. 寒凝络脉茎痛者，忌瓜果生冷

  B. 寒滞肝经肾子痛者，要多晒日光，被褥温暖

  C. 前列腺按摩，适用于各种前列腺痛

  D. 正虚邪恋阴疮痛者，应多食血肉有情之品

10. 有关男科杂症痛的描述，正确的是（　　）

  A. 各个男科杂症的护理方面明显不同

  B. 疝痛多因受寒热湿邪所侵

  C. 卵子瘟其病与肝经有关

  D. 阳强胀痛由肝经湿热，阴虚阳亢所致

（莫辛欣）

书网融合……

  本章小结   微课   题库

第十一章　特殊疼痛的中医护理

PPT

第一节　癌性疼痛

⇒ 案例引导

案例：李某，男，65岁。因"胸腹部疼痛2月余"入院，自诉腹脘胀痛，痛处不固定，心烦易怒，夜寐难眠，口苦口干，舌暗，脉弦，予肝肿块穿刺病理诊断为低分化腺癌。患者在院期间主诉腹部持续疼痛（NRS评分4分），晚夜间尤其明显（NRS评分5分）。

讨论：

1. 该患者所患何病？是何证型？

2. 指导患者用药时，应注意哪些问题？

癌性疼痛是指癌症、癌症相关性病变及抗癌治疗所致的疼痛，简称癌痛。中医学将癌性疼痛称为癌瘤痛，是指癌瘤侵犯经络或瘤块阻滞气血所致机体某部位的疼痛。我国中医典籍中存在与癌痛相似的记载，《黄帝内经》有与肺癌晚期疼痛较相似的记载："大骨枯槁、大肉下陷、胸中气满、喘息不便、内痛引肩颈"。《千金方》记载"食噎者，食无多少，惟胸中苦塞，常病不得喘息"，是对食管癌痛的描述。癌性疼痛是癌症患者最常见的症状之一，约25%的初诊患者会发生癌性疼痛，60%～80%的患者存在癌性疼痛，如疼痛得不到有效缓解，可能引起患者焦虑、抑郁、失眠等症状的发生，严重影响患者的日常活动、社会人际交往及生活质量。

一、病因病机

（一）癌性疼痛病因

癌症是涉及多器官、多系统的全身性疾病。中医病因学说认为，疾病的发生发展都是正邪关系变化的结果，癌痛是全身疾病的局部表现，病因较为复杂，是内因与外因共同作用的结果，多为虚实夹杂，寒热错杂。内因主要由气机郁滞、血脉瘀阻、阴血亏虚、阳气衰虚等原因所致；外因与风寒侵袭、火热炽盛、寒湿不化有关。

1. 内因

（1）气机郁滞　是导致癌痛的重要病因，主因情志刺激，思则气结，忧愁则气机闭塞，怒则气逆，惊则气乱，恐则气下，气机郁结日久，导致气血津液流行不畅；或因脏腑功能失调引起气机郁滞，或因气虚运行无力；或因痰、湿、食积、瘀血等阻滞气机；或外邪内犯，郁遏气机，而引起疼痛的发生。

（2）血脉瘀阻　肿瘤为"积"，而"癥积"的形成与瘀血密切相关。瘀血癌痛主因瘀血阻塞络脉，气血运行受阻，以致血涌络破血液溢出脉外，离经之血而血瘀；或因外寒侵袭、寒邪内生，血寒而致瘀；气虚推动无力，阴虚火旺灼阴耗津，阳虚无力固摄，因虚而致瘀；痰饮内停，阻遏血行，痰瘀互结而致瘀；火热内蕴，血热而致瘀等。除瘀血所致外，也可由于瘀血内阻影响血脉运行，致局部器官、关窍或组织濡养不足，从而导致疼痛的发生。

（3）阴血亏虚　阴血亏虚所致癌痛，主因先天不足，素体阴虚；肿瘤出血而血虚，癌毒内耗而伤及阴血；七情过极，化火伤阴，嗜食辛辣之品，伤津耗液；在治疗的过程中，放疗、化疗等热毒损耗阴血，导致脏腑经络失养而出现癌痛。

（4）阳气虚衰　阳气虚衰主因先天禀赋不足、过劳耗伤阳气，或过食生冷黏滑而损伤脾阳。阳气亏虚则脏腑经络失去温煦，气滞寒凝，脉络不痛则痛；同时，阳气具有温养的作用，阳气亏虚则机体失去温养而痛。

2. 外因

（1）风寒侵袭　风寒是导致癌痛的常见原因之一。风为春季的主气，当其不及或太过时，均可使人患病，且寒、湿等外邪，多依附于风而入侵人体。风邪为外感病症的先导，理论上风邪不会引起癌痛，但寒、湿等外邪多依附于风邪而侵入人体，因此成为引起癌痛的先导。风寒侵袭导致癌痛，常与体内素有痰饮、瘀血或正气亏虚有关。

（2）火热炽盛　火为阳邪，其性上炎，火热蕴积引起的癌痛多见于内生火热，会出现红肿热痛等症状，常与为所愿不遂，气郁化火、嗜食辛辣、干燥或热烫之物等因有关。

（3）寒湿不化　寒为阴邪，寒邪侵袭，易伤体表，可直中脏腑，易伤人体之真阳，积而不散，阴盛阳衰，机体失去温煦气化之功。

（二）癌性疼痛分类

癌性疼痛病因主要分为 3 类，分别为肿瘤相关性疼痛、抗肿瘤治疗相关性疼痛及非肿瘤因素性疼痛。多数癌症患者尤其是癌症晚期患者，常合并多种类型的疼痛。

1. 肿瘤相关性疼痛

（1）肿瘤侵犯所致疼痛。肿瘤细胞通常呈膨胀性和（或）浸润性生长，易形成肿块压迫局部组织或阻塞各种管径（如淋巴管、肠管等）导致局部组织出现胀痛，如乳腺癌腋窝淋巴结转移压迫腋静脉，使腋静脉回流受阻，上肢水肿，从而引发疼痛。浸润性生长可侵袭血管、神经、淋巴管等，从而导致疼痛，如颅内原发性肿瘤引起颅内高压而导致疼痛。此外，肿瘤细胞的组织代谢产物、坏死组织分解产物等也可刺激痛觉感受器，从而引起疼痛。

（2）部分有内分泌功能的肿瘤可产生非转移性全身症状而出现疼痛。癌症晚期患者由于机体消耗过度，营养不良引起一系列病理生理变化，也可引起疼痛，如长期卧床引起的便秘、压力性损伤、肌肉痉挛等。

2. 抗肿瘤治疗相关性疼痛

（1）创伤性诊断 肿瘤患者通常需要进行血标本的采集、腰穿、骨穿、组织造影等检查，以明确诊断或确定诊疗方案，创伤性诊断可引起一定程度的疼痛。

（2）手术治疗 肿瘤切除过程中不免损伤组织、神经、血管及淋巴管等，术后局部引流不畅、切口感染、不愈合、瘢痕形成，也可引起疼痛。

（3）化疗 不同药物所致疼痛机制较复杂，如神经毒性药物（长春碱类、紫杉醇类等）导致周围神经病变，出现肢端麻木、腹痛、手足烧灼样疼痛等；使用芳香化酶抑制剂，可致患者肌肉疼痛、关节疼痛等肌肉骨骼相关症状。此外，化疗时静脉给药可导致静脉痉挛、化学性静脉炎，药物外渗时可引起组织坏死、溃疡损伤等，从而引起疼痛。

（4）放射治疗 放疗可引起放射性皮炎、神经损伤或引起局部纤维组织增生压迫，而产生不同程度的疼痛。

（5）其他因素 由于放、化疗或癌症晚期而免疫力低下者，易伴发带状疱疹等而产生疼痛。

3. 非肿瘤因素性疼痛 癌症患者既往疾病或其他合并症、并发症等非肿瘤因素产生的疼痛。

（三）癌性疼痛病机

多数癌症早期患者通常感受不到疼痛，当肿瘤组织压迫、梗阻、侵犯和破坏神经、血管、脏器被膜和骨骼等均可产生疼痛。同时，由于肿瘤本身产生的激素样化学物质、肿瘤代谢物、坏死组织的分解物质以及继发感染等，可通过人体化学和压力感受器的变化发生神经病理生理变化而产生疼痛。癌性疼痛的发生机制主要包括两类，一是伤害感受性疼痛，因外周疼痛感受器受刺激或传入神经纤维受到损伤所致的疼痛，包括躯体痛和内脏痛，与组织直接损伤或潜在损伤相关。另一类为神经病理性疼痛，是因内脏神经、运动神经及自主神经受损引起的疼痛。癌症患者大多表现为慢性疼痛，常常为伤害性疼痛和神经病理性疼痛并存。

癌性疼痛的中医病机主要包括两个方面，不通则痛和不荣则痛。"不通则痛"主要是实证，由风寒、火热、寒湿、痰凝、气滞、血瘀等因素引起，由于外邪侵犯机体，正邪交争于脏腑经络，使气体升降失常，导致气滞血瘀，瘀阻脉络。"不荣则痛"多为虚证，主要由于阳气虚和阴血虚引起，是肿瘤久病，正气亏损，脏腑受损，气血虚弱，无法荣养脏腑经络所致。癌性疼痛尤其是晚期癌症患者，常表现为虚实夹杂的复杂证候。

二、诊断与鉴别诊断

（一）肿瘤病史

癌痛包括躯体、心理和社会多方面因素，其临床表现呈多样化。癌痛诊断首先要明确原发癌的诊断及其分期，了解肿瘤类型、病变范围、治疗方法及治疗经过，明确疼痛是肿瘤浸润、抗肿瘤治疗相关或是非肿瘤因素所致。如老年人不明原因持续胸痛或伴背部疼痛，应考虑肺癌所致疼痛。

（二）疼痛病史

1. 疼痛部位 了解患者的疼痛部位，包括有无牵涉痛、放射痛及放射部位等。多数患者尤其晚期癌症患者疼痛范围较广，躯体痛的部位较明确，内脏痛部位较难明确。根据发生过程鉴别慢性疼痛与急性疼痛。

2. 疼痛性质 按照癌痛性质鉴别内脏、躯体痛、神经病理性疼痛或是混合性疼痛。内脏痛大多表现为绞痛、胀痛、牵拉痛、钝痛、挤压痉挛样疼痛、游走性痛等；躯体痛常表现为压痛、跳痛、针刺样痛、锐痛、钻痛和刺骨痛等；神经病理性疼痛多描述为电击样痛、烧灼样痛、撕裂痛、刀割样痛、麻木样痛等。

3. 疼痛强度　癌痛强度评估是有效镇痛治疗的前提，以患者主诉为依据，临床常用主诉疼痛程度分级量表（VRS）、数字分级量表（NRS）、面部表情评分量表等进行评估。

4. 疼痛发生及持续时间　癌痛多呈慢性过程，随疾病进展逐渐加重，也可表现为突发性或暴发性疼痛，疼痛发生时间及持续时间是疼痛治疗的重要参考因素。

（三）既往史、个人史及家族史

患者既往史应关注既往患病情况、过敏史及药物滥用史等。个人及家族史包括姓名、年龄、体重、民族、职业、婚姻状况、烟酒嗜好、家庭成员及家族成员患病情况等。

（四）体格检查

癌痛患者除进行常规全身系统检查外，还应根据患者主诉进行疼痛专科检查，观察疼痛的部位、性质、范围及疼痛部位皮肤颜色变化，如疑有神经疼痛还应进行神经系统检查。

三、辨证施护

（一）辨证要点

1. 实证

（1）气滞　表现为胀痛、窜痛、痛无定处，脉弦。

（2）血瘀　表现为刺痛、拒按、痛处固定，舌暗或有瘀点、瘀斑。

（3）痰湿　表现为痛而重着，常见胸脘痞满，腹胀身困，头晕嗜睡，舌苔白腻。

（4）热毒　表现为灼痛，痛处不移，多伴有发热、口渴、出血等。

2. 虚证　癌痛虚象常见于血虚、气虚、气血两虚，表现为隐痛或疼痛绵绵不休。

3. 虚实夹杂　部分癌痛患者表现为实多虚少或虚多实少，因虚实的程度不同，疼痛表现各不相同，临床表现也较复杂，会出现虚实夹杂、寒热错杂等情况。

（二）证候分型

1. 寒邪凝滞

证候表现：寒邪侵袭，易伤体表，可直中脏腑，寒为阴邪，易伤人体之真阳，积而不散，阴盛阳衰，机体失去温煦气化之功。寒湿所致癌痛主要表现为喜温，得温则减，遇寒则加重，小便清长，大便溏泄，舌淡，苔白厚腻，脉沉迟，常见于脘腹、腰脊及四肢关节等处。

护治法则：温经通络，散寒止痛。

治疗代表方：当归四逆汤。

2. 肝气郁结

证候表现：情志不舒，肝气郁结，气滞不通，气机郁结日久，胸胁胀痛。气滞证癌痛的表现多为胀痛，痛处不固定，心烦易怒，夜寐难眠，口苦口干，舌暗，脉弦。

护治法则：行气导滞，散结止痛。

治疗代表方：理气丸、逍遥散。

3. 热毒蕴结

证候表现：火热所致癌痛多见于内生火热，多因所愿不遂，气郁化火或嗜食辛辣、干燥或热烫之物，其主要表现为灼痛、胀痛，痛势较剧，伴见局部肿胀、发热、口渴、出血、大便干结等，舌红，苔黄，脉数。

护治法则：清热泻火，解毒散结。

治疗代表方：清凉甘露饮。

4. 瘀血内阻

证候表现：脏腑亏损，血行不畅，瘀血内阻，影响血脉运行，局部器官、关窍或组织失去正常血液的濡养，导致疼痛的发生。瘀血癌痛多为刺痛，痛有定处，拒按，舌紫暗，脉涩，可伴有肿块或出血等。

护治法则：活血化瘀，散结止痛。

治疗代表方：膈下逐瘀汤、桃红四物汤。

5. 痰凝湿聚

证候表现：情志不遂，肝郁气滞，气机失常则津液运行失度而成痰饮，痰饮产生后引起癌痛，其主要表现为疼痛重着，日轻夜重，或胸胁隐痛，舌淡，苔薄腻，脉沉滑。

护治法则：除湿化痰，散结止痛。

治疗代表方：涤痰汤。

6. 阳气虚衰

证候表现：病程日久，阴损及阳，阳虚则阴盛，症见面色白，易出汗，手足不温，小便清长，大便稀，口唇色淡，口淡无味，食欲不振，舌质淡，苔白而润，脉虚弱等。

护治法则：补肾助阳，温煦筋脉。

治疗代表方：地黄饮子。

7. 气血亏虚

证候表现：癌症中晚期患者阴血亏虚导致脏腑经络失养而出现癌痛，主要表现为疼痛绵绵喜按、遇热加重，面苍白或萎黄，苔白或少苔，脉沉弱。

护治法则：益气补血。

治疗代表方：八珍汤、四君子汤。

（三）护理措施

1. 病情观察　疼痛是患者的主观感受，对患者进行全面、系统、动态的疼痛评估极其重要，同时根据患者舌象、脉象辨明虚实及证候类型。治疗前应评估患者疼痛的部位、性质、强度、持续时间、规律、伴随症状及体征等，治疗过程中密切观察患者病情及疼痛缓解情况，如有异常及时报告医生。

2. 生活起居护理　保持病房温度、湿度适宜，安静，避免强光，协助患者取舒适体位，尽量减少不良环境因素对患者的影响，以利于患者休息和睡眠。做好患者皮肤、口腔、呼吸系统、泌尿系统等系统护理，避免并发症的发生。

❀ 课程思政

重视癌痛，让患者有爱无痛

恶性肿瘤已经成为威胁我国人民健康的主要疾病，十年来发病率呈上升趋势。癌痛，作为肿瘤患者最常见的伴随性疾病，令患者及家属深受其扰。全国癌痛现状调查结果显示，我国癌痛的发生率为61.6%，其中50%的疼痛级别为中度至重度疼痛，30%为难以忍受的重度疼痛。疼痛不仅影响患者的身体机能，降低对肿瘤治疗的耐受力，同时也让患者承受巨大的精神负担，更有甚者不堪长期疼痛折磨而丧失求生意志。因此，如何控制疼痛是癌症治疗中的重要内容之一，也是许多癌症晚期患者生命最后的需求。

2018 年蔚蓝丝带成立天使行动专家委员会，号召一线护理人员能够紧密配合、有效地帮助癌症患者减轻病痛。在疼痛护理全程管理的临床工作中，癌痛护理的执行情况水平直接决定了癌症患者疼痛的管理水平与效果。护士作为患者身边最亲切的工作者，通过对患者的言语、表情等生命体征观察，率先发现并评估疼痛，持续观察并记录疼痛患者的症状变化，采取相应的护理措施。护士是止痛的具体实施者，严格执行医嘱，按时给予止痛药物，并积极处理药物副作用带来的不良反应。在疼痛管理的多学科协作中，护士作为患者的生理、心理、社会健康的守护者，与临床、麻醉等医生合作，为制定的合理性和个体化的治疗方案提供依据。在人文关怀上，护士需要为患者的个体化教育和心灵指导，帮助癌症患者及家属正确认识癌痛，提升癌痛规范化治疗主动性，传递癌痛规范化治疗理念，通过完善的癌痛规范化治疗手段，帮助实现癌症患者有爱无痛的尊严人生。

3. 用药护理 癌痛治疗是以持续、有效消除疼痛，降低药物不良反应，降低疼痛带来的心理负担，提高患者生活质量为目的。药物治疗是癌痛治疗的主要方法之一。

（1）中医药治疗及护理 癌痛中医治疗原则主要分三类：辨证用药，根据中医辨证施治的原则，辨别癌痛患者的阴阳、虚实、寒热等不同证候，确定用药及治法；辨病用药，根据不同脏腑和上、中、下三焦等具体部位的癌症选择相应的方剂和药物；对症用药，针对患者的癌痛选取有直接止痛、解痉作用的中草药。

1）内治法 癌痛中医内治法是在辨证的基础上，根据肿瘤部位选择中药汤剂或中成药制剂。常见治法有散寒止痛法，常用方剂有附子理中汤、当归四逆汤、桂枝附子汤加减；行气止痛法，代表方剂为柴胡疏肝散、五磨饮子、四逆散、逍遥丸、越鞠丸、木香顺气丸加减；清热止痛法，常用方剂有黄连解毒汤、清瘟败毒饮、当归芦荟丸加减；化瘀止痛法，代表方剂为血府逐瘀汤、活络效灵丹、失笑散、身痛逐瘀汤、少腹逐瘀汤、通窍活血汤、大黄䗪虫丸、云南白药加减；豁痰止痛法，常用方剂有导痰汤、半夏白术天麻汤、陈夏六君汤加减；补虚止痛法，代表方剂为八珍汤、归脾汤、参苓白术散、小建中汤、十全大补汤、薯蓣丸加减。遵医嘱根据药物属性选择合适的煎制方法，一般宜餐前温服。中医药治疗癌痛着重整体观和辨证论治，根据个体差异分型治疗，通过对病因调节，促进机体恢复，减轻疼痛的发生。

2）外治法 中药外治法治疗癌痛是根据癌痛部位及病程发展，将药物制成不同剂型作用于体表，经皮肤或黏膜吸收达到止痛的效果，常用外治法主要有中药熏洗、中药敷贴、涂搽法、穴位注射法、直肠点滴法等。中药熏洗根据辨证论治原则，将中药浸泡水煎后全身熏洗或水浴，常用于膀胱癌、直肠癌、子宫癌等疼痛；中药贴敷是将药物研磨成粉，并于液体调和成糊状，敷贴于患处或穴位，通经活络，直达病所，常用方剂如消痛灵膏、麝冰止痛膏、癌痛散等；涂搽法与贴敷法相似，使用中药解痛酊、乌冰止痛酊等酊剂直接涂于腧穴或癌痛部位；直肠点滴法将药液浓煎，通过肛门滴入肠管，多用于妇科癌症及下消化道癌症的疼痛。

（2）WHO 三阶梯止痛疗法 1982 年世界卫生组织（WHO）成立癌症疼痛治疗专家委员会，并在 1986 年出版了癌痛治疗指南《癌症疼痛治疗》，提出了癌症三阶梯止痛治疗原则。1990 年我国开始推行 WHO 癌症三阶梯止痛治疗原则。WHO 三阶梯止痛疗法是根据患者疼痛程度、性质及原因，单独和（或）联合应用非甾体抗炎药物（non-steroidal antiinflammatory drugs，NSAIDs）。一阶梯为弱阿片类药物，如可待因；二阶梯为强阿片类药物，如吗啡；三阶梯为配合使用其他必要的辅助药物。其使用原则为：坚持口服、按时、按阶梯、个体化治疗、注意具体细节。

1）口服给药　因其无创及低危险性是癌痛治疗的首选给药途径，非甾体抗炎药（NSAIDs）是癌痛治疗的基本药物，具有解热、镇痛、消炎等作用，用于缓解轻度疼痛，常用药物如乙酰水杨酸、布洛芬、对乙酰氨基酚、吲哚美辛、双氯芬酸等。阿片类镇痛药是中、重度癌痛的首选药，如吗啡、芬太尼、哌替啶、美沙酮等。不适宜口服患者可使用透皮贴剂、直肠栓、自控镇痛泵等方法止痛。

2）按时用药　指按规定时间间隔规律使用镇痛药物，以利于维持稳定有效的血药浓度，减少机体耐受性。按时给药以缓释、控释药物为主以缓解基础疼痛，如过程中出现暴发性疼痛，应及时给予速释类药物快速止痛。

3）按阶梯给药　根据疼痛强度按阶梯选择镇痛药物，轻度疼痛（NRS 1～3 分）可选择 NSAIDs 非阿片类药物治疗；中度疼痛（NRS 4 分）可选择弱阿片类药物，并可合并应用 NSAIDs；重度疼痛可选择强阿片类药物，并可合并应用 NSAIDs，联合使用可以减少阿片类药物的用量，增强阿片类药物的止痛效果。

4）个体化治疗　评估患者疼痛性质、疼痛程度，根据病情确定治疗方案，给予患者合适剂量，并合理联合用药。

5）注意具体细节　对使用止痛药物的患者要加强监护，密切观察疼痛缓解程度和机体反应情况，注意药物联合应用的相互作用，积极采取必要措施处理不良反应。

护理人员应掌握三阶梯用药的原则及常见镇痛药物的给药原则、用法、用量、副作用等，遵医嘱给予患者药物治疗，动态评估患者使用药物后的止痛效果，密切观察患者呼吸、脉搏、血压、神志，是否发生不良反应如嗜睡、恶心、呕吐、呼吸抑制、药物依赖等，及时报告医生。

（3）常见药物不良反应的预防及护理

1）非阿片类药物　NSAIDs 常见不良反应有消化道溃疡、消化道出血、肝功能损伤、肾功能损伤等，使用 NSAIDs 前应评估患者是否有消化道溃疡病史。NCCN《成人癌疼临床实践指南》指出，年龄大于 60 岁、肾功能不全、体液失衡、伴随使用其他肾毒性药物或使用经肾脏排泄化疗药物的患者应慎用 NSAIDs。在服用此类药物时，可适当进食或饮用牛奶，以减轻不良反应。

2）阿片类药物

①便秘：阿片类药物可作用于胃肠道内 μ 阿片受体，抑制肠蠕动，导致便秘的发生，发生率高达 90%。此不良反应属"便秘"范畴，病位在大肠。中晚期癌症患者以脾、肾两虚为主，加之使用阿片类药物后耗伤气血阴津更甚，脾气亏虚则大肠传导无力，肾精亏耗则肠道干燥，皆可导致大肠传导失司，引起便秘。应鼓励患者多饮水，多吃富含纤维素的蔬菜、水果和谷物等，适当运动，指导患者进行腹部按摩，或使用足底指压法刺激反射区，促进患者排便，养成定时排便的习惯，缓解便秘的发生。根据辨证以调节气机、滋润肠道施治，可遵医嘱用番泻叶、麻仁丸等口服药物通便，指导患者正确用药，必要时进行灌肠。长期使用阿片类镇痛药，可遵医嘱预防性用药预防便秘的发生。便秘发生时，应遵医嘱使用刺激性泻剂（如矿物油、蒽醌类、沙可啶等）或粪便软化剂（如乳果糖、聚乙二醇、多库酯钠等），帮助患者排便。

②恶心、呕吐：是阿片类镇痛药常见不良反应之一，发生率为 30%，易发生在用药早期，大多患者可在 4～7 天后自行缓解。癌痛患者使用阿片类药物后易损伤脾胃，脾失升清，胃失和降，气逆上冲，因而引起恶心、呕吐。患者呕吐时，应协助患者取侧卧位或坐位，及时清理呕吐物，避免误吸的发生，必要时遵医嘱给予静脉营养支持，加强患者口腔护理。脾胃气虚者，应健脾益气，和胃降逆，可使用六君子汤加减；肝气犯胃者，应疏肝理气，和胃降逆，可使用四七汤加减。

③嗜睡及过度镇静：初次使用阿片类药物或明显增加药物剂量时可能会出现嗜睡，是阿片类药物常见的不良反应。患者出现嗜睡和过度镇静反应时，应立即报告医生，遵医嘱减少药物剂量，严密观察患

者呼吸和意识情况，避免呼吸抑制的发生。

④尿潴留：老年患者或同时使用镇静药物治疗的患者，尿潴留的发生率达20%。发生尿潴留时，可通过按摩膀胱、流水诱导法或温水冲洗会阴治疗，也可使用针灸治疗，针刺足三里、阴陵泉、中极等穴位，促进患者自行排尿。诱导排尿无效情况下，遵医嘱予以导尿或药物治疗。

⑤眩晕：主要发生在阿片类药物治疗初期，发生率约为6%。患者宜卧床休息，注意监测血压，指导患者避免深低头或旋转，改变体位时动作要缓慢，避免跌倒的发生。

⑥瘙痒：主要见于皮肤干燥、黄疸及伴随糖尿病等疾病的癌症晚期患者、皮脂腺萎缩老年患者。指导患者使用润肤露，保持皮肤湿润，避免使用强刺激性药物或肥皂，避免挠抓、摩擦，穿着纯棉内衣裤。

4. 饮食护理　癌症患者饮食宜清淡，强调谨和五味营养均衡，避免生冷、辛辣、刺激性食物，食物温度适宜，进食时间规律，避免进食太少或过多。以高蛋白、高能量、高维生素的食物为主，注意食物多样性，荤素搭配，增进患者食欲，提高机体抵抗力。脾胃虚寒证者宜食用性温热的食物，如牛肉、羊肉、葱、姜、龙眼等；热毒蕴结者宜使用清热解毒的食物，如苦瓜、黄瓜、绿豆、马齿苋、豆腐、鸭肉、西瓜、梨等。患者也可根据所患疾病症型选择中医药膳，辅助临床治疗。

5. 情志护理　癌症患者在诊疗过程中因对疾病及治疗的不了解产生焦虑、抑郁、恐惧等心理从而加重疼痛，尤其是晚期癌症或慢性顽固性癌痛患者，因此，心理护理对缓解患者疼痛也极为重要。

（1）分散注意力　指导患者转移注意力到其他事物上，如看书、听音乐、相互交谈等，其本质是抑制患者对疼痛的注意，将注意力转移至其他刺激，缓解疼痛、紧张及焦虑等情绪。

（2）放松训练　指导患者在疼痛时取舒适体位，深吸气后慢慢呼出，使空气缓慢进入体内，也可结合练习瑜伽、气功、自我暗示等方式放松机体，缓解疼痛。

（3）音乐疗法　通过聆听柔和、舒缓的音乐，伴随音乐节拍轻动，可直接改变情绪，疏泄不良情绪，间接减轻疼痛。

（4）家庭支持　护理人员为患者进行心理疏导的同时，也应加强患者家属的教育，增强家属对患者的陪伴，减少孤独感，给予患者支持与鼓励，减轻患者的恐惧不安，提升患者信心。

（5）中医情志疗法　正确判断引起患者情志不舒的原因，根据五行相胜原理可采用情志相胜疗法，利用语言、行为、声响等手段，使患者产生可以克制引起疼痛情志的另一种情志，从而调节情绪，缓解患者疼痛。也可辨别病态情志的阴阳属性，选用以情胜情法，通过使患者产生相反属性的情志，以制约病态情志，减轻或消除躯体症状。

6. 适宜中医护理技术

（1）针灸　气血阴阳失调是癌痛发生的主要病机，经络是气血运行的通路，针灸治疗可有效疏通经络气血，调和脏腑阴阳，改善血液循环，从而达到镇痛的效果。取穴原则多以痛为腧取穴，或根据原发病灶取穴。针灸治疗除可治疗癌痛，还可缓解因阿片类药物引起的恶心、呕吐、便秘等不良反应。

（2）推拿　根据疼痛的性质、部位。施用一定的手法作用于体表，可达到疏通经络、滑利关节、调和阴阳的作用。常用手法有按法、揉法、摩法、推法、拿法、滚法、拍法、击法、点法等。治疗过程中应注意患者对手法的反应，如有不适，及时调整。

（3）灸法　使用艾柱、艾条、温针等，在患处或腧穴部位熏灼，对外感寒邪、气滞血瘀、经络阻滞、气血虚亏等引起的疼痛有较好的效果。施灸时，应注意观察患者皮肤温度感觉变化，避免灼伤。

（四）健康教育

1. 持续癌痛会引起患者焦虑、紧张、失眠、食欲减退等，规范止痛治疗是癌症治疗的重要内容，多数癌痛可通过药物治疗得到有效缓解及控制。帮助患者正确认识癌痛，提高规范治疗依从性，从而帮助患者减轻癌痛，提高生活质量。

2. 指导患者正确用药，提高患者服药依从性。应向患者及家属讲解所用药物的相关信息，包括药物的名称、用法、用量、频次及不良反应及应对措施。

3. 指导患者进行自我情志调摄，通过分散注意力、与病友谈心等，解除患者的焦虑、紧张情绪，缓解疼痛。患者家属应关注患者心理变化，如出现抑郁、绝望、自杀倾向时，及时反馈医务人员，必要时应进行药物治疗。

⊕ **知识链接**

晚期癌症患者疼痛的护理

晚期癌痛患者的护理，因处于患者人生的最后阶段，其需求与早期癌痛患者存在较大差异，患者普遍存在疼痛、食欲减退、疲倦乏力、情绪不良等诸多问题，迫切需要减轻症状，提高生活质量。因此，在此阶段治疗的目的是让患者舒适地度过生命的最后阶段。

姑息关怀学（hospice and palliative care）又称临终关怀学，WHO 定义为：对不能治愈的患者首要的是进行积极全面的照顾，包括疼痛及其他症状的控制，心理、社会、精神方面问题的解决。

晚期癌痛患者的护理重点：①生命支持治疗；②最大限度的给予患者镇痛治疗，尽可能缓解其他不适症状；③做好患者生活护理如皮肤、口腔、排便等；④给予患者心理支持和精神关爱；⑤做好患者家属的心理安慰和哀伤辅导，帮助家属尽快走出哀伤情绪。

第二节　老年人疼痛

疼痛是老年人常见的症状之一，约有 80% 老年患者至少患有一种慢性疾病，常多种疾病共存，较其他年龄人群更易诱发疼痛。老年疼痛最常见原因有骨性关节炎引起的疼痛，其次为糖尿病、三叉神经痛等引起的神经病理性疼痛，以及癌性疼痛等。老年患者疼痛原因呈多样性、复杂性，因此，老年疼痛的治疗主要以缓解疼痛、改善生活质量为目的。

一、病因病机

老年患者脏腑渐衰，阴阳渐虚，精气匮乏，易感外邪。外感六淫导致气血逆乱，经脉闭阻，脉气不通，不通而痛。阴精损耗，不能濡润脏腑经脉，不荣而痛。劳倦过度，年老久病，元气亏虚，无力输送气血精微，脏腑、经脉失养，而引发各种痛证，如脑府失于荣养，则头晕头痛。外感以寒、湿阴邪为主，易引发老年人寒痹、湿痹、寒凝腹痛等。异常情绪变化可导致七情致病，脏腑功能失调、气机紊乱，而引起疼痛。各种外伤使皮肉、血脉、筋骨损伤，气血不畅而致疼痛。

二、诊断与鉴别诊断

老年疼痛患者应根据其主诉、诱因、疼痛部位、疼痛性质、持续时间、相关症状、既往病史、药物史、过敏史，结合体格检查、神经系统检查，必要时行相关辅助检查，明确疼痛原因。常具有以下特点。

1. 起病隐匿　老年人脏腑功能减弱，阴阳气血失衡，阴精亏损致阳气生化不足，或阳气虚弱而致阴精生化无源，阴阳两亏，多脏虚衰。疼痛的发病原因呈现起病隐匿，进程缓慢的特点。

2. 症状不典型 老年性疾病发展过程常表现为伤正、内闭、转变、外脱等特点。如老年心肌梗死患者病情较为隐匿，可仅表现为轻度胸闷、气促、乏力、胃脘疼痛等。

3. 多病共存 老年患者脏腑功能减退，多脏受累，造成阴阳表里、寒热虚实、营卫气血交错复杂。老年患者常同时患有多种疼痛性疾病，如骨性关节炎、颈椎病、骨质疏松症等。

三、辨证施护

（一）辨证要点

老年患者多以慢性疼痛为主，因身体禀赋不同，病情亦大不相同，应根据患者面色、神情、舌象、脉象、饮食、二便等情况，根据正邪盛衰、虚实，并结合气血阴阳进行辨证，全面观察评估，辨证施护。

（二）证候分型

1. 外邪阻络

证候表现：头痛，项强，胃脘痛，腹痛，肌肉疼痛，四肢关节痛，伴有恶寒发热等表证。舌苔薄，脉浮。

护治法则：祛散外邪，通络止痛。

治疗代表方：荆防败毒散。

2. 瘀血阻络

证候表现：针刺样疼痛，痛处拒按，痛有定处，夜间加重。舌质紫暗，有瘀斑、瘀点，苔薄白，脉涩。

护治法则：活血祛瘀，通络止痛。

治疗代表方：血府逐瘀汤。

3. 气滞经脉

证候表现：胸满胀痛，痛无定处，时轻时重，动则稍缓，疼痛随着情绪改变，精神不舒。舌苔薄腻，脉弦。

护治法则：疏肝和络，行气止痛。

治疗代表方：四逆散。

4. 经脉挛急

证候表现：胃部、脘腹、四肢痉挛疼痛，挛急而痛，伴肌肉麻木，颤动，抽搐，强直。舌苔薄，脉弦。

护治法则：柔筋缓急，解痉止痛。

治疗代表方：芍药甘草汤。

5. 浊阻脉络

证候表现：心下痞闷，胸部满闷不舒，口不渴，咳吐痰涎，咽中有痰阻感，头重昏蒙，头晕目眩，纳呆呕恶。舌苔腻，脉滑。

护治法则：燥湿化痰，泄浊止痛。

治疗代表方：半夏厚朴汤、半夏白术天麻汤、瓜蒌薤白半夏汤。

6. 阴精亏虚

证候表现：咽干口燥，盗汗，面色潮红，手足心热，酸软无力，隐隐作痛，缠绵不愈，心烦少寐。舌红，少苔，脉细数。

护治法则：滋阴填精，濡养筋脉。

治疗代表方：左归丸。

7. 气血不足

证候表现：自汗，神疲乏力，伴面色少华，疼痛而空，劳则加重，大便稀溏，小便清长，心悸失眠。舌淡，苔薄白，脉细弱。

护治法则：益气养血，和络止痛。

治疗代表方：当归补血汤。

（三）护理措施

1. 病情观察　观察老年患者病情时，需注重患者主诉，收集病史、体格检查尽可能详尽，包括疼痛部位、程度、性质、持续时间、伴随症状等。疼痛评估常用数字评分量表、脸谱疼痛评定量表、视觉模拟评分量表、多维疼痛评估工具等进行评估。除疼痛症状外，还应全面评估患者认知、行为、心理状况等，对于有认知功能障碍患者，可通过患者家属描述、辅助实验室检查等帮助诊断。

2. 生活起居护理　保持病房温度、湿度适宜，安静，避免强光，以利于患者休息和睡眠。阳虚患者睡眠、沐浴时注意保暖，避免受凉。患者疼痛时协助患者取舒适体位，缓解疼痛不适。老年患者身体状况允许时，应鼓励其适当进行舒缓的活动如太极、八段锦等，以分散注意力。

3. 用药护理　老年患者用药起效较慢、体内清除时间长，护士应掌握药物适应证，遵医嘱使用镇痛药物。使用非甾体抗炎药时，老年人易出现消化道反应，因此在使用药物时，应遵医嘱尽量短疗程、最低有效剂量以减少风险。老年患者对阿片类药物较敏感，使用时应遵医嘱从小剂量开始，按照药物计量滴定方法，逐步滴定到有效镇痛剂量。用药过程中，注意观察患者不良反应，加强对药物副作用的预防及治疗，及时评估药物依赖性。根据病情，遵医嘱给予中药汤剂，煎制后温服。

4. 饮食护理　老年患者饮食应注重脾胃调护，饮食有节，不可偏食生冷、油腻或坚硬的食物。食物选择应以清淡饮食为主，多食优质蛋白、蔬菜、水果，低盐低脂、多素少荤，合理搭配。寒证患者宜食温性食物，忌生冷凉性食物；热证患者宜进食凉润食物，忌辛辣燥热食物。在饮食中可根据病情加入食疗，如食用大枣粥可调气血、补脾气，莲子粥可和胃扶正、清热宜阴。

5. 情志护理　老年患者慢性病多、病程长，疼痛原因复杂，许多老年疼痛患者存在不同程度的情志异常，产生孤独、焦虑等情绪。护理人员应耐心倾听患者情绪表达，尊重患者感受，解释病情，帮助患者消除顾虑，减轻心理负担，建立战胜疾病的信心。

6. 适宜中医护理技术　老年患者运用中医特色疗法较西医药治疗更易于接受，具有良好的疗效。

（1）中药熏洗　包括溻渍法、淋洗法、熏洗法，通过疏通腠理、除湿驱风、流畅气血以止痛，常用于软组织挫伤、风湿关节痛、骨性关节炎、目赤肿痛、痔瘘等引起的疼痛。

（2）针灸　通过对疼痛部位或穴位的针刺，通经活络，调节气血，对病因病理协同治疗，从而减轻疼痛程度。对老年患者进行针刺治疗时，注意观察患者病情变化，一旦出现面色苍白、心慌气急、大汗淋漓等晕针表现时，应立即停止针刺，协助患者取头低平卧位。可用于头痛、腰背痛、腹痛等的治疗。

（3）灸法　利用艾绒药效及灸火温度温经通络，以达到止痛的效果。老年患者尤其是糖尿病患者，由于感知觉迟钝，应注意防止灸柱掉落，造成皮肤烫伤。

（4）推拿　通过手法，解除肌肉紧张，活血化瘀，促进气血生成，常用于治疗急慢性腰腿痛、颈项痛、头痛、神经根痛。

（四）健康教育

1. 老年人应睡眠充足，规律起居，避免过度劳累。注意季节变化，增添衣物，做好防寒保暖措施，避免外邪入侵引发疼痛。

2. 饮食宜食用性味平和的食物，忌生冷、油腻、辛辣之物，通过饮食调护，增强脾胃运化功能。可根据身体状况，选择适宜的运动方式如气功、八段锦、太极等，从而提高机体抵抗力。

3. 老年由于生理、心理、社会等原因，易产生孤独、失落等心理变化，因疾病产生的疼痛会加重心理问题的严重程度，形成生理心理的恶性循环。因此，在老年患者应注意避免不良情绪的刺激，保持良好的情绪，学会情志的自我调摄、疏泄，谨防因情志不调，导致局部疼痛加重或迁延难愈。

第三节　皮肤性疼痛

皮肤是人体最大的器官，与外环境直接接触，大多数皮肤疾患主观症状以瘙痒为主。瘙痒与痛觉在神经生理学机制，都是由于真皮交界处游离神经末梢网络感受到刺激，刺激强度低表现为瘙痒，刺激程度强烈则表现为疼痛。可引发皮肤疼痛的疾病包括带状疱疹、丹毒、结节性血管炎等。本节主要介绍带状疱疹引起的皮肤性疼痛的护理。

一、病因病机

带状疱疹（herpes zoster）是由水痘－带状疱疹病毒感染所致，当机体抵抗力下降时，潜伏病毒被激活，受累神经发生炎症、坏死产生神经性疼痛，神经所支配区域皮肤产生水疱。中医称之为"蛇串疮""缠腰火丹"等，主要由于情志内伤，肝胆不和，饮食失调，湿热火毒瘀阻经络，外攻皮肤所致。

1. 湿热困阻　饮食失调，脾失运化，脾湿蕴结而化热，内湿外发于肤，水液循经络闭聚于肌表，故致水疱累累如珠；或因湿邪郁积化热，阻于经络肌肤而引起成簇水疱、疼痛灼热。

2. 湿毒火盛　情志内伤、心肝气郁化热，热郁久而化火，火热溢于肌表，流窜经络，再感风火邪毒，使气血郁闭，则见红斑、丘疱疹、痒痛等症；湿热风火邪毒，损伤经络，经气不宣，气滞血瘀，常遗刺痛不断或疼痛不休。

3. 气滞血瘀　病去之后，余邪未尽，留置经络，而致血气不畅，气滞血瘀，疼痛如针刺，日久不止，入夜更甚。

二、诊断与鉴别诊断

（一）诊断

1. 疼痛性质　神经痛呈火烧样、电击样阵发性疼痛，多呈持续性或阵发性疼痛。疼痛可发生于皮疹出现之前、之后，或与皮疹同时发生。部分患者皮疹消后仍感疼痛，称为带状疱疹后遗神经痛。

2. 疼痛部位　肋间神经为最常见部位，其次为腰骶神经、颈部神经、三叉神经，也可见于头、面腰、腹、四肢等处。

3. 皮损表现　特征性皮损通常发生于身体一侧，不超过身体正中线。先发于受累神经区域出现不规则红斑，后有簇粟粒至豌豆大丘疹和水疱集成群，呈带状排列，疱液澄清，疱壁紧张，数日后疱液浑浊化脓，部分破裂，形成糜烂面，后创面干燥结痂，痂脱而愈，愈后不留瘢痕。

4. 发热　患者一般伴有轻度发热、食欲不振、疲乏无力等症，但部分患者无此症状。如伴发高热者，提示免疫功能缺陷或患恶性疾病。

5. 病程　一般为 2～3 周，老年人为 3～4 周，愈后不易复发。

（二）鉴别诊断

1. 单纯疱疹　好发于皮肤黏膜交界处，水疱亦为簇集性，水疱为针头至绿豆大小，无神经痛。通常一周左右可自愈，易反复发作。

2. 接触性皮炎　有明确的接触史，皮疹发生在接触部位，接触性皮炎可以出现丘疱疹、红斑，灼热瘙痒，可有非神经性疼痛。

3. 脓疱疮　常见于夏秋两季，儿童好发，见于面部等暴露部位，散在分布，有水疱形成，继而发展为脓疱，瘙痒，水疱破溃后结痂呈灰黄色。

三、辨证施护

（一）辨证要点

带状疱疹病在肝脾二经，多由平素喜食肥甘辛辣之物，助生湿热，脾虚困湿，久郁生热，热重于湿或湿重于热，而致气滞血瘀引起疼痛，辨证时，应辨明湿、热、气滞、血瘀之由。

（二）证候分型

1. 风热外袭

证候表现：微恶风寒，发热、口渴，皮损好发于头面部，呈红斑、丘疱疹，舌红，苔薄黄，脉浮数。

护治法则：祛风清热解毒。

治疗代表方：普济消毒饮。

2. 肝胆热盛

证候表现：湿热蕴阻，热重于湿，皮肤炽红，皮肤可见丘疹、水疱，疱壁紧张，密集成簇，脉络不通，瘙痒或灼热疼痛，肝热上犯致咽干口苦，大便干结。舌红，苔黄，脉弦数。

护治法则：清肝泄热利湿。

治疗代表方：龙胆泻肝汤。

3. 脾经湿热

证候表现：水疱簇集，疱壁松弛易破，或渗液糜烂疼痛不甚，湿热困脾，湿重于热，运化失职，纳呆腹胀，大便干燥。舌胖苔黄腻，脉滑数或濡滑。

护治法则：燥湿清热健脾。

治疗代表方：胃苓散。

4. 气滞血瘀

证候表现：湿热去而瘀热未尽，气血阻滞，水疱消退后仍剧痛不止，或胸闷叹息。舌质暗紫或暗红，苔薄，脉弦涩。

护治法则：行气活血。

治疗代表方：柴胡疏肝散。

5. 肝阴亏虚

证候表现：疱疹消退后，素体阴虚或阴津耗伤，无以荣养肝络，胸胁隐痛或如针刺，阴津亏耗无以上承口干咽干，不欲饮或饮不多，舌苔花剥或少津，脉弦细。

护治法则：滋阴疏肝通络。

治疗代表方：一贯煎。

（三）护理措施

1. 病情观察 密切观察患者生命体征、皮疹的部位和大小，准确记录有无新发水疱、创面渗液等皮损情况，疱疹未破溃者，应保持水疱完整以防感染。对头面部疱疹者，还应注意观察患者神志，预防疱疹性脑膜炎的发生。患者疼痛发作时，应详细记录患者疼痛部位、持续时间、疼痛程度，及时报告医生，采取有效镇痛措施，缓解患者疼痛。

2. 生活起居护理 保持病室温湿度适宜，热盛患者室温宜偏凉，湿甚患者湿度易干燥。光线柔和，避免阳光直射皮肤。定时开窗通风，通风时注意避免直吹，防止风寒之邪入侵。嘱患者穿着宽松棉质衣物，保持局部皮肤清洁、干燥，避免使用刺激性药物，减少摩擦、拖拽，水疱破溃时，及时更换衣物，避免抓挠，以免引起创面感染。患者疼痛发作时，协助患者取健侧或舒适卧位，操作时应迅速、轻柔。

3. 用药护理 以抗病毒、消炎、镇痛、营养神经为原则给予患者药物，疼痛时遵医嘱按照三阶梯原则使用镇痛药物，观察患者疼痛缓解情况及有无不良反应。带状疱疹之疼痛灼热者，可遵医嘱使用冰硼散、凡士林调制成糊状，敷于患处，缓解症状。中药汤剂常用疏肝清热、活血化瘀之品，多宜温服，应与进食间隔，服药期间不宜饮用浓茶，以免影响药物吸收。

4. 饮食护理 饮食要有节制、宜规律，避免暴饮暴食，宜清淡，易消化，忌食辛辣、刺激、鱼腥食物，禁烟酒，可多食高蛋白食物及富含 B 族维生素的水果、蔬菜，如牛奶、鸡蛋、葡萄、香蕉、芹菜、西蓝花等。

5. 情志护理 全面评估患者病情、心理、社会因素，仔细观察患者情志变化，有针对性地调畅情志，耐心讲解疾病病因、发展及治疗等相关知识，消除患者急躁情绪，减轻焦虑、紧张等负面情绪，帮助患者建立信心，积极配合治疗。

6. 适宜中医护理技术 中医外治对带状疱疹引起的疼痛有良好的疗效，水疱未破可使用药剂外搽，或用三棱针刺破水疱，引疱液流出，缓解胀痛，促进愈合；水疱已破者可使用青黛散等清热解毒、敛湿消肿的散剂进行贴敷疗法，缓解疼痛。可轻柔按摩病变部位，降低肌肉张力，减轻疼痛程度。也可采用针灸疗法如毫针、火针、三棱针等，采用局部选穴、围刺、皮损部位对应的夹脊穴等，疏通经脉，以达到清热利湿、活血通络、化瘀止痛的目的，针刺常用穴位有足三里、三阴交、阳陵泉、曲池等。此外，遵医嘱给予红外线照射、微波、红光等物理疗法，促进表面干燥，必要时可使用促表皮生长药物，促进创面愈合，减轻疼痛。

（四）健康教育

1. 生活起居应有规律，避免过度劳累，保证休息与睡眠，注意气候温度变化，及时增添衣物。平素应加强户外锻炼，增强体质与机体抵抗力。患病期间应避免接触免疫力低下人群，如儿童、老人等。

2. 饮食宜清淡，发病期间忌食油腻、辛辣、鱼腥等食物，多食蔬菜、水果。肝胆热盛者宜食用清热解毒之物，如苦瓜、绿豆、芹菜等；脾经湿热者宜食用健脾利湿之物，如丝瓜、冬瓜、赤小豆、萝卜等；气滞血瘀者宜食用行气通络之物，如韭菜、茄子、栗子等。

3. 水疱破溃、结痂未脱落前，不宜泡澡、蒸桑拿、搓澡等，以免发生创面感染。部分患者皮损痊愈后，仍遗有神经痛，可遵医嘱采取热敷、针灸等疗法缓解疼痛。

4. 鼓励患者通过听音乐、读书看报、多与病友或家属沟通等方式分散注意力，缓解疼痛，调养身心，使机体气血调畅，神安气顺，促进疾病康复。

答案解析

目标检测

一、选择题

（一）A1／A2 型题（最佳选择题）

1. 关于癌性疼痛描述，不正确的是（　）

    A. 癌痛是内因外因共同作用的结果

    B. 肿瘤侵犯引起的疼痛通常为胀痛

    C. 肿瘤患者创伤性诊断引起的疼痛不属于癌性疼痛

    D. 放射性治疗可导致神经损伤引起疼痛

2. 关于癌性疼痛病机描述，不正确的是（　）

    A. 癌性疼痛的中医病机主要为不通则痛和不荣则痛

    B. 不荣则痛为虚证

    C. 癌性疼痛多表现为急性疼痛

    D. 癌性疼痛发生机制主要为伤害性疼痛和神经病理性疼痛

3. 下列不属于癌性疼痛辨证的是（　）

    A. 肝气郁结   B. 阴气虚衰

    C. 寒邪凝滞   D. 热毒蕴结

4. 下列方剂不宜用于癌性疼痛治疗的是（　）

    A. 逍遥散   B. 四君子汤

    C. 桃红四物汤   D. 柴胡桂枝汤

5. 对癌性患者用药护理，描述错误的是（　）

    A. 首选静脉给药   B. 按规定时间间隔规律服用止痛药

    C. 根据患者病情确定用药方案   D. 密切观察疼痛缓解程度

6. 对癌性疼痛患者药物治疗不良反应预防及护理，正确的是（　）

    A. 使用非阿片类药物前不需评估患者消化道溃疡史

    B. 为防止患者发生便秘，可遵医嘱预防性用药

    C. 患者发生呕吐时，协助患者取去枕平卧位

    D. 患者发生尿潴留时应立即给予导尿

7. 关于老年疼痛病因病机，不正确的是（　）

    A. 阴精损耗，不能濡润脏腑经脉，不荣而痛

    B. 外感寒邪，易引起寒凝腹痛

    C. 异常情绪变化不会引发疼痛

    D. 筋骨损伤可致气血不畅而致疼痛

8. 对于老年疼痛患者，以下护理措施不恰当的是（　）

    A. 老年患者对阿片类药物较敏感，因此从小剂量开始

    B. 阳虚所致疼痛者睡眠时注意保暖，避免受凉

  C. 老年疼痛患者饮食以高蛋白、高纤维素为主

  D. 筋骨损伤可致气血不畅而致疼痛

9. 关于带状疱疹疼痛临床表现，描述不正确的是（   ）

  A. 有明显的接触史   B. 带状疱疹愈后痂落不留瘢痕

  C. 疼痛呈电击样或火烧样痛   D. 疼痛最常见部位为腰骶神经

（二）X 型题（多项选择题）

10. 对癌性疼痛患者进行情志护理时，可选用的方法有（   ）

  A. 分散注意力法   B. 音乐疗法

  C. 放松训练   D. 家庭支持

11. 对带状疱疹疼痛患者护理措施正确的是（   ）

  A. 病室温湿度适宜，宜多晒太阳

  B. 保持皮肤清洁干燥，避免使用刺激性药物

  C. 对疼痛部位皮肤可轻柔按摩，缓解疼痛

  D. 饮食宜多食用富含 B 族维生素的食物

（李德婕）

书网融合……

   本章小结   微课   题库

参考文献

[1] 周谊霞．疼痛护理学［M］．北京：人民卫生出版社，2014．

[2] 童莺歌，田素明．疼痛护理学［M］．杭州：浙江大学出版社，2017．

[3] 王天芳，李灿东，朱文锋．中医四诊操作规范专家共识［J］．中华中医杂志，2018，33（1）：185－192．

[4] 陈万泓．痛证/症脉象变化特征的古代文献研究及实验研究［D］．北京：北京中医药大学，2016．

[5] 韦绪性．中医痛证诊疗大全［M］，北京：中国中医药出版社，1992．

[6] 徐桂华，胡慧．中医护理学基础［M］．北京：中国中医药出版社，2021．

[7] 冯玉香，常见病证的辨证施护与调治：内科［M］．甘肃：兰州大学出版社，2012．

[8] 郭宝云．中医护理学［M］．北京：中国医药科技出版社，2015．

[9] 罗杰，兰培敏，陈汉玉，等．中医康复临床实践指南·类风湿关节炎［J］．康复学报，2020，30（1）：16－25．

[10] 黄桂成，王拥军．中医骨伤科学［J］北京：中国中医药出版社，2016．

[11] 彭德忠．针灸推拿与护理［J］北京：中国医药科技出版社，2016．

[12] 徐桂华，张先庚．中医临床护理学［M］．北京：人民卫生出版社，2020．

[13] 江星，康健．课程思政教学改革研究与探索——以"妇科护理学"为例［J］．教育教学论坛，2021（43）：34－37．

[14] 孙秋华．中医临床护理学［M］．北京：中国中医药出版社，2016．

[15] 谈勇．中医妇科学［M］．北京：中国中医药出版社，2019．

[16] 秦国政．中医男科学［M］．北京：科学出版社，2017．

[17] 刘延青，刘小立，王昆．疼痛病学诊疗手册癌性疼痛分册［M］．北京：人民卫生出版社，2017

[18] 刘庆，杨思进，张英．常见疼痛性疾病的中西医结合诊疗［M］．北京：科学出版社，2020．